Brücken von der Allgemeinmedizin zur Psychosomatik   Band 4

Reihenherausgeber:
Hj.Mattern, E.Petzold, G.Bergmann, H.A.Zappe

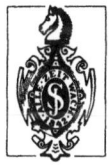

Foto: Krämmer

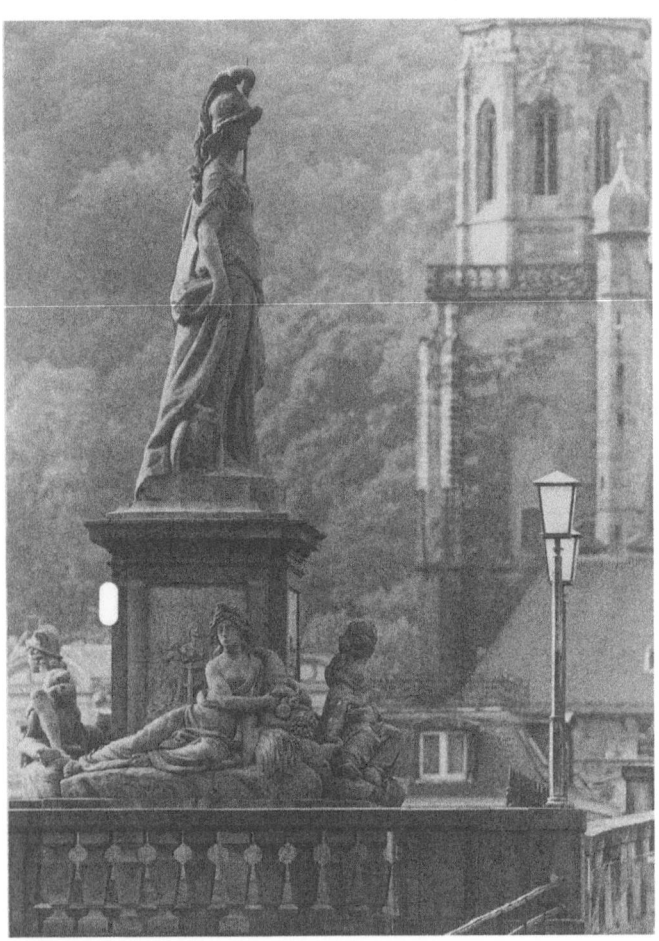

*Minerva, Göttin der (philosophischen) Weisheit
und des (praktischen) Handwerks*

H. A. Zappe Hj. Mattern (Hrsg.)

Das Philosophische und die praktische Medizin

Springer-Verlag Berlin Heidelberg New York
London Paris Tokyo Hong Kong

Dr. rer. nat. Dr. med. Helmut A. Zappe
Fakultät für klinische Medizin I, Sektion Allgemeinmedizin
Im Neuenheimer Feld 346/105, D-6900 Heidelberg

Prof. Dr. med. Hansjakob Mattern
Dantestraße 10c, D-6900 Heidelberg

Umschlagzeichnung: *F. Dicke*, D-5632 Wermelskirchen

ISBN-13:978-3-540-52267-6   e-ISBN-13:978-3-642-75494-4
DOI: 10.1007/978-3-642-75494-4

CIP-Titelaufnahme der Deutschen Bibliothek
Das Philosophische und die praktische Medizin / H. A. Zappe; Hj. Mattern (Hrsg.).
Berlin; Heidelberg; New York; London; Paris; Tokyo; Hong Kong: Springer, 1990
 (Brücken von der Psychosomatik zur Allgemeinmedizin)
ISBN-13:978-3-540-52267-6

NE: Zappe, Helmut A. [Hrsg.]

Dieses Werk ist urheberrechtlich geschützt. Die dadurch begründeten Rechte, insbesondere die der Übersetzung, des Nachdrucks, des Vortrags, der Entnahme von Abbildungen und Tabellen, der Funksendung, der Mikroverfilmung oder der Vervielfältigung auf anderen Wegen und der Speicherung in Datenverarbeitungsanlagen, bleiben, auch bei nur auszugsweiser Verwertung, vorbehalten. Eine Vervielfältigung dieses Werkes oder von Teilen dieses Werkes ist auch im Einzelfall nur in den Grenzen der gesetzlichen Bestimmungen des Urheberrechtsgesetzes der Bundesrepublik Deutschland vom 9. September 1965 in der jeweils geltenden Fassung zulässig. Sie ist grundsätzlich vergütungspflichtig. Zuwiderhandlungen unterliegen den Strafbestimmungen des Urheberrechtsgesetzes.

© Springer-Verlag Berlin Heidelberg 1990

Die Wiedergabe von Gebrauchsnamen, Handelsnamen, Warenbezeichnungen usw. in diesem Werk berechtigt auch ohne besondere Kennzeichnung nicht zu der Annahme, daß solche Namen im Sinne der Warenzeichen- und Markenschutz-Gesetzgebung als frei zu betrachten wären und daher von jedermann benutzt werden dürften.

Gesamtherstellung: Ernst Kieser GmbH, 8902 Neusäß

2119/3140-543210 – Gedruckt auf säurefreiem Papier

Vorwort

Vielleicht war es Minerva, Göttin der Weisheit und des Handwerks, die – in ihr steinernes Abbild auf der historischen Karl-Theodor-Brücke Heidelbergs gebannt – den Initiatoren der 4. Heidelberger „Brückentagung" den kühnen Gedanken eingab, in dem Leitthema der Tagung das *Philosophische* mit der *praktischen Medizin* in Verbindung zu bringen. Der Mut, dies auch zu tun, wurde durch einen kaum erwarteten, aufrichtigen Zuspruch und eine unerwartet rege Teilnahme belohnt. Dazu mag nicht zuletzt die Neugier der Teilnehmer beigetragen haben, zu erfahren, wie denn die ins Auge springende Zweiseitigkeit des Themas zu überbrücken sei: Kümmert die praktische Wissenschaft im wesentlichen nur das Detail, faßt die philosophische Betrachtung doch stets das Ganze ins Auge. Was aber auf den ersten Blick unüberbrückbar scheint, zeigt sich – wie dieses Buch belegen soll – bei näherem Hinsehen als immer schon zusammengehörig. Denn – soviel können wir vorwegnehmen – praktische ärztliche Tätigkeit hat immer mit dem Menschen zu tun, und dieser ist – jeder wissenschaftsgerechten Einteilung zum Trotz – in praxi kaum in Psyche (Seele) und Soma (Körper) teilbar. Praktische Medizin ist daher nicht anders als ganzheitlich zu verstehen. Und diese ganzheitliche Sicht erweist sich hier nicht – wie so oft – als nur eine vollmundige Forderung, sondern sie trägt der handfesten Realität nachweislich Rechnung und tut bekanntlich not: sei diese nun in psychosomatischem Verständnis die Einheit Mensch, aus ökologischer Besorgnis der Planet Erde oder entsprechend politischer Bemühung das Haus Europa.

Das vorliegende Buch berichtet über ein Arbeitstreffen, auf dem sich praktisch tätige und philosophisch interessierte Ärzte, Psychologen, Therapeuten, Schwestern, Pfleger, Studierende, sogar Patienten und natürlich Philosophen trafen und miteinander austauschten. Der Zweiseitigkeit des Themas entsprechend war die Tagung in 2 Abschnitte gegliedert, in einen theoretischen Teil mit Vorträgen, einem Film und einer Diskussion und in einen praktischen Teil: die Arbeit in den Arbeitsgruppen.

Der Dokumentation der Tagung einleitend vorangestellt sind die Beiträge von Werner Schwarz und Peter Hahn. Ersterer wirft die Frage auf, ob die heute praktizierte Medizin „an der Seele vorbei" kuriere, da sie sich vorwiegend der technischen Wissenschaft bedient. Letzterer geht der Frage nach, ob die praktische Medizin, deren Wissenschaftlichkeit seit langem zur Debatte steht und in Zweifel gezogen wird, einer Klärung ihres von den nämlichen Wissenschaften geprägten Wissenschaftsverständnisses bedarf.

Den Höhepunkt des theoretischen Teils der Tagung bildeten die Vorträge 4 namhafter Persönlichkeiten des Heidelberger Universitätslebens: des Philosophen Hans-Georg Gadamer, des Pathologen Wilhelm Doerr, des Physiologen Hans Schaefer und des Medizinhistorikers Heinrich Schipperges. Aus den Blickwinkeln ihrer Fächer und diese übergreifend nahmen sie zu dem Thema der Tagung Stellung. Den allgemeinmedizinischen Part übernahm in der anschließenden Diskussion die Allgemeinärztin Gisela Fischer.

Ein erster Bezug von der Theorie zur gelebten Praxis wurde mit dem Film geknüpft, dessen Dialoge in diesem Buch auszugsweise wiedergegeben sind. Darin erzählen von der Suchtproblematik Betroffene ihre Lebens- und Leidensgeschichte. In ihren Schilderungen klingt mehrfach die Frage nach der Sinnhaftigkeit unseres menschlichen Tuns an. Und genau diese Frage ist letztlich das Bindeglied zwischen Theorie und Praxis, zwischen (philosophischer) Lebenseinstellung und (praktischer) Lebensgestaltung. Denn ohne Zweifel sind es unsere Sinnzuschreibungen, unsere Wertungen und Ansichten, die – zusammen mit den unabänderlichen Tatsachen – unser Tun und Lassen bestimmen. Diese Frage wird daher auf den folgenden Seiten immer wieder angesprochen. Einen weiteren Bezug zur Praxis bildeten, wie schon erwähnt, die Arbeitsgruppen. In ihnen sollte zu konkreten Problemen der ärztlichen Alltagspraxis Stellung bezogen und in gemeinsamer Anstrengung nach praktikablen Lösungen gesucht werden. Inwieweit dies gelungen ist, kann in den Plenumsberichten nachgelesen werden. Ihnen ist noch ein Kapitel vorangestellt, in dem einige der Gruppenleiter in die Themen der Arbeitsgruppen einführen.

Mit den Eröffnungsworten zu der Tagung und in dem Schlußwort zu diesem Buch setzt Hansjakob Mattern, Nestor der Heidelberger Allgemeinmedizin, den Rahmen. Er erinnert darin an die spezifische Heidelberger Tradition, als deren Fortsetzung auch seine Bemühungen um eine ganzheitlich praktizierte Medizin zu verstehen sind. Seiner Schaffenskraft und seiner verbindenden Menschlichkeit ist das Zustandekommen eines großen Teils des „Brückenbaus" zwischen Klinik und Praxis zu verdanken.

Für das Gelingen der Tagung zu danken ist ferner den zahlreichen Teilnehmern, den Referenten und Moderatoren sowie insbesondere Frau Inge Kullik und den Studentinnen und Studenten des Balint-Seminars, die sich aufopferungsvoll und mit Freude um die vielen organisatorischen Belange kümmerten.

Dieses Buch sollte nun, wenn überhaupt, mit Vorsicht gelesen werden. Denn die Praxis hält nicht immer, was die Theorie verspricht. Das Urteil bleibt somit – wie nur selbstverständlich – dem Leser vorbehalten.

Heidelberg, im Mai 1990 *Helmut A. Zappe*

Inhaltsverzeichnis

Teil I: Einleitung

Die Zielsetzung
H. A. Zappe und Hj. Mattern 3

Zur Tradition – Ausgewählte Auszüge aus Werken
Heidelberger Autoren
*L. von Krehl, V. von Weizsäcker, K. Jaspers
und A. Mitscherlich* 4

An der Seele vorbei?
W. Schwarz 8

Braucht die praktische Medizin
wissenschaftstheoretische Grundlagen?
P. Hahn 14

Teil II: Begrüßung und Eröffnung der Tagung

Grußwort aus Rektorat und Fakultät
G. Komposch 27

Grußwort aus der Psychosomatik
E. Petzold 29

Grußwort aus der Allgemeinmedizin
und Eröffnung der Tagung
Hj. Mattern 32

Teil III: Vorträge

Das Philosophische und die praktische Medizin
H.-G. Gadamer 37

Non vivere, valere vita!
W. Doerr 45

Physiologisches im psychophysischen Grenzland
H. Schaefer 53

Impulse der Medizin aus der Heidelberger Tradition
H. Schipperges 60

Abhängigkeit und Befreiung – Auszüge aus
einem Gespräch zwischen Betroffenen und Ärzten
G. Weiss 67

Vom Sinn des Ganzen
H. A. Zappe 97

Diskussion 106

Teil IV: Einführung zu den Arbeitsgruppen

Angst aus allgemeinmedizinischer Sicht
U. Kleinschmidt 119

Depression aus allgemeinmedizinischer Sicht
H. A. Zappe 125

Der Alkoholkranke in der ärztlichen Praxis
W.-R. Weisbach 138

Selbsthilfegruppen für Alkoholkranke –
die Wege zu ihnen
G. Weiss 141

Aids – und viele Fragezeichen
T. Amon 152

Krankheit als Herausforderung?
E. Petzold 159

Balint-Arbeit: warum?!
U. Kleinschmidt 173

Eine „Arzt"-Patient-Beziehung aus der Sicht
einer Medizinstudentin
M. Keany 177

Sieg oder Niederlage oder:
Wirklichkeit einer Neurodermitikerfamilie
B. Frederich 182

Die vielschichtigen Aufgaben des Hausarztes
am Beispiel eines Einzelschicksals
H.-D. Klimm 194

Autogenes Training und Streßbewältigung
in der Patientengruppe
A. Wiesemann 200

Teil V: Berichte aus den Arbeitsgruppen

A. Depression
  U. Hein; T. Luppold; B. Popp; J. Bechtold 215

B. Abhängigkeit und Sucht
  M. Kretzler; J. Raabe; N.N. 218

C. Partnerschaft, Sexualität und Aids
  K. Müller; H. Katzer; C. Werling 221

D. Fragen der Ethik
  M. Krahn; N. Baumeister 223

E. Balint-Arbeit
  E. Grünig; A. Pfitzer; S. Tomaschewski 225

F. Systemorientierte (Familien)therapie
  M. Ohly; L. Klaus; B. Lehmann 227

G. Autogenes Training
  E. Böhmer-Lammert 229

Aus der Abschlußdiskussion 230

Epilog
Hj. Mattern und H.A. Zappe 233

Bilddokumentation 237

Mitarbeiterverzeichnis

Autoren

Amon, Thomas, Dr. med.
Arzt für Allgemeinmedizin, Lehrbeauftragter an der Universität Heidelberg, Brunnenstraße 2,
D-7538 Keltern-Weiler

Doerr, Wilhelm, Prof. Dr. med.
Dr. h. c. mult. (em.)
Pathologisches Institut der Universität Heidelberg, Im Neuenheimer Feld 220–221, D-6900 Heidelberg

Frederich, Bernd, Dr. med.
Arzt für Innere Medizin/Psychotherapie, Rheinstraße 44–46,
D-6100 Darmstadt

Gadamer, Hans-Georg,
Prof. Dr. phil., Dr. phil. h. c. (em.)
Philosophisches Seminar der Universität Heidelberg, Marsiliusplatz 1,
D-6900 Heidelberg

Hahn, Peter, Prof. Dr. med.
ärztlicher Direktor der Abteilung Innere Medizin II, allgemeine klinische und psychosomatische Medizin, Med. Universitätsklinik, Bergheimer Straße 58, D-6900 Heidelberg

Keany, Mary, cand. med.
P.O. Box 65, GB-Leicester

Kleinschmidt, Uwe,
Arzt für Allgemeinmedizin/ Psychotherapie, 2. Vorsitzender der Deutschen Balint-Gesellschaft, Mühlentor 23, D-2810 Verden

Klimm, Hans-Dieter, Dr. med.
Arzt für Allgemeinmedizin, Lehrbeauftragter an der Universität Heidelberg, Ringstraße 20f, D-7554 Kuppenheim

Komposch, Gerda,
Prof. Dr. med. dent.
Prorektor, ärztl. Direktorin der Poliklinik für Kieferorthopädie der Universität Heidelberg, Im Neuenheimer Feld 400, D-6900 Heidelberg

Mattern, Hansjakob, Prof. Dr. med.
Arzt für Allgemeinmedizin, Lehrbeauftragter an der Universität Heidelberg, Dantestraße 10c,
D-6900 Heidelberg

Petzold, Ernst, Prof. Dr. med.
Arzt für Innere Medizin/Psychotherapie, Leiter der Sektion Klinische Psychosomatik, Med. Universitätsklinik, Bergheimer Straße 58,
D-6900 Heidelberg

Schaefer, Hans, Prof. Dr. med.
Dr. h. c. (em.)
Physiologisches Institut der Universität Heidelberg, Im Neuenheimer Feld 326, D-6900 Heidelberg

Schipperges, Heinrich,
Prof. Dr. med., Dr. phil. (em.)
Institut für Geschichte der Medizin der Universität Heidelberg,
Im Neuenheimer Feld 326,
D-6900 Heidelberg

Schwarz, Werner,
M.A., M.D., Ph.D.
Husarenstr. 9, D-6900 Heidelberg

Weisbach, Wolf-Rüdiger, Dr. med.
Siegtalstraße 25,
D-5227 Windeck-Herchen

Weiss, Georg, Dr. med.
Berater über und mit Selbsthilfegruppen, Unteres Kirchfeld 45,
D-6800 Mannheim 51

Wiesemann, Armin, Dr. med.
Arzt für Allgemeinmedizin/Sportmedizin, Lehrbeauftragter an der Universität Heidelberg, Kirchstraße 44, D-7524 Östringen-Odenheim 2

*Zappe, Helmut A.,
Dr. rer. nat., Dr. med.,*
Fakultät für Klinische Medizin I,
Sektion Allgemeinmedizin,
Im Neuenheimer Feld 346/105,
D-6900 Heidelberg

Plenumsberichte

Baumeister, Nicola, Dr. med.
Berliner Allee 80,
D-5860 Iserlohn 7

Bechtold, Joachim K., cand. med.
Vangerowstraße 103,
D-6900 Heidelberg

*Böhmer-Lammert, Elisabeth,
Dr. med.*
Bunsenstraße 18,
D-7500 Karlsruhe

Grünig, Eckehard, Dr.

Hein, Uwe, cand. med.
Am Klingen 32,
D-6918 Neckarsteinach-Grein

Katzer, Hilde

Klaus, Luka, Dr. med.
Sophienstraße 14,
D-6800 Mannheim 1

Krahn, Martin, cand. med.
Frankfurter Straße 2,
D-3552 Bernsdorf

Kretzler, Matthias, cand. med.
Im Neuenheimer Feld 686,
D-6900 Heidelberg

Lehmann, Bernd, cand. med.
Seckenheimer Straße 54,
D-6800 Mannheim 1

Luppold, Thielmann, cand. med.
Rathausstraße 49,
D-6915 Dossenheim

Müller, Konstanze, Dr. med.
Abteilung Innere Medizin II,
Med. Universitätsklinik,
Bergheimer Straße 58,
D-6900 Heidelberg

Ohly, Martin, cand. med.
Waldhofstraße 85,
D-6800 Mannheim 1

Pfitzer, Axel, cand. med.
Konradgasse 11,
D-6900 Heidelberg

Popp, Barbara, cand. med.
Schillerstraße 46,
D-7800 Freiburg

Raabe, Hans-Christian, cand. med.
Im Neuenheimer Feld 686,
D-6900 Heidelberg

Tomaschewski, Sylvia, cand. med.
Kastanienweg 2,
D-8580 Bayreuth

Werling, Christiane, cand. med.
Angelweg 10, D-6900 Heidelberg

Teil I: Einleitung

26. August 1797

Ich sah Heidelberg an einem völlig klaren Morgen, der durch eine angenehme Luft zugleich kühl und erquicklich war. Die Stadt in ihrer Lage und mit ihrer ganzen Umgebung hat, man darf sagen, etwas Ideales, das man sich erst recht deutlich machen kann, wenn man mit der Landschaftsmalerei bekannt ist und wenn man weiß, was denkende Künstler aus der Natur genommen und in die Natur hineingelegt haben. Ich ging in Erinnerung früherer Zeiten über die schöne Brücke und am rechten Ufer des Neckars hinauf. Etwas weiter oben, wenn man zurücksieht, sieht man die Stadt und die ganze Lage in ihrem schönsten Verhältnisse...

Die Brücke zeigt sich von hier aus in einer Schönheit, wie vielleicht keine Brücke der Welt. Durch die Bogen sieht man den Neckar nach den flachen Rheingegenden fließen, und über ihr die lichtblauen Gebirge jenseits des Rheins in der Ferne. An der rechten Seite schließt ein bewachsener Fels mit rötlichen Seiten, der sich mit der Region der Weinberge verbindet, die Aussicht.

Johann Wolfgang Goethe

Trotz aller modernen Betriebsamkeit bietet sich dem Besucher der Stadt auch heute noch ein Teil jener oft gerühmten romantischen Beschaulichkeit.

Die Zielsetzung

Helmut A. Zappe und Hansjakob Mattern

Das 4. Heidelberger Arbeitstreffen „Brücken von der Allgemeinmedizin zur Psychosomatik" hat es sich erneut zur Aufgabe gemacht, Themen, die für die Praxis von Bedeutung sind, anhand konkreter Beispiele in Arbeitsgruppen zu besprechen, deren Problemstellung herauszuarbeiten und gemeinsam nach Lösungen zu suchen. Dabei geht es weniger darum, mit neuen, vorgefaßten (Heils)konzepten aufzuwarten, als vielmehr schon bestehende Möglichkeiten auf ihre Tauglichkeit für die tägliche Praxis hin auszuloten. Wie kann mit Verwicklungen der Arzt-Patient-Beziehung, mit Enttäuschung und Depression (auf beiden Seiten), mit Partnerschaftsproblemen oder vertrackten Familienstrukturen, mit ethischen Fragen, mit Abhängigkeit und Sucht, mit Sexualität und Aids umgegangen werden? Patient, Partner, Mitmensch und Arzt sind in gleicher Weise, oft genug sogar in gleicher Person gefragt und gefordert.

Die praktische, konkrete Arbeit, so eigenständig sie erscheint, kommt nicht ohne jene geistige Orientierung aus, um die sich der Mensch seit alters in Mythen, Religionen oder philosophischer Anstrengung bemüht. Wir alle sind geprägt von den Vorstellungen, die unser Weltbild ausmachen. Andererseits dringen die pragmatischen Wissenschaften immer weiter in Gebiete vor, die bislang philosophischer Neugier vorbehalten waren, und beeinflussen damit ihrerseits unser Welt- und Menschenbild. So ist es legitim und sogar spannend, nach jenem Horizont Ausschau zu halten, an dem sich Theorie und Praxis begegnen, und nach Verknüpfung und Verantwortung zu fragen.

Wie in den vorangegangenen Jahren möchten wir nicht nur Ärzte, sondern auch Angehörige anderer sozialer Berufe, Studierende und auch Patienten ansprechen und in diesen Erfahrungsaustausch mit einbeziehen.

Heidelberg, im Mai 1989

Zur Tradition – Ausgewählte Auszüge aus Werken Heidelberger Autoren

Ludolf von Krehl, Viktor von Weizsäcker, Karl Jaspers und Alexander Mitscherlich

Ich bin Arzt, und für den Arzt ist der Mensch alles. Seine Erkrankungen und ihr Verständnis ist etwas für sich, wie es immer etwas Besonderes ist, wenn der Mensch als Ganzes zum Vorwurfe der Forschung dient. Da kann man nicht mehr fragen, gehört eben diese Erforschung zu der Naturwissenschaft, zur Biologie, zu den Geisteswissenschaften? Sie braucht sie alle, sie steht zu allen in Beziehung, ja ist in mehr als einer Hinsicht auf sie begründet, sie muß sie verstehen – aber sie geht in keiner von ihnen auf, weil etwas Besonderes, ihr Eigenartiges und in ihrem Wesen Begründetes hinzukommt. Das Problem des kranken Menschen erschöpft sich nicht in objektiver Betrachtung. Gewiß ist sie auch das und in dem Sinne, daß sie z. B. für die Erforschung chemischer und physikalischer Prozesse, die im Organismus ablaufen, natürlich die Methoden und Anschauungen der Chemie und Physik braucht, sogar im strengsten Sinne braucht, kann man sie eine angewandte Wissenschaft nennen. Sie ist aber noch mehr. Denn in dem Maße, wie sich der Gegenstand der belebten Natur von dem der unbelebten durch die Autonomie unterscheidet, die das Leben charakterisiert, in diesem Maße stellt die Erforschung des kranken Menschen etwas grundsätzlich Anderes dar, als die der übrigen lebenden Wesen. Sie bedeutet etwas für sich, indem der kranke Mensch die gleiche schaffende Welt ist, wie der Beobachter, der Arzt. *Der Mensch vermag seine Krankheitsvorgänge zu gestalten* durch seinen körperlichen und seelischen, am besten gesagt menschlichen Einfluß auf eben diese Vorgänge. Und er ist nicht nur Objekt, sondern stets zugleich Subjekt: das ist es, was die nie sich erschöpfende Vielseitigkeit der krankhaften Vorgänge am Menschen erzeugt. Jeder Kranke bietet Erscheinungen, die nie da waren und nie wiederkommen werden in Bedingtheit und Gestaltung, damit aber auch in der Entstehung der pathologischen Prozesse. Und weil der Kranke nicht nur Objekt ist, sondern stets auch Subjekt, besteht zugleich von seiner Seite eine Reaktion auf den Beobachter. Wegen der genannten Vorgänge erfordert die Darlegung der am kranken Menschen ablaufenden Prozesse eigenartige Betrachtungsformen, die zu den in der unbelebten und belebten Natur notwendigen, sie umfassend, als etwas Neues hinzukommen. Das ist aber das Zeichen einer eigenen Wissenschaft.

Ludolf von Krehl ([13]1930) Pathologische Physiologie. Vogel, Leipzig, S. VIII

Es ist also, als würde die kopernikanische Korrektur des Weltbildes noch einmal auf den Kopf gestellt, und ein solches Unternehmen kann denn nicht ohne Erschütterung vor sich gehen. – Jedermann weiß, daß heute die Ärzte einen viel größeren Wert auf seelische Momente legen. Man hört sogar, das Psychische sei natürlich die Hauptsache, was natürlich nicht so „natürlich" ist. Zuerst hatten die Ärzte einmal zu lernen, wie man seelisch bedingte Leiden von körperlichen unterscheiden kann, und das hieß doch: beides trennen. Dann kommt erst der andere Schritt: auch in jeder körperlichen Krankheit sei die psychische Ursache, der biographische Sinn, die unbewußte List, die Weisheit oder Bosheit der Materie selbst zu erkennen, und das hieß doch: beides (Körper und Geist) wieder zu vereinigen. Und dieses schwere Geschäft, kaum mit Mut begonnen, stößt nun auf manchen verdrießlichen Widerstand, Unglauben und Mißverstand. Aber dies wäre wenig, muß wohl auch so sein. Das Schwere in dem Unternehmen liegt darin, daß dieser Mensch hier aufgefordert ist, sein *Unzulängliches* selbst wahrzunehmen. Erschaffener Geist drängt hier ins Innere der Natur und fände dort den Unzulänglichen – sich selbst. Das ist's, warum wir uns sträuben und entweichen möchten, wenn man uns unsere Angina oder unsere Stoffwechselstörungen als eigenste Handlung, als Produkt unserer selbst, unseres Selbst vorstellen will. Wir ahnen: hier würde sich ein Ausweg versperren, eine neue Verantwortung auf uns legen, von der wir noch nichts gewußt haben. Aber die Tür nach innen ist einmal aufgerissen und ist nicht mehr zu schließen; zuerst waren es die Religionen, die Philsophien gewesen. Jetzt hat die ärztliche Psychologie etwas Ähnliches unternommen.

Viktor von Weizsäcker (1947) Die Medizin im Streite der Fakultäten. In: Gesammelte Schriften Bd. 7 (1987) Suhrkamp, Frankfurt am Main, S. 205

Unser Blick auf ein Grundproblem der modernen Wissenschaft und Philosophie sollte für das Arztsein den Satz begründen: In der Vereinigung der Aufgaben von Wissenschaft und Philosophie liegt die wesentliche Bedingung, die heute zwar nicht die Forschung, aber die Bewahrung der Idee des Arztes ermöglicht. Die Praxis des Arztes ist konkrete Philosophie.[...]

Der Arzt, der auf Grund des naturwissenschaftlich technischen Fortschritts so Unerhörtes kann, wird zum ganzen Arzt erst, wenn er diese Praxis in sein Philosophieren aufnimmt. Dann steht er auf dem Felde der Realitäten, die er kundig gestaltet, ohne sich von diesen Realitäten düpieren zu lassen. Als der stärkste Realist weiß er im Nichtwissen.

Durch die Intimität mit seinen Kranken, dieser Zuflucht persönlicher Hilfe, die sich gegen fremde Mächte und den Staat und die Gesellschaft behaupten kann, gelangt der Arzt in seiner Nüchternheit zu der menschlichsten Erfahrung. Angesichts der Not kommt er in der Praxis zu der philosophischen Einsicht, in das Ewige, diese Einsicht, die den Fortschritt selber erst zum Guten wenden kann.

Das aber ist die Schicksalsfrage des technischen Zeitalters überhaupt. In diesem Zeitalter der Aufklärung, in der Steigerung des Wissens und Könnens, im Glauben an den Fortschritt an sich, ist oft unverständlich geworden das, worauf es für den Menschen eigentlich ankommt. Während die realen Dinge in der Welt deutlicher wurden als je, hat sich die Wirklichkeit verdunkelt.

Überall und im ganzen steht das Zeitalter vor der Frage nach der Umkehr. Niemand weiß, wo die Erneuerung zuerst aufflammen wird.

Der Arzt, der den Forscher in sich zum Bewußtsein seiner Grenzen zwingt, nichts als unbefragt selbstverständlich stehenläßt, und der dem Philosophen in sich durch Besinnung die Führung gibt, könnte angesichts der tödlichen Gefahren durch die Folgen der Technik und durch Irrlichter, stellvertretend für alle den Weg finden heraus aus dem Gefängnis beschränkten Verstandesdenkens. Vielleicht sind Ärzte berufen, das Zeichen zu geben.

Karl Jaspers (1958) Der Arzt im technischen Zeitalter. Piper, München (1986) S. 56

Die psychosomatische These formuliert also eine polare Zuordnung von zugleich weitgehend eigenständigen Prozeßverläufen. Die Blutzuckerregulation und ein philosophischer Gedankengang sind ohne direkte Wirkung aufeinander zu deuten. Sie beziehen ihre Regulation aus je verschiedenen Bedingungs- bzw. Motivationszusammenhängen. Der „stille" Gedanke mag weitgehend desomatisiert verlaufen, er bedarf der Funktion von bestimmten Abschnitten des Zentralnervensystems. „Die Deutschen sind übrigens wunderliche Leute! Sie machen sich durch ihre tiefen Gedanken und Ideen, die sie überall suchen und überall hineinlegen, das Leben schwerer als billig!" Die Begegnung mit dieser Bemerkung Goethes zu Eckermann (6. Mai 1827) wird beim Leser wahrscheinlich im Bereich des Sinnverstehens und der mit ihm verknüpften Hirnleistung bleiben, ohne daß die Lektüre sogleich Alarm im Haushalt des Organismus schlüge. Goethe fährt fort: „Ei! So habt doch endlich einmal die Courage, euch den Eindrücken hinzugeben, euch ergötzen zu lassen, euch rühren zu lassen, ... und zu etwas Großem entflammen und ermutigen zu lassen'." Sobald wir uns den „Eindrücken" hingeben, sich unser Gedankengang mit erregenden Gefühlen verknüpft, weitet sich der Einfluß, den er auf organisches Funktionsgeschehen nimmt. Der Gedanke stimmt uns, und das ist ein durchaus leib-seelisches Geschehen. Übersteigt die psychische Erregungskomponente die Spannweite physiologischer Variationen, so provoziert sie den Übergang in die pathologische Reaktion.

So vielfältig hier die Bedingungszusammenhänge sind, von denen wir langsam eine Vorstellung gewinnen, ihre Wahrnehmung setzt ein verändertes Konzept der Pathogenese voraus. Krankheit beginnt nicht dort, wo sich eine meßbare Veränderung im organischen Substrat nachweisen läßt, sondern dort, wo diese Veränderung als von einem Erregungszusammenhang motiviert verstanden werden kann. Hier befinden wir uns im Übergang zu einer Medizin, die nicht nur die Objektivität organischer Verläufe in Rechnung setzt, sondern auch die *Objektivität seelischen Geschehens* im Individuum.

Alexander Mitscherlich (1966) Krankheit als Konflikt. Suhrkamp, Frankfurt am Main, S. 53

An der Seele vorbei?

Werner Schwarz

Kaum irgendwo ist der Fortschritt so spürbar wie in der Medizin. Und kaum jemand bezahlt dafür so teuer wie der Patient. Im Schnellverfahren wird er durch die Praxen der Spezialisten geschleust, liegt fremd in sterilen Krankenzimmern und irrt verloren im Labyrinth der High-Tech-Apparaturen, bis er, gerädert vom Räderwerk der Diagnostikmaschinerie, zu einer Krankenblattnummer zusammenschrumpft. Der inzwischen übliche diagnostische Aufwand erweckt im Patienten Hoffnungen, welche die vergleichsweise bescheidenen therapeutischen Möglichkeiten nicht einlösen können. Statt Heilkunst bietet die moderne mechanistische Medizin Heiltechnik, die kalt und sprachlos auf den Menschen einwirkt. Die Sprechstunde wird ihrem Namen kaum noch gerecht: meist ist sie auf wenige Minuten gerafft, und außer im Wort selbst kann bei ihr von Sprechen keine Rede mehr sein. Der Patient vermißt das Gespräch, beklagt sich über mangelnde Anteilnahme und fühlt sich mit seiner Krankheit allein gelassen.

Seelenlose Heiltechnik

Hier sei die Frage erlaubt, ob die Medizin sich an den Bedürfnissen des Patienten nicht vorbeientwickle. Erfahrene Praktiker jedenfalls meinen, die Anstrengungen der technischen Medizin gingen an der Seele vorbei (Mattern 1989). Vielleicht wird aber auch nur der Medizin als ganzes angelastet, was allein für die biomedizinische Technik gilt, deren so grandiose wie bedrohlich erscheinende Errungenschaften zwar die bestmögliche Diagnostik und Therapie gewährleisten, den Patienten mit seinen seelischen Nöten und seinen Sinnfragen jedoch sich selbst überlassen? In jedem Fall aber liegt das Problem nicht im medizinisch-technischen Fortschritt an sich, sondern in den Köpfen derer, durch die und auf die er wirkt.

Das Dilemma des Patienten (und damit auch des Arztes) in der modernen Medizin ist also keineswegs eine Folge der fortschreitenden Technisierung ärztlichen Handelns. Vielmehr wurzelt es in der Denkart, die mit der Verwissenschaftlichung des Menschen seit Beginn der Neuzeit ein

Merkmal seiner Geisteswelt wurde und in dem Irrglauben gipfelte, sämtliche Vorgänge des Lebens seien allein auf materialistisch-naturwissenschaftliche Prinzipien zurückzuführen. In einer dahin orientierten Medizin hat das Subjektive und auch das Subjekt nichts zu suchen. Nur was meßbar ist, besitzt Gültigkeit. Der Patient wird zum Objekt, sein Körper zur Maschine. Der Auftrag des Arztes lautet, den Schaden zu beheben. Behandelt wird die Krankheit, der Defekt, während der kranke Mensch bei der einseitigen Schau durch das naturwissenschaftliche Guckloch in den toten Winkel gerät. Die ärztliche Kunst, von Natur aus subjektiv, da abhängig von der Wechselbeziehung zwischen Arzt und Patient, wird als unwissenschaftlich abgetan. Diese Medizin „löst" das Leib-Seele-Problem auf ihre Weise: mit dem toten Körper, dem entseelten Forschungsgegenstand der Anatomen und Pathologen, als Modell für den Leib erübrigt sich jedes Nachsinnen über eine leibliche Wirkung psychischer und sozialer Kräfte. Den Leib geht die Seele nichts an.

Dem Arzt und dem Patienten beschert solch mechanistisch-dualistische Sichtweise eine Situation, die Thure von Uexküll, ein Wegbereiter der Psychosomatik, so beschreibt: „Es gibt eine Medizin für Körper ohne Seelen und eine für Seelen ohne Körper" (Uexküll 1988). Einer derart gespaltenen und eingeengten Medizin entschwindet die Ganzheit des Patienten, ja der Patient selbst, zwangsläufig aus dem Blick. Doch der Ganzheitsverlust ist kein Spezifikum der Arzt-Patient-Beziehung. Er ist Zeichen der Zeit in einer „zerdachten" Welt, in welcher der Mensch sich selber entgleitet und sich schließlich verliert, in der nach Gottfried Benn, dem Dichter und Arzt, nur zwei Dinge noch bleiben: „die Leere und das gezeichnete Ich." Es ist ein „verlorenes" Ich und überdies ein „zersprengtes", dessen Kontinuität gerade noch durch die Kleidung gewahrt wird (Benn 1953). Die von der Wissenschaft vollzogene Zergliederung der Wirklichkeit hinterläßt den Menschen, seiner Einheit beraubt, als Fragment in einer fragmentierten Welt. Die Situation des Patienten in einer allein der Naturwissenschaft verpflichteten Medizin spiegelt die Situation des modernen Menschen schlechthin.

Der Patient ist indes mehr als nur passiver Rezipient. Er ist häufig Nutznießer, gelegentlich Opfer, aber immer auch aktiver Teilhaber am etablierten medizinischen System. Er trägt dieses System mit, ebenso wie der Arzt. Denn Arzt und Patient stehen in der nämlichen kulturgeschichtlichen Tradition, werden von der gleichen geistigen Strömung getragen und sind dem gleichen Weltbild verhaftet, auf dessen Boden die naturwissenschaftliche Medizin so prächtig gedeiht. Und so wie der Arzt, ist auch der Patient in den Denkstrukturen befangen, die das System vorgibt, und übernimmt, meist unreflektiert, die zugewiesene Rolle. Jede Neuorientierung bringt eine Rollenänderung mit sich und muß mit Widerständen rechnen. Die Gesetze des Rollenspiels gelten auch hier. Dem Patienten fällt ein Rollenwandel zwar nicht leicht, aber sein Leidensdruck hilft ihm dabei. Jedenfalls kann es kaum überraschen, daß sich das Bedürfnis des Patienten nach ganzheitlicher Zuwendung in der Extremsituation persönlicher Not und Gefährdung bei aller Verbundenheit mit einer technisch-szientistischen Denkart eher einstellt als die Bereitschaft des Schulmediziners, vom eingleisigen Pfad der naturwissenschaftlichen Tugend abzuweichen. Wie sonst aber könnte dem Patienten Genüge geschehen?

Ganzheitlicher Ansatz

Wie sollten ein mechanistischer Scheuklappenblick und aufwendige Apparate auch das Innenleben des Patienten erfassen? Gewissensdinge, das Erlebnis von Liebe und Leid, die gesamte innere Welterfahrung sind weder meßbar noch generalisierbar. Nach 50 Jahren Praxis kommt Hansjakob Mattern zu dem Schluß: „Der kranke Mensch ist immer ein einmaliges Individuum, auch aus biologischer Sicht (Mattern 1989)." Es ist eine Grunderfahrung des ärztlichen Alltags, daß der hilfesuchende kranke Mensch sich für gewöhnlich nicht in die akademischen Schemata der Schulmedizin zwängen läßt. Auch heute gilt noch, was Viktor von Weizsäcker (1886–1957) schon vor einem halben Jahrhundert beklagte, daß nämlich die krankheitsorientierte Heilkunde keine eigene Lehre vom kranken Menschen kenne (Weizsäcker 1948).

In der Tat bleiben kritischen Augen die Ungereimtheiten zwischen naturwissenschaftlicher Theorie und ärztlicher Praxis schwerlich verborgen. Als erster artikulierte der Heidelberger Ludolf von Krehl (1861–1937) die Mängel einer kompromißlosen naturwissenschaftlichen Weltsicht für den sozialen Auftrag des Arztes, der sich am kranken Menschen mitsamt seiner Umwelt und Mitwelt erfüllen müsse (Krehl 1923). Sein Aufruf, in der Medizin den naturwissenschaftlichen durch einen geisteswissenschaftlichen, insbesondere lebensphilosophischen Denkansatz zu ergänzen und sich wieder auf den ganzen Menschen zu besinnen, bedeutete die Grundsteinlegung für eine anthropologische Medizin, zu der dann Viktor v. Weizsäcker, u. a. mit seiner Lehre vom Gestaltkreis, das Fundament lieferte (vgl. Zacher 1984).

Im Kielwasser dieser ganzheitlichen Bewegung der Heidelberger Schule um Krehl, Weizsäcker und später Alexander Mitscherlich kam die Psychosomatik zutage. Diese fragt nach den seelischen und damit auch nach den sozialen und ökologischen, im weitesten Sinn biographischen Auslösern körperlicher Leiden. Die künstliche Trennung von Leib und Seele, die sich, genährt von blinder Wissenschaftsgläubigkeit, in unserem Gesundheitswesen breitgemacht hat, wird von der Psychosomatik nicht hingenommen. Methodisch bedeutete das zunächst die Hinwendung zur Psychoanalyse, die sich als Mittel zur Freilegung ehedem unbewältigter psychischer Konflikte im Deckmäntelchen somatischer Symptome anbot.

Später wurden Biofeedback und Entspannungstechniken ebenso miteinbezogen wie das ganze übrige psychotherapeutische Instrumentarium. Auch Anleihen von anderen Disziplinen kamen auf dem Weg zu einem ganzheitlichen Verständnis des Patienten ganz gelegen, zum Beispiel die Übernahme interaktionaler und kommunikationstheoretischer Konzepte. Mit der Hinwendung zur Dyade und der Einsicht in die pathogene Wirkung gestörter Kommunikation wird eine Grundidee der anthropologischen Medizin ausgestaltet, die bei Viktor von Weizsäcker angelegt ist und derzufolge Krankheiten als Wirkungen zwischenmenschlicher Beziehungen zu begreifen sind (vgl. von Rad 1983). Kommunikation ist dabei der Schlüsselbegriff: Krankheit wird als Dekompensation einseitiger oder eingeschränkter Kommunikation verstanden (Wyss 1976). Beziehungsstörungen bedeuten gestörte Kommunikation, Information wirkt als Noxe. Angesichts des Systemcharakters von Beziehungen bietet die Kybernetik das adäquateste Modell. Die methodischen Konsequenzen sind beträchtlich: Die Analyse des Verhaltens komplexer Systeme verlangt ein neues Kausalitätsverständnis. Das gängige lineare Kausaldenken der klassischen Naturwissenschaften wird abgelöst von kreisförmigen Rückkopplungsmodellen, die den komplizierten Beziehungsgeflechten im Interaktionssystem Patient–Umwelt besser gerecht werden (vgl. Zappe 1988).

Anthropologische Heilkunde

Während sich alle diese Ansätze durch eine ganzheitliche Sicht des kranken Menschen auszeichnen und so einer anthropologischen Medizin das Wort reden, geht diese selbst ein gut Stück darüber hinaus. Als anthropologische Heilkunde baut sie auf dem von Krehl und Weizsäcker besorgten Fundament. Der Mensch in Not und sein Gegenüber, der Mensch als Helfer, sind über eine gemeinsame Erlebniswelt zu einer Wirkungseinheit verknüpft (Schipperges 1988). Auf das Lebensganze bezogen, bekommt Kranksein einen Sinn, den zu erkennen die gemeinsame Aufgabe von Arzt und Patient ist. Die anthropologische Heilkunde gründet auf jener doctrina geminae naturae humanae, die der geist-seelischen und körperlichen Natur des Menschen zugleich und gleichermaßen Rechnung trägt. Die biomedizinische Technik samt ihrem gewaltigen Fortschritt steht im Dienste dieser Heilkunde, geht in sie ein und verliert so ihre Bedrohlichkeit: Die Heiltechnik wird durch die anthropologische Heilkunde „beseelt".

Für den Patienten bedeutet das eine auf ihn ausgerichtete Medizin, in der seine Befindlichkeit noch vor allen objektiven Befunden zu Wort kommt. Hier gilt der Blick des Arztes dem kranken Menschen im Kontext seiner Lebenssituation und Lebensgeschichte. Das Gespräch ist diagnostisches und therapeutisches Medium in einem. Der Arzt selbst wird zur

Arznei. Wo aber die Krankheit keine Heilung zuläßt, versteht sich die anthropologische Medizin als Zuwendungsmedizin: der Arzt ist dem chronisch Kranken Begleitung, dem Sterbenden Beistand, dem Selbsthilfewilligen Helfer.

Eine anthropologische Heilkunde betrifft in erster Linie das Handeln des Arztes in der ersten Linie: des Allgemeinpraktikers. Doch solange anthropologisches Bewußtsein nicht im akademischen Garten gedeiht und Früchte trägt, weht in vielen Praxen weiterhin der kühle Wind der harten Wissenschaften. Immerhin: seitdem die Psychosomatik der Schulmedizin, wenn auch mühsam, etwas Boden abgetrotzt hat und die psychosomatische Primärversorgung von Amts wegen dem Allgemeinarzt zugewiesen ist, wird mancherorts die Luft schon wärmer. Folgt die Medizin in ihrem erneuerten Selbstverständnis als „empirisch begründete Handlungswissenschaft sui generis" (Schipperges 1982) der historischen Entwicklung anderer wissenschaftlicher Disziplinen, so ist eine Paradigmaablösung zu Lasten eines einseitig orientierten Medizinbetriebs und zugunsten einer anthropologischen Ganzheitsmedizin nur noch eine Frage der Zeit. Der Patient indes darf hoffen, nicht viel länger mehr in der Kälte stehen zu müssen.

Literatur

Benn G (1953, Ausg. 1960) „Nur zwei Dinge"; „Verlorenes Ich"; „Fragmente". In: Gesammelte Werke Bd. III: Gedichte. Limes, Wiesbaden, S 342, S 215, S 245

Krehl L von ([13]1930) Pathologische Physiologie. Vogel, Leipzig, S. VIII

Mattern Hj (1989) Psychosomatische Grundversorgung – Ausgangspunkt und Entwicklungslinien. In: Bergmann G (Hrsg) Psychosomatische Grundversorgung. Springer, Berlin Heidelberg New York Tokyo, S 4 u. S 5

Rad M von (1983) Gestaltkreis und medizinische Anthropologie. Das Erbe Viktor von Weizsäckers. In: Hahn P (Hrsg) Kindlers „Psychologie des 20. Jahrhunderts". Psychosomatik Bd 1. Beltz, Weinheim Basel, S 186–194

Schipperges H (1982) Die Zukunft der Medizin. Mutmaßungen eines Medizinhistorikers. Schweiz Ärzte Z 63:59

Schipperges H (1988) Brückenschläge zur Heidelberger „Medizin in Bewegung". In: Zappe HA, Mattern Hj, Petzold E (Hrsg) Brücken von der Allgemeinmedizin zur Psychosomatik. Springer, Berlin Heidelberg New York Tokyo, S 7–20

Uexküll T von (1988) Der psychosomatische Denkansatz in der Allgemeinmedizin. In: Zappe HA, Mattern Hj, Petzold E (Hrsg) Brücken von der Allgemeinmedizin zur Psychosomatik. Springer, Berlin Heidelberg New York Tokyo, S 40 u. S 38

Weizsäcker V von (1948) Grundfragen medizinischer Anthropologie. In: Gesammelte Schriften, Bd 7 (1987). Suhrkamp, Frankfurt am Main, S 255

Wyss D (1976) Mitteilung und Antwort. Untersuchungen zur Biologie, Psychologie und Psychopathologie von Kommunikation. Vandenhoeck & Ruprecht, Göttingen

Zacher A (1984) Anthropologische Medizin im Wandel. Von Viktor von Weizsäcker zu Dieter Wyss. Nervenarzt 55:598–603
Zappe HA (1988) Vom Besonderen im Allgemeinen. Systemtheoretische Überlegungen zu einem Beispiel praktischen Handelns. In: Zappe HA, Mattern Hj, Petzold E (Hrsg) Brücken von der Allgemeinmedizin zur Psychosomatik. Springer, Berlin Heidelberg New York Tokyo, S 61–71

Braucht die praktische Medizin wissenschaftstheoretische Grundlagen?

Peter Hahn

Begriffsbestimmung

Was ist „praktische Medizin", was ist „Wissenschaftstheorie"? Für die Fragestellungen dieses großen Problemkreises ist es zweckmäßig, beide Begriffe zu umschreiben und ausreichend deutlich festzulegen.

Unter praktischer Medizin wollen wir für den Zweck dieser Darstellung alle Bereiche der „handelnden" Medizin verstehen, die sich – unabhängig von ihrer speziellen Fachkompetenz – unmittelbar mit dem Patienten beschäftigen. Allerdings wird der Schwerpunkt der Aufmerksamkeit auf dem Felde der Allgemeinmedizin liegen, die in der Primärversorgung eine besonders enge Beziehung zur „Handlung" und „*Be*handlung" hat. Unter Wissenschaftstheorie soll der Teil der philosophischen Reflexion verstanden werden, der sich – ausgehend von einer allgemeinen Wahrnehmungslehre – insbesondere mit dem Vergleich der verschiedenen Wege wissenschaftlicher Erkenntnisbildung beschäftigt und die immanenten Paradigmata der einzelnen Wissenschaftszweige analysierend zu beschreiben versucht.

Wie verhält sich nun die theoretische Sicht und Einsicht zur unmittelbaren Handlung in der ärztlichen Situation? Zunächst zur Bestimmung von Wissenschaft und Wissenschaftlichkeit: Trotz aller Einigkeit über die Bedeutung von Wissenschaft für die Medizin fehlt es nicht an Stimmen, die der Medizin einen eigenständigen Wissenschaftscharakter absprechen. Dies geschieht – abgesehen von einzelnen „alternativen" Anklagen gegen die „Schulmedizin" – nicht in einem resignierenden oder abwertenden Sinne, sondern aus dem nüchternen Versuch einer Ortsbestimmung der Medizin heraus, d. h. auch zu ihrer Entlastung von möglicherweise wesensfremden anakastischen Zügen mit dem Ziel ihrer Öffnung, z. B. für intuitive und künstlerische Aspekte.

„Die Medizin ist keine Wissenschaft. Sie bedient sich lediglich anderer Wissenschaften" – so lautete eine von 3 Thesen, die Buchborn 1984 einer Rede vor dem Stifterverband für die Deutsche Wissenschaft vorangestellt hatte. „Die Medizin ist Teil und Spiegelbild ihrer Zeit und Gesellschaft" – so fährt er in einer 2. These fort und schließt an: „Das subjektive Kranksein des Patienten ist zu allen Zeiten weitgehend identisch" (zit. nach Klutz 1985).

Die Fragen, die sich aus solchen Sätzen ergeben, sind sehr ernst und rühren an das ärztliche Grundverständnis:
- Was ist Wissenschaft?
- Ist die Medizin eine Wissenschaft?

Eine auch nur teilweise befriedigende Übersicht über die Diskussion dieser Thematik und die Bedeutung der verschiedenen Wissenschaftsbegriffe können wir hier nicht bringen. Zusammenstellungen finden sich bei Lay (1971), Bochenski (1975), Seifert (1975), Stegmüller (1978) u. a. Einigkeit besteht bei aller Verschiedenartigkeit der Einteilungsversuche darüber, daß in jeder Wissenschaft 3 Bereiche getrennt untersucht und beurteilt werden müssen:

1) der Gegenstand,
2) die Methoden,
3) die Ergebnisse.

Aus der Beschreibung dieser 3 Bereiche, der Festlegung ihrer Beurteilungskriterien und den gegenseitigen Bezogenheiten ergibt sich dann der jeweilige Wissenschaftsbegriff. In dieser Arbeit werden wir nur auf die ersten beiden Punkte eingehen.

Zu 1): Der **Gegenstand** der Medizin ist eindeutig festgelegt. Es handelt sich um die „Erkennung, Beurteilung und Behandlung kranker Menschen" – nach neueren Gesichtspunkten können vielleicht noch „Vorerkennung" und „Vorsorge" hinzugefügt werden. Dieser Gegenstand wird in Teilbereichen zwar auch von nichtwissenschaftlichen Interessen besetzt, aber die notwendige Verknüpfung von Erkennen, Beurteilen und Behandeln besteht für einen wissenschaftlichen Zusammenhang nur in der Medizin. Die Suche nach der dem Problem möglichst angemessenen Vorgehensweise ist die Aufgabe. Hierzu werden Lösungsversuche im eigenen Fachgebiet entwickelt und erprobt oder Anleihen bei Nachbardisziplinen gemacht. Es stellt sich dann das Problem der Interdisziplinarität bzw. das der Anwendung von „Hilfswissenschaften". In dieser Hinsicht unterscheidet sich die Medizin in keiner Weise von anderen eigenständigen Wissenschaften.

Die Theologie z. B. bedient sich problemlos physikalischer Methoden, wenn es sich um die Analyse historischer Texte, die Altersbestimmung von Schriftrollen oder anderen Quellen handelt. Umgekehrt gehören Wesensmerkmale der hermeneutischen Methoden seit langer Zeit in das Interpretationsinventar physikalisch-mathematischer Problemstellungen. In einem solchen Zusammenhang läßt sich die Eingangsthese von Buchborn wohl eher als Provokation zu einer Standortbeschreibung verstehen, weniger als eine definitiv gemeinte Aussage. Das Problem der Suche nach den adäquaten Erkenntniswegen in der Medizin bleibt allerdings bestehen.

Zu 2): Welche **Methoden** und welche methodischen Dimensionen stehen der medizinischen Wissenschaft zur Verfügung?

Dieses Thema ist so vielfältig verzweigt und oftmals erst in den Detailproblemen aufzulösen, daß wir auch hier nur eine grobe Orientierung versuchen können.

Die Wissenschaft vom Menschen, die Anthropologie, ist neben ihrem biologischen Anteil in den psychosozialen und kulturellen Kontext eingebettet. Darauf verweist auch die 2. These von Buchborn. Das Interesse der Forschung, die Wahl der Methoden und die Interpretation der Ergebnisse wird von den jeweiligen Zeitströmungen beeinflußt. Die Forschung ist aber immer an Subjekte, d. h. an die Verwender von Methoden gebunden, also an Menschen mit sehr verschiedenartigen Motiven und Fähigkeiten.

Aus diesem Grund ist es wichtig zu fragen, ob es „Einstellungen" oder „Haltungen" dieser Verwender von Methoden gibt, über deren Relevanz für die Durchführung von Wissenschaft Einmütigkeit besteht.

Eine wissenschaftliche Einstellung könnte – in Gegenüberstellung zu unwissenschaftlichen, vorwissenschaftlichen und auch antiwissenschaftlichen Haltungen – gekennzeichnet sein durch

... eine nur dem Menschen mögliche Denk- und Handlungsweise, die in der prinzipiellen Bereitschaft zur Offenheit und Fähigkeit zur Kritik, zur permanenten gefühlsmäßigen und rationalen Überprüfung, Korrektur und Veränderung des Erkannten besteht und die auch die Festlegung auf das „Erkannte und Bewiesene" nur im Sinne einer bestimmten Form von Vorläufigkeit akzeptiert (Hahn 1988).

Wenn man eine solche Bestimmung zur Orientierung benutzt, hätte nicht nur der Forscher in den medizinischen Grundlagenfächern die Chance und Legitimation, sich „wissenschaftlich" zu verstehen, sondern z. B. auch ein praktisch handelnder Arzt, dessen Beobachtungsfeld sich aus dem unmittelbaren Kontakt mit dem Patienten ergibt. Umgekehrt könnte man annehmen, daß z. B. ein Forscher, der seine Lieblingshypothesen nicht prinzipiell aufs Spiel zu setzen bereit ist, eigentlich nicht mehr eine „wissenschaftliche Haltung" für sich in Anspruch nehmen kann.

Die Berücksichtigung dieser persönlichen Determinanten des Forschers schließt ein, was V. v. Weizsäcker in einem etwas breiteren Sinne seit dem Beginn der 20er Jahre als die Notwendigkeit zur „Einführung des Subjektes in die Biologie (Wissenschaft)" bezeichnet hatte (V. v. Weizsäcker 1942). Die Beschreibung der Beobachterabhängigkeit von Erkenntnissen ist in anderen Wissenschaftsbereichen, wie in der Physik und in der Psychologie, längst zur Selbstverständlichkeit geworden.

Welche methodische Dimensionen lassen sich nun zur möglichst adäquaten „Erkennung, Beurteilung und Behandlung kranker Menschen" für die Medizin beschreiben? Hier bietet die Wissenschaftstheorie ihre Hilfe an. Nur aus ihr und in ihr erfahren wir, nach welchen Modi und unter Beachtung welcher Kriterien in anderen, den Menschen betreffenden Disziplinen gedacht und geforscht wird. Trotz der verwirrenden Fülle von gedanklichen Möglichkeiten und Strukturierungsvorschlägen, die aus den großen Standardwerken zu ersehen sind (Weingartner 1971, Lay 1971/73, Stegmüller 1978/79, Mittelstraß 1980/84 u. a. m.), scheint sich ein gewisser Konsens über die Grunddimensionen herausgebildet zu haben (Bochenski 1954, Seifert 1975). Wenn in der alten Nomenklatur nach Windelband (1894) v. a. noch die nomothetischen und ideographischen Wissenschaftsverfahren einander gegenübergestellt werden, sind es heute mindestens 4 große Gruppen methodischer Ansätze, die die einzelnen Wissenschaften durchziehen (s. auch Vogt 1979): neben den empirisch-analytischen Verfahren die phänomenologischen, hermeneutischen und dialektischen Ansätze.

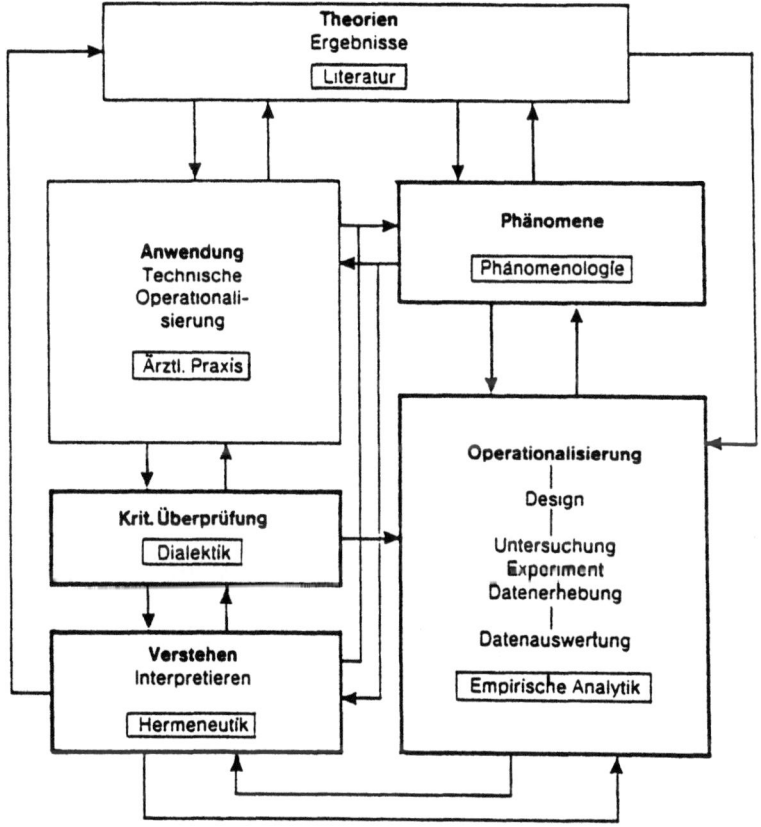

Abb. 1. Der Methodenkreis – Methodenlehren und ihre Interdependenzen in der Medizin (Hahn 1988)

Wenn man die 4 Gruppen nach ihrer möglichen Bedeutung für den ärztlich-medizinischen Raum ordnet, durch das Feld der ärztlichen Praxis und der Wissenschaftsergebnisse ergänzt und in einen gegenseitigen Bezug bringt, so läßt sich dieses am besten in Form eines Flußdiagramms oder eines kybernetikähnlichen Blockschaltbildes (-„kreises") darstellen (Abb. 1).

Ausgehend von dem Feld der ärztlichen Praxis, unter Einschluß der zugängigen Theorien und Ergebnisse (Literatur) wird im wissenschaftlichen Prozeß – unabhängig davon, ob es sich um einen einzelnen Fall oder eine breitere Problemstellung handelt – zunächst mit Hilfe der phänomenologischen Methoden ein möglichst vorurteilsloses Bild angestrebt, ergänzt und vertieft durch hermeneutische Verknüpfungen. Danach kann mit Hilfe des großen Kataloges der empirisch-analytischen Verfahren die Fragestellung operationalisiert, das „Design" entwickelt und die Untersuchung vorgenommen werden. Die Ergebnisse der empirischen Untersuchung unterliegen dann einer erneuten Diskussion nach hermeneutischen Prinzipien und müssen sich der dialektisch konzipierten Überprüfung stellen. Die so neu gewonnene Erkenntnis kann dann wieder in das Feld der Praxis und des Wissensbestandes (Literatur) eingebracht werden.

Solche stichwortartigen Hinweise mögen genügen, um ein Beispiel für die Konzeption wissenschaftstheoretischer Grundzüge für die medizinische Wissenschaft aufzuzeigen.

Braucht aber die praktische Medizin solche Reflexionen?

Eine mögliche Antwort könnte lauten: nein. Wir wollen das überprüfen.

Die Tätigkeit des praktizierenden Arztes ist in ein so vielfältiges Netz der verschiedenartigsten Determinanten eingebettet, daß allein die Analyse dieses Feldes – ob es nun mehr die somatologischen, psychologischen oder sozialen Bedingungen betrifft – großer Mühen bedarf. Wenn jetzt noch Fragen wesentlich tiefgehender und grundlegender Überlegungen an dieses Handlungsfeld herangetragen werden, könnte man meinen, die vom einzelnen oder seiner Berufsgruppe zu bewältigende Situation werde noch unübersehbarer und damit die eigentliche Aufgabe der Krankenversorgung noch weiter in den Hintergrund gerückt.

Die Sorge um die Störung bei der Erlernung und Ausübung erprobter Handlungsvollzüge durch eine in Frage stellende Reflexion ist dabei nicht nur von oberflächlich-pragmatischer Bedeutung. Sie grenzt an die tieferliegende Problematik des Verhältnisses von denkender Vernunft zu unmittelbarer Handlung. Kleist hat in seiner Novelle „Über das Marionettentheater" (1810) am Beispiel des jungen „Dornausziehers" eindrucksvoll beschrieben, wie die Reflexion auf Anmut und Harmonie der Bewegung eben diese zerstören kann.

Allerdings müßte eine solche Sorge jede theoretische Darlegung in der Medizin betreffen. Die Lektüre von Lehrbüchern, Zeitschriftenbeiträgen, das Anhören von Vorlesungen und Fortbildungsveranstaltungen – alles dieses fällt unter das Thema der theoretischen Bemühung. Das Spannungsfeld wird aber i. allg., insbesondere von den praktizierenden Ärzten, als abwechslungsreich und anregend empfunden.

Was also könnte die wissenschaftstheoretische Darlegung von anderen theoretischen Darstellungen in der Medizin unterscheiden? Die thematische Ferne? Die Schwierigkeit der Übersetzung in Handlungsanleitungen? Die Extraterritorialität? Das Ungewohnte oder relativ Allgemeine? Das Philosophische? Wenn wir genauer hinsehen, verwandelt sich die vermeintliche Fremdheit in eine überraschende Vertrautheit.

„Wissenschaftlichkeit" ist eine seit den ersten Semestern immer wieder benutzte Vokabel, insbesondere mit dem Ziel der Abgrenzung von anderen „unwissenschaftlichen" oder „nichtwissenschaftlichen" Vorgehensweisen in der Medizin. Wir benutzen diesen Begriff ständig, aber fragen selten: Wie läßt sich Wissenschaftlichkeit für den Arzt wirklich begründen? Es wird gewissermaßen, wie selbstverständlich, vorausgesetzt, daß in der „scientific community" Einigkeit darüber besteht, was im medizinischen Bereich als „wissenschaftlich" gelten soll. Wissenschaft und Naturwissenschaft werden oftmals gleichgesetzt.

Wenn wir nun aus der Philosophie und der gegenwärtigen Wissenschaftstheorie erfahren, daß die Unterscheidung zwischen Humanwissenschaften und Naturwissenschaften zunehmend fragwürdig geworden ist, daß z. B. der alte unfruchtbare Streit über die Wahrheitsrelevanz der Wissenschaftskriterien von ideographischen und nomothetischen Verfahren aufgegeben worden ist und sich, unter Berücksichtigung der Erkenntnisse der „Beobachterabhängigkeit", ein Wissenschaftsbegriff gebildet hat, der – wie oben beschrieben – wesentlich an den Einstellungs- und Haltungskriterien der Ausübenden orientiert ist, dann müßten auch in der Medizin gewichtige Barrieren, wie der immer wieder zitierte Unterschied zwischen helfendem Arzt und forschendem Mediziner, fallen. „Wissenschaftlich" würde sich dann derjenige Ausübende des Heilberufs verhalten, der sich solchen Einstellungskriterien verpflichtet weiß, unabhängig davon, ob er als Forscher oder praktizierender Kollege tätig ist.

Weiterhin würde auf einem solchen Hintergrunde die Frage nach der Struktur und Relevanz der verschiedenartigen methodischen Dimensionen des oben beschriebenen Methodenkreises für die wirklichkeitsnahe Erkennung, Beurteilung und Behandlung von Patienten eine neue Bedeutung gewinnen.

Jeder praktizierende Arzt weiß, wie dringend er die einmal gelernte und erprobte Handlungsroutine zur Bewältigung der täglichen Aufgaben braucht. Sie hilft ihm, die Anfragen der Patienten und die notwendigen diagnostischen und therapeutischen Hilfeleistungen in einem ökonomischen Sinne zu bewältigen und die eigene soziale Existenz zu sichern. Gleichzeitig spürt er, wie sein Einsatz im Kampf um die Randbedingungen abzustumpfen droht, wie er entmutigt wird und die Befriedigung an der eigentlichen ärztlichen Leistung zunehmend verliert. Die Zeit reicht gerade noch, um die Fülle der vielfältigen Informationen in den Fachzeitschriften zu sichten oder sich einem – möglichst abgelegenen – „Hobby" zu widmen. Wenn er sich dennoch bemüht, die im Studium und in der Ausbildung vermittelte Verpflichtung zur möglichst unvoreingenommenen Beobachtung, zur Gesprächsbereitschaft, zur Fähigkeit der kritischen Überprüfung einzulösen, fehlt jede Rückendeckung. Die „selbstdenkerische" oder selbständige Bemühung wird in den Bereich des Un- oder Vorwissenschaftlichen verwiesen. Sein Interesse, seine Aufmerksamkeit gelten als „dilettantisch". Der Weg zur Resignation und der Delegation in andere Zuständigkeiten ist nicht weit. Es scheint, als ob die wissenschaftliche Medizin, die diese Resignation produziert und akzeptiert, sich immer weiter in einen selbstgestrickten Circulus vitiosus hineinbewegt: sie lehrt, was sie nur selber noch einzulösen bereit ist, und sie erzieht Schüler, die sich nur in Absonderung von ihr oder in der Auflehnung gegen sie zu halten wissen. Das Zusatzschild „Naturheilverfahren", das sich der wissenschaftlich ausgewiesene Kardiologe bei seiner Praxiseröffnung an die Tür hängen muß, um ärztlich und ökonomisch überleben zu können, ist der Ausdruck für die lange Fehlentwicklung und das Selbstmißverständnis eines eingeengten Wissenschaftsbegriffs.

Die philosophische Diskussion hat nun schon seit der Jahrhundertwende immer wieder darauf verwiesen, daß erkenntnistheoretisch und wissenschaftstheoretisch auch andere methodische Wege als die einer positivistisch oder ausschließlich empirisch verstandenen Analytik hohe Wahrheitsrelevanz haben, insbesondere wenn man die Angemessenheit von Gegenstand und Methode berücksichtigt. Die Entwicklung der phänomenologischen und hermeneutischen Methoden beweist dieses.

Wenn also für die praktische Medizin und nicht nur für die medizinisch-theoretischen Grundlagenfächer bei einem Durchgang durch den Methodenkreis deutlich wird, daß die phänomenologischen Reduktionsregeln auf jeden Gegenstand, auch auf den Einzelfall, anzuwenden sind und die Kriterien Evidenz und Plausibilität in dieser Dimension einen klaren Stellenwert haben, könnte allein daraus ein neues, wissenschaftlich begründbares Interesse an der Beurteilung des „je einmaligen" Problems, das der Patient aufgibt, erwachsen. Beobachtungen wie die des „ersten Eindrucks", der Selbstschilderung und Selbstbeurteilung der Erkrankung durch den Patienten, der Modalitäten der Gesprächsführung u. a. m. würden nicht nur stärker beachtet, sondern könnten auch in einem methodischen Kontext verfolgt werden. Die Analyse der ärztlichen Situation (v. Uexküll 1976, Hahn 1988) bekäme ein neues Gewicht und könnte den Weg für vielleicht ungewohnte, aber produktive Einfälle in der ärztlichen

Praxis freigeben. Mattern hat einmal eindrucksvoll geschildert, wie er aus der Gewohnheit des täglichen Praxisablaufs die Anfrage einer Patientin mit Schlafstörungen nach entsprechenden Tabletten mißverstanden, den Appell der Patientin überhört und damit eine drohende Suizidität übersehen hatte (Mattern, persönl. Mitteilung). Die systematische Berücksichtigung des Unterschieds zwischen manifester Äußerung und latenter Intention, zwischen Inhalts- und Beziehungsaspekt (Watzlawick et al. 1972) bekäme eine größere Bedeutung. Sie könnte gelernt und geübt werden und müßte nicht an die zufällige persönliche Geschicklichkeit des Arztes gebunden sein.

Die Verbindung zu anderen methodischen Ansätzen läßt sich ebenfalls herstellen. Das Problem z. B. der Gesprächsstrukturierung und Fragebogenentwicklung leitet in das nächste Feld des Methodenkreises über, das der empirisch-analytischen Verfahren. Dieses große Gebiet, in dem sich auch die meisten der früher sog. naturwissenschaftlichen Verfahren wiederfinden, ist so umfangreich nach Ansatzmöglichkeiten und Durchführungen, daß hier ebenfalls nur auf einige Grundzüge und die ausführliche Darstellung der Literatur verwiesen werden kann (Wottawa 1979, Kliemt 1986). Die Besprechung der in diesem Felde geltenden Kriterien, wie die der Objektivität, Reliabilität, Validität, Wiederholbarkeit usw., umreißt das Problem ebenso wie die Einsicht, daß die relevante mathematisch-statistische Bearbeitung der gewonnenen Daten dem Fachmethodiker überlassen werden muß. Spätestens bei der Diskussion zeigt es sich aber, daß die Interpretation ohne die Berücksichtigung hermeneutischer Kriterien nicht zu leisten ist und ohne die Einbeziehung von Literaturergebnissen oder methodisch anders gewonnener Erkenntnisse oftmals sogar sinnlos wird.

So könnten wir bei der oben genannten Patientin vielleicht annehmen, daß eine Fragebogenerhebung im Vorfeld der Untersuchung (z. B. im Wartezimmer) möglicherweise einen zusätzlichen Hinweis ergeben hätte oder u. U. auch ein Wissen um die statistische Häufigkeit, mit der bei einer Anfrage von Patienten nach Schlafmitteln auf Suizidgefahr zu achten ist. Die Nachfrage und Aufklärung hätte aber dennoch dem geduldigen Gespräch überlassen werden müssen, also einem Vorgehen, das sich wissenschaftstheoretisch wiederum nur hermeneutisch fassen und beschreiben läßt. Die kritische Vertiefung im dialektischen Prozeß würde dann das nachträgliche Überdenken erfordern oder auch eine Falldiskussion, z. B. im Mitarbeiter- und Kollegenkreise.

Die wissenschaftstheoretische und praktische Relevanz solcher einfacher Beispiele ist offensichtlich. Niemand wird ihre Bedeutung im Handlungsvollzug bestreiten. Bei der Frage aber nach der „Wissenschaftlichkeit" des Vorgehens scheiden sich die Geister.

Ergebnis

Mit solchen Überlegungen schließt sich der Kreis, der von der Fragestellung über die Charakterisierung einfacher wisenschaftstheoretischer Grundlinien bis zur Anwendung in der ärztlichen Praxis geführt hat. Braucht also die praktische Medizin wissenschaftstheoretische Grundlagen? Wir können diese Frage ins tiefsinnig Denkerische verweisen und uns für den ärztlichen Alltag mit der allgemein akzeptierten Empfehlung eines möglichst offenen „θαυμαζειν" (Staunen) zufriedengeben. Wenn wir aber die Wissenschaftstheorie als einen Teil der Philosophie erfassen, der auch für die Medizin der Wahrheits- und Wirklichkeitssuche verpflichtet ist, kann die Antwort nur lauten: Solange die praktische Medizin sich überhaupt „wissenschaftlich" versteht und sich bei ihren Anwendungen auf die Ergebnisse der theoretischen und der Einzelwissenschaften bezieht, d. h. also ihren Gegenstand, die „Erkennung, Beurteilung und Behandlung kranker Menschen" in einem umfassenden Sinne ernst nimmt, solange sollte sie auch die Beschäftigung mit den Grundlagen der Wissenschaftstheorie als besonders nützliche, das Selbst- wie das Fremdverständnis fördernde Voraussetzung für sinnvolles ärztliches Handeln erkennen und pflegen.

Literatur

Bochenski IM (1954, [7]1975) Die zeitgenössischen Denkmethoden. Francke, München

Hahn P (1988) Ärztliche Propädeutik. Gespräch, Anamnese, Interview. Einführung in die anthropologische Medizin – wissenschaftstheoretische und praktische Grundlagen. Springer, Berlin Heidelberg New York Tokyo

Kleist H von (1810) Über das Marionettentheater. Berliner Abendblätter (Dez)

Kliemt H (1986) Grundzüge der Wissenschaftstheorie. Fischer, Stuttgart New York

Klutz M (1985) Zwischen wissenschaftlicher Begründung und ärztlichem Heilauftrag. Fortschr Med 103: 74–75

Lay R (1971/73) Grundzüge einer komplexen Wissenschaftstheorie, Bd 1 u. 2. Knecht, Frankfurt

Mittelstraß J (1980/84) Enzyklopädie Philosophie und Wissenschaftstheorie Bd 1 u. 2. Bibliographisches Institut, Mannheim

Seifert H ([6]1975) Einführung in die Wissenschaftstheorie 1 u. 2. Beck, München

Stegmüller W (1978/79, 1986) Neue Wege der Wissenschaftsphilosophie. Springer, Berlin Heidelberg New York

Uexküll T von et al (Hrsg) ([1]1976, [3]1986) Psychosomatische Medizin. Urban & Schwarzenberg, München

Vogt R (1979) Wissenschaftstheoretische Leitlinien in ihrer Bedeutung für die Psychosomatische Medizin. In: Hahn P (Hrsg) Enzyklopädie des XX. Jahrhunderts, Bd IX. Kindler, München, S 9–29

Watzlawick P, Beavin JH, Jackson DD (1972) Menschliche Kommunikation. Huber, Bern
Weingartner P (1971) Wissenschaftstheorie, Bd 1–3. Fromann-Holzboog, Stuttgart
Weizsäcker V von (1942) Der Gestaltkreis. Zur Theorie der Einheit von Wahrnehmen und Bewegen. Thieme, Stuttgart
Windelband W (1894) Geschichte und Naturwissenschaft
Wottawa H (1979) Besondere Probleme der empirisch-analytischen Forschung im Bereich der Psychosomatik. In: Hahn P (Hrsg) Enzyklopädie des XX. Jahrhunderts, Bd IX. Kindler, München, S 30–39

Teil II: Begrüßung und Eröffnung der Tagung

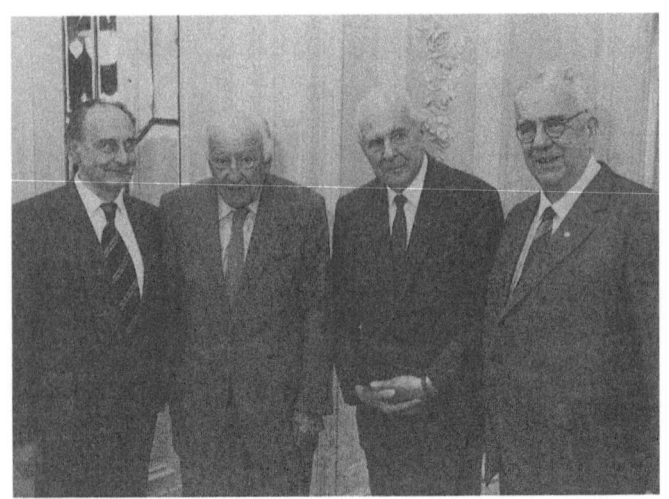

Schipperges, Gadamer, Schaefer, Doerr

Grußwort aus Rektorat und Fakultät

Gerda Komposch

Zu Ihrer Veranstaltung „Brücken von der Allgemeinmedizin zur Psychosomatik" begrüße ich Sie im Namen der Ruprecht-Karls-Universität sehr herzlich. Mein besonderer Gruß gilt allen Teilnehmerinnen und Teilnehmern, die von auswärts zu diesem 4. Heidelberger Arbeitstreffen gekommen sind. Ich wünsche Ihnen, daß Sie sich in Heidelberg wohlfühlen mögen.

Die moderne Medizin verdankt ihre großen Erfolge zu einem guten Teil ihrer zunehmenden Spezialisierung. Schon die einzelnen Fachgebiete sind heute so umfangreich und komplex geworden, daß es oft nicht mehr möglich ist, in allen Teilbereichen dieselben Spitzenleistungen zu erbringen. Welcher interdisziplinären Kooperation von Spezialisten und Spezialdisziplinen bedarf es z.B., um eine Leber-, Herz- oder Knochenmarkstransplantation erfolgreich durchzuführen! Mein Fachgebiet, die Zahnheilkunde, ist seit Jahren an den Universitäten in 4 Lehrstühle aufgeteilt. So differenziert sich heute unsere Mund-, Zahn- und Kieferklinik in Poliklinik für Zahnerhaltungskunde, Poliklinik für Zahnärztliche Prothetik, Mund-, Kiefer-, Gesichtschirurgie mit Poliklinik und Poliklinik für Kieferorthopädie.

Wenn Sie nun aber, meine Damen und Herren, plötzlich von heftigen Zahnschmerzen befallen werden, dann gehen Sie nicht zum Kieferchirurgen oder zum Prothetiker. Sie gehen einfach zum Zahnarzt und erwarten, daß er in praxi in gewisser Weise die ganze Breite des Faches abdeckt. Das gilt auf dem Gebiete der Medizin ebenso für den Allgemeinarzt, denn er ist zunächst gerade nicht als Spezialarzt für ein bestimmtes Organ aufgerufen, wenn zu ihm ein Patient mit Beschwerden kommt, die dieser oft selbst nicht recht lokalisieren und benennen kann. Der Allgemeinarzt als die erste Anlaufstelle ist der Ort gewissermaßen, wo eine universale, eine generelle ärztliche Bildung unentbehrlich ist. Auf dem Boden dieses allgemeinen Wissens – und deshalb heißt er mit Recht Allgemeinarzt – kann er dann die entsprechenden Weichen für eine erforderliche Spezialbehandlung stellen.

So wenig ein bestimmtes, einzelnes Organ sozusagen zu ihm kommt, sondern ein Leib, der als ganzer die verschiedenen Organe integriert, so wenig ist dieser Leib nur bloßer Körper, nur Gegenstand, sondern ein

Etwas, das untrennbar mit dem verbunden ist, was wir „Seele", Psyche, nennen. Wer zum Allgemeinarzt kommt, ist ein Mensch mit einem Körper, aber zugleich untrennbar verbunden mit bestimmten Sorgen, Ängsten, seelischen Belastungen, Wünschen, Bedürfnissen. Der Arzt muß hier eine Brücke von der Allgemeinmedizin zur Psychosomatik schlagen. Bei dieser Einbeziehung psychosomatischer Gesichtspunkte hat der Allgemeinmediziner gegenüber dem Psychosomatiker häufig einen großen Vorteil, denn als Hausarzt hat er hinsichtlich der Kenntnis der Biographie und der Umwelt des Patienten einen Wissensvorsprung, und vielleicht besteht schon längst ein gutes Vertrauensverhältnis, das der professionelle Psychosomatiker erst noch aufzubauen hat. Der Brückenschlag zu psychosomatischen Aspekten menschlichen Krankseins fällt ihm deshalb besonders leicht.

Wenn wir jetzt bedenken, daß heute die hauptsächlichsten Todesursachen Herzinfarkt, Schlaganfall, Lungenkrebs, chronische Bronchitis und Leberzirrhose sind und diese schweren Erkrankungen noch zunehmen werden, sie aber zu einem großen Teil durch unser eigenes Verhalten mit erzeugt werden, z. B. durch Rauchen und Alkohol, Überernährung, Bewegungsarmut und Streß, dann wird klar, daß der Arzt zu demjenigen werden muß, der zu einer gesünderen Lebensweise anleitet. Hier ist ein philosophisches Moment in die praktische Medizin eingegangen, denn die Anleitung zur richtigen Lebensgestaltung hat gerade in der Philosophie eine große und lange Tradition. Der in der Medizin sehr wichtige Begriff der „Diät" kommt aus der griechischen Antike und bedeutet „Lebensweise", die „persönliche Art zu leben". Mit Recht haben die Veranstalter im Hinblick auf diesen Brückenschlag zwischen Medizin und Philosophie 2 große Heidelberger in ihrem Programm zu Worte kommen lassen: Viktor von Weizsäcker, der eine medizinische Anthropologie begründete und dessen hundertsten Geburtstag die Universität 1986 feierte, und Karl Jaspers, Arzt und Philosoph, dessen wir uns in den letzten Tagen besonders erinnerten, als das Gebäude in der Plöck 66, das ihm über Jahrzehnte als Wohnhaus diente, jetzt hervorragend renoviert als „Karl-Jaspers-Haus", von der Evangelischen Studentengemeinde bezogen werden konnte.

Meine Damen und Herren, ich wünsche Ihnen einen erfolgreichen Verlauf dieses Symposiums und hoffe, daß dieses reichhaltige Programm zu einem regen Gedankenaustausch mit fruchtbarer Diskussion Anlaß gibt und Sie mit neuen Erkenntnissen Ihre Tätigkeit in der Praxis aufnehmen mögen.

Grußwort aus der Psychosomatik

Ernst Petzold

1986 sagte an dieser Stelle Hansjakob Mattern: „Sie (die Brücke) sucht den Anschluß an das nicht mehr als ein Ganzes erkennbare Gebäude unserer Medizin" (Mattern 1987). Peter Hahn stellte damals die besonderen Bedingungen des Brückenbaus heraus. Neben den unmittelbaren Erfahrungen der Allgemeinmedizin sah er das Gebäude der Klinik mit den speziellen Gesetzen. Er meinte damit die willkürlich erscheinende Trennung von Patientenversorgung, Lehre und Forschung. Die didaktischen und wissenschaftlichen Aufgabenstellungen in Klinik und Praxis sind unterschiedlich. Der Verzicht auf die unmittelbaren Erfahrungen des einzelnen zugunsten der Abwehr des Allgemeinen scheinen dort wie hier gegeben und in mancher Hinsicht nicht ganz ungefährlich.

Um diesen Gefahren zu begegnen, haben wir für unsere Brückentagung einen kontinuierlichen Austausch in Arbeitsgruppen verabredet über ganz bestimmte Themen, wie beispielsweise „Abhängigkeit und Sucht", „Partnerschaft, Sexualität und Aids", „Depression", „Fragen der Ethik", „Familientherapie" und „autogenes Training". „Balint-Arbeit" spare ich aus, weil diese nicht Thema ist, sondern die vorherrschende Form der Arbeitsgruppen. Eine Aufgabe von Balint-Gruppen ist es, für einen bestimmten Patienten eine Gesamtdiagnose zu stellen. Bei der themenzentrierten Balint-Arbeit muß das modifiziert werden. Wir würden uns freuen, wenn in den Arbeitsgruppen zu den einzelnen Themen jene Fragen herausgearbeitet werden würden, an denen man in den folgenden Jahren arbeiten will, im Umgang mit Fragen z. B. der Sexualität oder der Ethik selbstverständlicher und sicherer zu werden als bisher. Ausdruck der Unsicherheit mag beispielsweise sein, daß sich in einer Übersicht von 6000 familientherapeutischen Arbeiten ganze 30 fanden, die sich zu Fragen der Sexualität äußerten. Ohne die Unsicherheiten über „Fragen der Ethik" hätte Dietrich Ritschl sicher nicht zusammen mit Eduard Seidler und Toni Graf-Baumann die neue Zeitschrift „Ethik in der Medizin" ins Leben gerufen.

In diesem Jahr aber geht es um eine ganz besondere Form des Brückenbaus und eine ganz besondere Unsicherheit, um „Das Philosophische und die praktische Medizin". Nach Abschaffung des Philosophikums in der 2. Hälfte des vorigen Jahrhunderts ist das ein außerordentlich mutiger

Schritt. Wer soll und darf philosophieren? Wie und was? Fragen nach der Identität (wer?), nach der Qualität (wie?) und nach dem Wesen der Dinge (was?) und das Wo? stehen zur Diskussion.

Jeder, der Heidelberg ein wenig kennt, weiß: Es gibt einen Philosophenweg und 5 Brücken: die Alte Brücke – die kennen Sie alle – (zumindest als Symbol unserer Brückentagung), die Theodor-Heuß-Brücke, die Ernst-Walz-Brücke, das sind die Hauptbrücken, die Schlagadern der Stadt. Geht man aber neckarauf- oder neckarabwärts kommt man nochmals je an ein Wehr, das Fußgänger als Brücke benutzen. Für mich sind Philosophen Fußgänger. Sie nehmen sich Zeit und können sie sich nehmen für das Kostbarste, das es gibt, für das Denken, das nach Heidegger auch gleichzeitig Danken ist. Für das Nachdenken (Epimetheus) über das, was vorliegt, und für das Vordenken (Prometheus) für das, was zu geschehen hat und was sicher nicht geschieht, wenn es nicht vorgedacht worden ist. Dazu braucht es Information, Mitteilung und Verstehen.

Wir wollen Information über Fakten aus allen Bereichen, die eine Medizin zu berücksichtigen hat, wenn sie den ganzen Menschen ansprechen will. Wir teilen miteinander den Respekt vor dem kranken Menschen und vor der Komplexität lebendiger Organisation, und wir stehen zu der Suche nach neuen Lernmöglichkeiten (der weiterbildungsfähige Arzt ist das Ziel des Medizinstudiums der 90er Jahre). Wir wissen, daß wir aus der Geschichte viel lernen können und daß wir uns nicht nur mit naturwissenschaftlichen, psychologischen, sozialen, ökologischen Fragen auseinanderzusetzen haben, sondern auch mit irrationalen und absurden Fragen. Anders ist eine „Medizin der Person" nicht zu realisieren, nicht einmal zu verstehen.

Was aber heißt Verstehen?

„Verstehen heißt antworten" – so Bodenheimer in einem Buch (1987), aus dem ich 2 Gedanken zitieren möchte. Der 1. Gedanke: „Ich verstehe dich: Ich stehe – an meinem Ort, er kann nie ganz der deine werden – für dich: Zu deinen Gunsten." Wenn ich sage, ich verstehe dich, dann tue ich nur so, als ob ich das könnte, stellvertretend für eine kleine Weile. Wenn das gelingt, kommt ein Ereignis oder eine Begegnung mit gegenseitigem Geben und Nehmen zum glückhaften Abschluß. Auch das gehört zu dem Wort „verstehen". Der 2. Gedanke aus jenem Buch: „Ich verstehe dich: Das *ver*... in der Vorsilbe schließt von einem Namen her wesenhaft in sich den *aufhebenden* Hinweis. Ver... führt immer einen Akt an sein Ende (verlassen, vergessen, verbrennen, verschweigen, verdauen). Danach ist fertig – die Handlung ist beendet, und die Sache, um die es ging, ist erledigt, ist exekutiert. Der Auftrag, der zuvor bestanden hatte, ist hinweg. So auch das Verstehen: Es zeigt das Ende des Fürstehens an; es weist auf dessen Endlichkeit. Das ist die hintergründig wirkende Bedrängnis im Verstehen: Es endet im Leeren." Die Aufgabe, um die es ging, ist erledigt.

Bevor ich nun das Wort an Herrn Prof. Mattern weitergebe, von dem ich mich in diesen Jahren des Brückenbaus sehr verstanden gefühlt habe, möchte ich Sie von einem Patienten, Kollegen und Freund, von Georg Weiß grüßen. Vielen von Ihnen wird er sicher vom letzten Jahr her noch bekannt sein. Er war Sprecher der Arbeitsgruppe „Abhängigkeit und Sucht". An sein Motto: „Nicht Fahne haben, sondern Farbe bekennen" werden sich viele erinnern. In diesem Jahr läßt er, selbst frisch herzoperiert, Sie alle herzlich grüßen. Unser Gespräch gestern begann mit dem „leiblichen Bruder Tod" (Franz von Assisi), den wir alle anzunehmen haben, auch wenn wir ihn gerne noch ein bißchen hinausschieben wollen – als Patienten und Ärzte gleichermaßen. Aber dieses Hinausschiebenwollen darf nicht identisch sein mit einer Verleugnung, die unsere Zeit zur Perfektion getrieben hat. Ich denke, alles dieses gehört mit in das Gebäude der Medizin, das Mattern beim ersten Brückenschlag gemeint hat.

Ich danke für Ihre Aufmerksamkeit und wünsche Ihnen eine gute Tagung.

Literatur

Bodenheimer AR (1987) Verstehen heißt antworten. Waldgut, Frauenfeld, S 14
Mattern Hj (1987) Grußwort aus der Allgemeinmedizin. In: Petzold E et al (Hrsg) Brücken von der Psychosomatik zur Allgemeinmedizin. Springer, Berlin Heidelberg New York Tokyo, S 7

Grußwort aus der Allgemeinmedizin und Eröffnung der Tagung

Hansjakob Mattern

Es ist mir nicht in Erinnerung, einen Kongreß mit solch innerer Anteilnahme wie heute eröffnet zu haben. Es ist ein Hauch von Universitas in diesem fast intimen Jugendstilsaal.

Wen wundert das! Philosophia, die Liebe zur Weisheit, ist in der Person Hans-Georg Gadamers unter uns, eines Philosophen, der an der Entwicklung der Philosophie dieses Jahrhunderts in außerordentlicher Weise teilhatte. Er ist ein Nestor der modernen Philosophie und noch ein Zeitgenosse von Gerhart Hauptmann, Stefan George, Rabindranath Tagore, Ortega y Gasset und vielen anderen. Zu Ihren großen Lehrern zählen nicht nur Platon, auch Hegel, Heidegger und Jaspers, die über die Zeiten hinaus unser aller Lehrer sein können. Unvergeßlich bleibt mir dieser kleine, kraftvoll-bäuerlich wirkende Heidegger, der gerade noch hinter dem Pult hervorschaute. Bei Jaspers, den ich hier in Heidelberg hören konnte, erschreckte mich anfangs seine hohe Stimme, bis ich dann in seine großartige Gedankenwelt fand. Aus Ihrem jetzt erschienenen Buch *Das Erbe Europas,* Herr Gadamer, habe ich einen Satz wieder und wieder gelesen, in dem Sie ausdrücken, was der platonische Dialog von uns fordert: „...daß da nicht ein anderer, sondern man selber durch den andern in Frage gestellt ist" (Gadamer 1989). Sie sind es, der uns im Sinne Platons daran erinnert, „... daß der Arzt wie der wahre Redner das Ganze der Natur sehen muß. Wie jener aus wahrer Einsicht das rechte Wort zu finden hat, so muß auch der Arzt über das hinaussehen, was der eigentliche Gegenstand seines Wissens und Könnens ist ..." (Gadamer 1965).

Noch ist es in diesem Sinne ein bescheidener Beginn, den wir „Brückenbauer" seit einigen Jahren versuchen. Das Unvollendete und vielleicht nie oder sogar hoffentlich nie Vollendbare unseres Tuns soll das Bild unserer geschichtsträchtigen Heidelberger Brücke auf der Einladung veranschaulichen. Auch möchten wir wiedererwecken, was im Grunde jeder weiß oder wissen sollte: Wir leben in einer veränderten medizinischen Landschaft, wie Viktor von Weizsäcker es vor über 40 Jahren voraussah. Das soziale und ökologische Umfeld hat sich gewandelt, und damit haben Gesundheit und Krankheit eine neue Bedeutung gewonnen. Für uns Allgemeinmediziner heißt das, in einem interdisziplinären Dialog somatische, biographische und psychosoziale Information neu zu gewichten und in unser Handlungskonzept aufzunehmen.

In der Praxis sind wir auf der Suche nach einer gemeinsamen Wirklichkeit mit dem Patienten. Warum bemühen wir uns, unsere ärztliche Tätigkeit um diese Dimension zu erweitern? Jährlich suchen ca. 110 Mio. kranke Menschen in hausärztlichen Praxen Rat. Nur 0,3 % davon werden in Universitätskliniken eingewiesen (Stein 1988), und nur an diesen Patienten werden unsere Studenten ausgebildet. Die Spezialisierung schreitet zwangsläufig fort und schafft so – sicher nicht gewollt – eine immer größere Kluft zwischen der Lehre von Klinik und Praxis.

Aber das ist es nicht allein, was uns bewegt und nachdenklich macht. Inzwischen stehen alle Bereiche des menschlichen Denkens und Handelns, auch in der Medizin, unter dem Einfluß des technischen Fortschritts. Jetzt gilt es, das rechte Maß zu erkennen, damit nicht die Entwicklung in einen Sturm auf die Maschinen oder in eine allzu unbesonnene Fortschrittsgläubigkeit ausufert. Mit zunehmender Entmenschlichung der Arbeitswelt sind wir immer häufiger mit Ängsten, Verunsicherungen, Depressionen und Süchten konfrontiert, und daraus ergibt sich – wie ich aus der Sicht meiner jetzt über 40jährigen Praxis in meiner Heimatstadt feststellen kann – eine tiefgreifende Veränderung des Krankheitsspektrums.

Verehrter Kollege Schaefer, vor 27 Jahren brachten Sie Ihr aufrüttelndes Buch *Die Medizin heute* heraus und setzten sich darin ausführlich mit den Begriffen Gesundheit und Krankheit auseinander (Schaefer 1963). Als weit über die Grenzen unseres Landes bekannter Physiologe sind Sie mit großer Sensibilität den Zusammenhängen zwischen Krankheit, Lebensereignissen, Arbeitswelt des Individuums und gesellschaftlichen Bedingungen nachgegangen. Als Arzt vertreten Sie die Auffassung, jeden Patienten so individuell wie möglich zu behandeln, denn seine Probleme sind stets individuell-menschlicher Natur. Wenn ich Sie recht verstehe, meinen auch Sie, daß nichts Seelisches ohne Leibliches und nichts Leibliches ohne Seelisches geschieht. Auf diesem psychophysischen Grenzland sind Sie nun als Physiologe in besonderer Weise gefragt.

Um den auf uns zukommenden Aufgaben im ärztlichen Alltag gerecht zu werden, ist der Dialog mit dem Pathologen nötig, der uns hilft, unsere Diagnosen zu korrigieren. Verehrter Kollege Doerr, immer wieder erinnere ich mich in meinem Praxisalltag an einen von Ihnen vor einigen Jahren gehaltenen Vortrag „Cancer à Deux" (Doerr 1982). Er ließ mich aufhorchen und nachdenken. Sie haben damals deutlich gemacht, wie sehr Sie um die psychosomatischen Zusammenhänge ringen. Das Leib-Seele-Problem bleibt ein faszinierendes wissenschaftliches wie menschliches Thema, auch wenn es, oder gerade weil es an die Grenzen wissenschaftlicher Methoden stößt. Noch gilt dieses Thema unter Wissenschaftlern gelegentlich sogar als unseriös, obwohl es meiner Meinung nach das größte und tiefste Problem im Grenzbereich von Naturwissenschaft und Philosophie ist. Schopenhauer nannte es daher den „Weltknoten".

Um uns beim Lösen dieses Weltknotens zu helfen, ist nun auch der letzte verehrte Gastredner direkt aus Berlin gekommen. Kollege Schipperges, ich darf Sie „in Paracelsu" begrüßen. Daß die Deutsche Ärzteschaft Sie gestern mit ihrer höchsten Würdigung, der Paracelsus-Medaille, auszeichnete, ist ein Beweis dafür, wie sehr Sie das Geschichtsbewußtsein der Ärzte verkörpern. Wir sind gespannt, welche Impulse Sie uns aus der von Ihnen erarbeiteten geschichtlichen Perspektive geben.

Lassen Sie mich nun die Tagung mit einem Zitat von Hans-Georg Gadamer eröffnen: „Bei aller Bedeutung, die die Naturwissenschaft durch ihre Resultate im Überlebenshaushalt der modernen Menschheit spielen, gilt es, die innere Verwobenheit von Forschung und Lehre und ihr Aufwachsen aus den unmittelbaren Gefilden von Lehren und Lernen, auch den entlegensten, zu erkennen." Aus diesen Überlegungen fordert Gadamer ein „Können, das sich verhält, und Weisheit, die sich bescheidet" (Gadamer 1987). Bitte schön, Herr Gadamer.

Literatur

Doerr W (1982) Cancer à Deux. In: Sitzungsbericht der Heidelberger Akademie der Wissenschaften, Math. naturwiss. Klasse, Abhandlung 4. Springer, Berlin Heidelberg New York

Gadamer HG (1965) Apologie der Heilkunst. In: Gadamer HG (1987) Gesammelte Werke. Bd 4. Mohr, Tübingen, S 275

Gadamer HG (1987) Die Universität Heidelberg und die Geburt der modernen Wissenschaft – Rede, gehalten am 12. Okt. 1986 bei der Eröffnung der Festwoche zum Jubiläum ‚600 Jahre Universität Heidelberg'. Springer, Berlin Heidelberg New York Tokyo, S 21

Gadamer HG (1989) Das Erbe Europas. Suhrkamp, Frankfurt a. M., S 168

Schaefer H (1963) Die Medizin heute – Theorie, Forschung, Lehre. Piper, München

Stein R (1988) Hochschulen und Hausärzte kommen sich näher. FAZ vom 9. Nov. 1988

Teil III: Vorträge

Wie jeder, der eine ärztliche Sprechstunde aufsuchen mußte, bemerkt haben wird, ist ärztliches Handeln nicht als lupenreine Wissenschaft verstehbar. Der Arzt hat auf sein individuelles Gegenüber individuell einzugehen; das nehmen wir als Patient in Anspruch. Wohl aber bedürfen individuelle ärztliche Entscheidungen allgemeingültiger, wissenschaftlich erprobter Grundlagen; das setzen wir gleichfalls voraus. Denn noch nie zuvor gründete unser Wohlergehen und damit unsere Gesundheit – wie schwierig sie auch immer zu definieren sei – so sehr auf eben dem wissenschaftlichen Fortschritt. Wie also wäre der Konflikt zu lösen?

Diesem praktischen wie theoretischen Widerstreit liegt ein allgemeineres Dilemma zugrunde. Wo immer nämlich 2 Menschen einander sich – oder auch nur etwas – zu verstehen geben wollen, kommt unvermeidlich eine subjektive Auffassung von sich wie von den Dingen zum Tragen und damit jenes Subjekt-Objekt-Dilemma, dessen erkenntnistheoretische Problematik seit jeher Gegenstand philosophischer Erörterung ist. Die Situation in der Sprechstunde oder am Krankenbett ist hier keine Ausnahme. Im Gegenteil, in ihr wird die Einheit von Subjekt und Objekt besonders, mitunter schmerzlich deutlich, denn kaum ein anderer erfährt sie so hautnah wie der Patient. Von einer möglichst objektiven Einschätzung seiner subjektiven Empfindung erhofft er sich die Klärung und Linderung seines Leidens. Kein Wunder also, daß sich gerade an der Erfahrung von Leid (und Tod) das philosophische Interesse entzündet. Dies mag der Ausgangspunkt der folgenden Überlegungen sein.

Das Philosophische und die praktische Medizin

Hans-Georg Gadamer

Ich komme hier als Laie in einen Kreis, mit dem ich mich seit langem verbunden weiß. Ich war mit Viktor von Weizsäcker schon in den 30er Jahren befreundet, und ich habe hier in Heidelberg mit manchem seiner Kollegen und Schüler freundschaftliche Verbindungen gepflegt. Aber leider ist es nicht immer so, wie man sich das mit solcher Nachbarschaft wünschen möchte. Ich darf an Sokrates erinnern, der auf eine Feier zu Ehren eines großen Tragödiendichters, eines gewissen Agathon, eingeladen war.[1] Sokrates kommt bei diesem Gastmahl zwischen Agathon und dem berühmten Komödiendichter Aristophanes zu sitzen und sagt: „Es wäre ein schönes Ding mit der Weisheit: wenn sie so wie Wasser an einem Wollfaden von einem Gefäß in ein anderes hinüberflösse, dann würde ich von meinen beiden Nachbarn viel lernen können." Da dem aber leider nicht so ist, wie eben Sokrates schon feststellte, bin ich hier trotz meiner Nachbarschaft in Verlegenheit. Schon der Titel hat mich bestürzt. „Das Philosophische", was ist das bloß? Ich habe immer wieder darüber nachgedacht, um eine plausible Antwort zu finden. Wie sollte ich meinen Auftrag hier verstehen? Offenbar gehört es zum Wesen der Philosophie – im Unterschied zu den Wissenschaften –, daß man Fragen stellt, die einen nicht loslassen, auch wenn man sie nicht beantworten kann. In diesem Sinne ist die Frage, was das Philosophische sei, selbst eine philosophische Frage, auf die es keine Antwort gibt. Jedenfalls ist es eine Naturanlage des Menschen und nicht ein berufliches Können. So bitte ich, mich hier nicht als den Fachmann zu verstehen, der auf alles eine Antwort hat, sondern als einen, der mit den anderen zusammen Überlegungen anstellt.

Nun gibt es ohne Zweifel einen Weg, auf dem wir uns auch im Zeitalter der Wissenschaft alle begegnen. Ich meine die Sprache, das Gespräch, das wir alle miteinander führen. Die Sprache ist eine Sedimentation von Erfahrung und Weisheit, die schon in den Worten zu uns spricht. Ich möchte versuchen, von solchen Überlegungen ausgehend, meinen Beitrag

---

[1] Wir kennen Agathons Theaterkunst nur deshalb weniger, weil diese schon nicht mehr in erster Linie Wortkunst war, wie das für die uns bekannten griechischen Dramatiker der Fall ist. Sie stellte vielmehr eine musikalische Form der Theaterkunst dar, die man so nicht überliefern kann.

zu dem hier zur Diskussion stehenden Thema zu leisten, indem ich Worte befrage. Ich habe hier Notizen vor mir liegen, die ich aber mit meinen alten Augen nicht mehr lesen kann. So bliebe mir nichts anderes übrig, als – wie es durchaus auch schon im griechischen Altertum üblich war, wenn man sich zu einer besonderen Frage Weisheit holen wollte – mir eine Schriftrolle unter das Kopfkissen zu stecken und im Tempel zu schlafen. Doch eine ähnliche Wirkung erhoffe ich mir von Ihrer aller Anwesenheit und Aufmerksamkeit, damit ich das finde, das Ihnen etwas sagt.

Der 2. Teil der Überschrift, „medizinische Praxis", war für mich ebenfalls Grund genug nachzudenken. Daß das Thema „Allgemeinmedizin" uns am Herzen liegt, weil es im Zeitalter der Spezialisierung eine ganz besondere Bedeutung gewonnen hat, ist von allen Vorrednern bereits gesagt worden. Genauso besteht kein Zweifel, daß die klinische Medizin, auf der doch zu einem großen Teil die Forschung der modernen Medizin aufbaut, nur ein kleiner Sektor im Vergleich zu der Menschheitsaufgabe ist, die die Heilkunst insgesamt zu leisten hat. Ich stand also vor dem Doppelgesicht, das sich hinter dem Titel verbirgt. Zum einen die Philosophie, die Mutter aller Wissenschaften.[2] Die Wendung „das Philosophische" machte mir allerdings die eigentümliche Isolation bewußt, in die das Einsamkeitsbedürfnis den Nachdenkenden versetzt. Wir haben hier in Heidelberg einen Philosophenweg, von dem manche Leute sich ernstlich einbilden, er wäre zu Ehren unseres Faches so genannt. Tatsächlich trägt dieser Weg eine Bezeichnung, die so merkwürdige Menschen charakterisieren soll, die es vorziehen, alleine spazieren zu gehen. Das ist die eigentliche Herkunft des Namens. Alles andere wäre auch wirklich zuviel der Ehre für uns. Alleine spazieren zu gehen, alleine nachzudenken, das ist es, was jedermann zum Philosophieren einlädt. Und auf der anderen Seite steht dann die „praktische Medizin", die medizinische Praxis, das Wartezimmer, der weiße Kittel, die Besorgtheit aller anwesenden Patienten. Es ist nicht leicht, vom einen zum anderen Ufer eine Brücke zu bauen, auch wenn noch so viele Brücken über den Neckar führen. Es ist klar, daß sich die Philosophie von der Praxis meilenweit entfernt weiß.

Wie ist es überhaupt mit diesem Doppelgesicht Theorie und Praxis bestellt? Man erkennt darin sofort eines der allerältesten Probleme menschlicher Gesittung. Theorie meint das Betrachten, meint, nur hinzusehen, sich nicht von Interessen und Trieben eine Wunschwelt einreden zu lassen, sondern zu erkennen, was ist oder was sich zeigt. Daneben steht die Welt der Praxis, in der sich jeder Fehlgriff rächt und in der sich ein ständiger Prozeß des Lernens und des sich Korrigierens am Erfolge oder

---

[2] Sie ist das zwar schon lange nicht mehr, sie wird aber als Menschheitsphänomen unter uns so lange fortleben, wie denkende Wesen auf dieser Erde leben. Man kann die Philosophie einige Male totsagen, das schadet ihr gar nichts.

seinem Ausbleiben vollzieht. Wie hängt beides zusammen? Wie kommt es, daß wir an Dinge, die uns praktisch auf den Nägeln brennen, wie etwa Krankheit und Tod, mit der Distanz des bloßen Hinsehens herantreten? Wie soll da ein fruchtbares Verhältnis zwischen dem einen und dem anderen entstehen? Ich denke, es ist richtig, sich klarzumachen, wie schwierig diese Lage für jeden von uns ist, insbesondere seit die moderne Wissenschaft jene ältere Einheit von Lebensumgang und ärztlicher Praxis aufgeben mußte. Früher gab es den Medizinmann oder die weise Frau im Dorfe. Dann gab es die fast väterliche Rolle des Hausarztes. In kleineren Gesellschaftsstrukturen gab es eine Art von individueller Praxis, die nicht in weißen Kitteln und über mühsame Wartezimmer den besorgten Patienten weiterleitete. Wir leben in einem Zeitalter der Massengesellschaft und der Institutionen. Die Wissenschaft ist eine solche allgegenwärtige Institution. Wir dürfen uns nichts vormachen: es gibt kein Zurück. Wir müssen die Trennung überbrücken lernen, die zwischen dem Theoretiker besteht, der um die Allgemeinheiten weiß, und dem Praktiker, der auf die immer einzigartige Situation des besorgten Patienten einwirken soll.

Ich brauche nur daran zu erinnern, was unsere Sprache schon sagt, wenn sie Wissenschaft und Kunst aufs engste verbindet, so daß sich Wissenschaft und Arztkunst eigentümlich verwickeln. Die Kunst scheint sich im Sinne der Könnerschaft auf die Seite derer zu stellen, die etwas herzustellen wissen, d. h. etwas machen können. Und doch wissen wir alle: die Aufgabe des Arztes ist zu behandeln, bestenfalls wiederherzustellen. Das ist nicht der Stil der modernen Wissenschaft, die ihre konstruktiven Entwürfe an der Erfahrung, am Experiment und an der Übereinstimmung mit ihrer quantitativen Berechnung zu errichten gelernt hat. In der Praxis des Arztes stehen wir in einer Welt, die offenkundig eine andere Umsetzung des Gelernten verlangt. Auf eine fast unberechenbare Weise muß der Arzt für den Einzelfall das Richtige finden, nachdem die Wissenschaft ihm die allgemeinen Gesetzmäßigkeiten, Mechanismen und Regeln an die Hand gegeben hat. Es ist offenkundig, daß wir hier vor einer neuen Aufgabe stehen. Wie können wir das überhaupt bewältigen?

Ich darf wieder an einem Wort die Sache entwickeln. In der Sprache drückt sie sich als das allgemeine Verhältnis von Gesetz und Fall aus. Etwas ist ein *Fall* einer Gesetzmäßigkeit. Ist dieser auch schon der „Fall" des Patienten? Für den Patienten, den Leidenden, zeigt sich sein „Fall" von einer ganz anderen Seite. Sein „Fall" ist als erstes ein Ausfall, ein Herausgefallen-sein aus den Lebensbezügen, in denen er als ein tätiger und arbeitender Mensch lebte. Auch für den Arzt ist der „Fall" des Patienten etwas ganz anderes, als für die Wissenschaft der Fall eines Gesetzes ist. In dem Wort liegt sozusagen beides darin: auf der einen Seite der Sonderfall der Regel und auf der anderen Seite der Krankheitsfall, der eine ganz andere Problematik von Lebenswirklichkeit darstellt und die Ausnahmesituation des Kranken bildet.

Ich frage mich: warum mußten wir aus dem vorwissenschaftlichen Stadium unserer Lebenserfahrung, die in vielen Kulturen lange ohne die moderne Wissenschaft eine Art Pflege und Leitung in Krankheit und für den Tod geleistet hat, heraustreten? Wie ist unsere Situation, warum ist sie so geworden, und welche Möglichkeiten gibt sie uns? Wie kann die moderne Wissenschaft mit diesem Problem fertig werden und dem Arzt in der heutigen Gesellschaft diese Aufgaben stellen?

Nun haben wir nicht nur die Wissenschaft von den Krankheiten, denn Krankheit ist nicht ohne Gesundheit. Beides gehört zu dem, was ein Arzt wissen muß oder was er mit den Mitteln der modernen Wissenschaft zu wissen sucht. Hier stehen wir vor der unbeantworteten Frage: was ist Gesundheit? Man weiß ungefähr, was Krankheiten sind. Sie haben sozusagen die Aufständigkeit des „Ausfalls". Sie sind ihrem Erscheinen nach *Gegen*stand, etwas, das Widerstand leistet, den man brechen soll. Man kann dies unter die Lupe nehmen und auf seinen Krankheitswert hin beurteilen, und zwar auf allerlei Weisen, die eine objektivierende Wissenschaft im Zuge der modernen Naturwissenschaft uns an die Hand gegeben hat. Aber Gesundheit ist etwas, das all dem auf eigentümliche Weise entzogen ist. Gesundheit ist nicht etwas, das sich als solches bei der Untersuchung zeigt, sondern etwas, das gerade dadurch ist, daß es sich entzieht. Gesundheit ist uns also nicht ständig bewußt und begleitet uns nicht besorgt. Es ist nicht etwas, das uns zur ständigen Selbstbehandlung einlädt oder mahnt. Sie gehört zu dem Wunder der Selbstvergessenheit. Dagegen die Theorie, das reine Hinsehen, was sucht es, was findet es? Da redet man von dem Problem von Leib und Seele. Was Leib ist, glaubt man zu wissen. Was Seele ist, weiß niemand. Was Leib und Seele ist, vielleicht ein Dynamismus? Leib jedenfalls ist Leben, ist das Lebendige; Seele ist das Belebende, und so ist beides im Grunde schon so ineinander gespiegelt, daß jeder Versuch der Objektivierung des einen ohne das andere oder des anderen ohne das eine irgendwo in die Lächerlichkeit führt. Dies zeigt nur, wie groß die Distanz ist zwischen dem, was die objektivierende Wissenschaft zu leisten vermag, und dem, was hier unsere Aufgabe ist.

Mir fiel ein Wort Hegels ein: „Die Wunden des Geistes heilen, ohne Narben zu hinterlassen." Dieses interessante Wort muß man ausweiten: Ist es nicht ein Wunder der Natur, daß sie zu heilen weiß, auch ohne Narben zu hinterlassen? Das Gesundwerden ist dann wie ein Wiederzurücktreten in die den Wiederhergestellten tragenden Lebensbahnen. In diesem Sinne ist der Arzt nur jemand, der dabei mitgeholfen hat, was die Natur selber vollbringt. Ein Ausspruch des griechischen Arztes Alkmaion lautet: „Die Menschen müssen deshalb sterben, weil sie nicht gelernt haben und nicht imstande sind, das Ende mit dem Anfang wieder zu verbinden." Ist das nicht in Wahrheit ein arges Wort? Da fehlt uns nicht etwas, sondern alles. Denn das hat die lebende, lebendige Natur durch alle ihre Anfechtungen der Verwundung und der Erkrankung gelernt, vom Ende der Krankheit wieder zu einem Anfang zurückzukehren. Und nun sagt Alkmaion: „Selbst der Tod ist ein bloßes Eingehen in den Kreislauf der Natur." Der Arzt hat offenbar das wunderbare Vorbild der Selbsterneuerung der Natur vor Augen, wenn er das individuelle sterbliche Los gerade dadurch definiert, daß es diesen Kreisgang der Rückkehr nicht vermag. Welche Weisheit in diesem Eingehen, das man nicht Sterben nennt!

Nun, wenn wir uns das vor Augen stellen, was tut die moderne Wissenschaft? Wir verdanken Galilei und dem gewaltigen Aufbruch des 17. Jahrhunderts, daß wir in einem ganz neuen Sinne Wissenschaft betreiben. Moderne Wissenschaft zeichnet sich dadurch aus, daß sie mit Hilfe eines mathematischen Entwurfs das Konkrete der beobachteten Gegenstände in eine allgemeine Gesetzlichkeit zu stellen weiß. Dadurch hat sie die verwunderliche und erstaunliche Fähigkeit entwickelt, die Faktoren, welche einen Effekt im Erfahrungsfelde des Lebens bewirken, so zu artikulieren und zu kontrollieren, daß selbst das Einführen neuer Faktoren als Heilfaktoren gelingen kann. Es ist zweifellos eine der entscheidenden Leistungen der modernen Wissenschaft gewesen, einen solch konstruktiven Entwurf zu vermögen, so daß sich in seinen Grundzügen das Allgemeine in seiner Konkretion begreifen läßt. Aber es ist ja klar, daß dabei nicht alles gelingt. Es ist klar, daß wir auch etwas von der Selbstheilungskraft der Natur und des Geistes brauchen. Geist – man denke nichts zu Hohes darin – Geist ist auch der Leib, und Geist ist auch das Lebendige, beides ist die Geistigkeit unserer Lebendigkeit, die wir selbst sind, die wir eigentlich alle sind, der Leidende und gerade auch der dem Leidenden Helfende, der Arzt. Darum geht es offenbar, daß wir die Kunst, mit der wir die Wissenschaft objektivieren können, in diese andere Dimension umsetzen lernen, in der sich Lebendigkeit erhält und erneuert.

Jeder wird das als eine Trivialität sofort akzeptieren. Das ist offenbar auch die Aufgabe. Aber wie macht man das? Man wird erläutern: Objektivieren heißt in der modernen Wissenschaft „messen". In der Tat: in Experimenten und mit Hilfe quantitativer Methoden werden Lebenserscheinungen und Lebensfunktionen gemessen. Alles wird gemessen. Wir sind sogar kühn genug – wohl eine der Fehlerquellen unserer genormten Medizin – sog. Standardwerte zu fixieren und Krankheit nicht so sehr dem Auge anzusehen oder der Stimme anzuhören, als von dem Meßwertebündel abzulesen, das unsere Meßgeräte liefern. Beides ist vielleicht nötig, aber beides zu vereinen ist schwer.

Nun, wenn wir so ansetzen, müssen wir uns fragen, was heißt denn hier Maß? Ich schätze die Gedanken Platons, deren Studium ich nur jedem empfehlen kann, der verstehen will, was ihm in der modernen Wissenschaftswelt zu fehlen scheint. Da gibt es in dem Gespräch über den Politiker die hochaktuelle Frage, wer ein wahrer Staatsmann im Unterschied zu einem bloßen Funktionär der Gesellschaft ist. Plato unterscheidet zweierlei Maß. Einmal das Maß, das man nimmt, wenn man Maß nimmt und von außen an einen Gegenstand heranbringt, und dann das Maß, das in der Sache selber liegt. Die griechischen Ausdrücke hierfür lauten μέτρον und μέτριον, zu deutsch: das Gemessene und das Angemessene. Was aber bedeutet „angemessen"? Offenbar die *innere* Maßhaftigkeit des sich als lebendig verhaltenden Ganzen. So empfinden wir in der Tat die Gesundheit – und so haben es auch die Griechen gesehen – als Harmonie, als die maßhafte Angemessenheit. Während man im Falle der Krankheit das Zusammenspiel, die Harmonie von Wohlsein und Weggegebenheit an die Welt als gestört empfindet. Wenn wir die Dinge so betrachten, dann ist das μέτριον, das Angemessene, auf dem Wege des bloßen Messens in der Tat nur sehr bedingt zugänglich. Dazu gehört zuallererst, wie ich schon sagte, das Hinsehen und das Hinhören auf den Patienten. Wir wissen ja, wie schwierig das in den großen modernen Kliniken ist. Da verliert man als Patient sogar noch seinen Namen, bekommt eine Nummer zugeschrieben und wird aufgerufen nach dieser Zahl. Da bleibt nicht mehr viel von dem Angemessenen, von dem Eigenen. Es geschieht zwar aus einer Notwendigkeit, die wir alle einsehen, doch ist es schwer, sich damit zurechtzufinden.

Sie sind hier zu einer Arbeitstagung gekommen auf der Sie etwas lernen wollen und nicht nur hören, wie einer sich so seine Gedanken spinnt. Also versuche ich einen weiteren Schritt zu gehen. Es ist klar, es ist zweierlei Maß, das uns einerseits in der Hand der Wissenschaft, andererseits im Ganzen unseres In-der-Welt-Seins immer wieder begegnet. Wir haben mit einer modernen Terminologie jene Systeme zu beschreiben gelernt, deren Wirkungskreise nicht nur unseren biologischen Organismus sondern ebenso unzählige Institutionen und Einrichtungen unseres sozialen menschlichen Lebens bewegen. Was folgt aus unserer Betrachtung? Vereinfachend würde ich sagen, auf der einen Seite gibt es das Hinsehen und Feststellen mit Hilfe messender Verfahren, einer Art von fast rechnerischer Erkenntnis dessen, wie Krankheit zu beeinflussen ist. Auf der anderen Seite gibt es die *Behandlung,* ein sehr vielsagendes und bedeutungsvolles Wort. In „Behandlung" hört man noch buchstäblich die Hand, die gelernte, die geübte Hand, die am Gewebe tastend erkennt. „Behandlung" geht weit über die Fortschrittlichkeit moderner Techniken hinaus. Da gibt es nicht nur die Hand, es gibt auch das feine Ohr, das das richtige Wort heraushört, und es gibt das beobachtende Auge des Arztes, das mit schonendem Blick sich selbst zu verbergen sucht. Es gibt so vieles, das für den Patienten in der Begegnung mit der Behandlung wesentlich wird.

Die Überlegungen, die ich hier anstelle, sind der Eindruck eines distanzierten, zum Glück seltenen und immer gut versorgten Patienten. Diesbezüglich werden wohl alle ihre eigenen Erfahrungen haben. Ich denke aber vor allem auch an die alten und an die chronisch Kranken. Ihr Kranksein ist heute für die Medizin von besonderer Bedeutung und stellt die Grenzen des technischen Könnens unter besonders schmerzhaften Beweis. Gerade bei der Behandlung des chronisch Kranken und schließlich bei der Begleitung des Sterbenden werden wir immer wieder daran erinnert, daß der Patient eine Person ist und kein „Fall". Wir kennen die routinierten Formulierungen, mit denen der Arzt für gewöhnlich sich seiner Verantwortung gegenüber dem Kranken entledigt. Wenn es ihm aber gelingt, den Patienten in seine Lebenswelt wieder zurückzuführen, weiß er, daß er eine Hilfestellung nicht nur für den Augenblick, sondern auf Dauer zu leisten hat. Hier muß er nicht nur handeln, er muß *be*handeln.

Nun ziehe ich einen Schluß für uns alle. In meinen Augen bleibt die chronische Gesundheit der besondere Fall, mit dem wir alle als Menschen konfrontiert sind. Alle haben wir uns selbst zu behandeln. In meinen Augen ist es das tragische Schicksal unserer modernen Zivilisation, daß die Entwicklung und Spezialisierung des wissenschaftlichen und technischen Könnens unsere Kräfte der Selbstbehandlung gelähmt hat. Wir müssen uns dies in der heutigen so veränderten Welt eingestehen. Ich weiß sehr wohl zu würdigen, welche Rolle die moderne Medizin zu spielen hat. Da ist nicht immer nur zu heilen, sondern oftmals geht es darum, die Arbeitsfähigkeit zu erhalten. Das sind Zwangsläufigkeiten unseres industriellen Daseins, die wir alle akzeptieren müssen. Was aber darüber hinausgeht, das ist die Behandlung, die wir uns selber zuwenden, dieses Abhören, dieses Auf-sich-Lauschen und das Sich-Erfüllen mit dem Ganzen des Weltreichtums in einem ungestörten, nicht von Leiden beeinträchtigten Augenblick. Da sind Augenblicke, in denen jeder sich selbst am nächsten ist. Auch das sind Behandlungsformen, und ich bin mehr und mehr überzeugt, daß man alles tun muß, um in unserer Industriegesellschaft den Wert solcher Prävention gegenüber der Bedeutung des Heilens zu steigern. Darauf wird es auf die Dauer für uns entscheidend ankommen, damit wir unter den veränderten Lebensbedingungen der technisierten Welt zurechtkommen und damit wir lernen, die Kräfte wiederzubeleben, mit denen das Gleichgewicht, das Angemessene, das mir Angemessene, das jedem einzelnen Angemessene bewahrt und wiedergefunden wird.

Ich will mich dem Schluß meiner Reflexion zuwenden und den Ausblick ins Allgemeine tun, der sich hier aufdrängt. Denn nicht nur Fragen von Gesundheit und Krankheit, sondern Fragen von Leben und Tod stellen sich in unserer modernen Zivilisation in einer kunstvoll-neuartigen Weise und haben sich in eine seltsame Art beherrschbarer Wirklichkeit umgesetzt. Die Wissenschaft und ihre technische Anwendung haben zu einem Herrschaftswissen in großem Maßstab und an Grenzsituationen herangeführt, die sich schließlich gegen die Natur verletzend wenden. Das beginnt langsam ins öffentliche Bewußtsein zu dringen. Neben diesem Wissen und Können, mit dem uns die Welt wie ein zu beherrschender Gegenstand und als ein Widerstandsfeld begegnet – denn Gegenstand ist Widerstand, dessen Brechung und Bewältigung durch Wissen unsere Aufgabe ist – bietet uns die Welt noch jenen anderen Aspekt, den wir in der Philosophie dieses Jahrhunderts mit einem von Husserl eingeführten Ausdruck „die Lebenswelt" benennen. Als ich in meiner Jugendzeit zur Philosophie kam, war das Faktum der Wissenschaft das letzte Wort und bildete die Basis der sog. Erkenntnistheorie. Sie war das Amen in den akademisch-philosophischen Kirchen. Die Dinge verändern sich, und so denken wir heute mit mehr Bewußtsein daran, daß die methodische Wissenschaft sich durch ihr Können ihre Grenzen setzt. Sie wird diese Grenzen zwar immer wieder zu überschreiten suchen. Eine obskurantistische Grenzziehung kann es daher nicht geben. Es gibt aber auch noch andere Grenzen, scheint mir. So darf durchaus behauptet werden, daß man keine Person behandeln kann, die sich selber nur als „Fall" sieht, und daß auch kein Arzt einem Menschen über schweres oder leichteres Gebrechen hinweghelfen kann, wenn er nur das routinemäßige Können seines Faches einsetzt. In beiden Perspektiven sind wir alle Partner einer uns tragenden Lebenswelt. Und die Aufgabe, die uns allen als Menschen gesetzt ist, heißt, in dieser Lebenswelt unseren Weg zu finden, uns unserer wirklichen Bedingtheiten anzunehmen. Dieser Weg enthält für den Arzt die doppelte Verpflichtung, seine hochspezialisierte Könnerschaft mit der Partnerschaft in der Lebenswelt zu vereinen.

Non vivere, valere vita!

Wilhelm Doerr

Nach dem unerforschlichen Ratschluß der Kongreßleitung wurde das Thema meines Vortrags nach dem 6. Epigramm des Marcus Valerius Martial (40–102 n. Chr.) formuliert. Würde man mich gefragt haben, bevor die Tagesordnung festgeschrieben wurde, hätte ich zu bedenken gegeben, daß Martial alle Laster der menschlichen Gesellschaft im Rom des 1. nachchristlichen Jahrhunderts „mit beißendem Witz, aber ohne sittlichen Ernst" geschildert hatte. In dem zu seiner Zeit berühmt gewesenen Lehrbuch der Mikrobiologie von Rainer Müller (1946) wurde Martial im Zusammenhang mit der Darstellung der Geschichte der Syphilis als Pornograph bezeichnet. Nun glaube ich zu wissen, daß die Verantwortlichen für die Brückentage mir weder Taktlosigkeiten noch Aggressionen hatten unterstellen wollen. Sie haben sich ganz einfach nach dem Sigillum, dem Motto des Freistemplers des Pathologischen Institutes, gerichtet. Und für diesen war ich zuständig, und das kam so: Aus der Heidelberger Schule hervorgegangen, durch Alexander Schmincke mit den Persönlichkeiten von Ludolf Krehl und besonders des Pathologen Paul Ernst, jedenfalls was deren geistigen Nachlaß anbetrifft, bekanntgemacht, fühlte ich mich der sog. Individualpathologie, also der methodischen Grundhaltung der Krehl-Schule, Richard Siebeck, Friedrich Curtius, Karl Hansen, in Sonderheit auch der geschliffenen „Pathologie des Einzelfalles" im Sinne des Ernst-Schülers Curt Froboese verpflichtet. Martial dürfte durch die Worte „Non vivere, *sed valere vita*" haben sagen wollen: Leben als solches ist nicht wichtig, gesund leben, das ist alles!

Als wir im April 1966 das neue Pathologische Institut (Im Neuenheimer Feld 220/221) beziehen durften, mußte ein Freistempler für den Postauslauf angeschafft werden. Es entsprach der elementaren Grundeinstellung meines damaligen Arbeitskreises, ein Bekenntnis zu formulieren. Nichts schien uns gerade für ein Institut für Pathologie angemessener als die Aussage: Leben als solches ist nicht wichtig, entscheidend ist, dem Leben einen Wert zu verleihen.

Es ging um die natürliche Ungleichheit der Menschen, und die dem Pathologen anvertraute Konstitutionslehre sollte unseren Studierenden, aber auch der ärztlichen Klientel, nahelegen, daran mitzuarbeiten, daß jeder gutwillige Mensch mit seinen Gaben haushält und aus seiner psychosomatischen Mitgift das Beste herausholt.

Ich suche Zugang zu dem mir gestellten Thema auf *zweifache* Weise, durch den Einsatz „anthropologischer", aber auch „gestaltphilosophischer" Mittel. Im Sinne von Paul Christian (1969) dürfen wir sagen, die Anthropologie als Ganzes ruht auf 2 Säulen, einer dualistischen und einer existentiellen Richtung. Erstere umfaßt somatische Medizin und medizinische Psychologie, letztere das phänomenale Wesensverständnis für alles Abartige und Kranke, gleich welcher Form und Bindung. Die Arbeitsweise beider Richtungen ist verschieden: Die dualistische Richtung ist der naturwissenschaftlichen, die existentielle der hermeneutischen Methode verpflichtet. Somatische Medizin und medizinische Psychologie umgreifen das Feld der psychosomatischen Medizin. Die phänomenologische Anthropologie ist eine Denkform; sie ist auf sich allein gestellt hilflos. Sie bedarf der Anlehnung entweder an die klinische Medizin oder an die pathologische Anatomie.

Es gibt eine Anthropologie im konventionellen und eine solche im aktuellen Sinne. Erstere ist akademisch institutionalisiert und trägt vielfach ethnologische Züge. Letztere fußt auf der Doctrina geminae naturae humanae. Es handelt sich um die Lehre von der Zwillingsnatur des Menschen, der als ein geistbegabtes Wesen Stellung nehmen kann und muß zu sich selbst *und* zu seiner Umwelt. Es ist das der Kern dessen, was der Anatom Hans Petersen die Eigenwelt des Menschen genannt hatte. Der Mensch gilt also als création de soi par soi. Ich pflege zu sagen: „Der Mensch ist ein Gehirntier und noch etwas dazu!"

Die Doctrina geminae naturae humanae arbeitet nach dem Grundsatz des methodischen Indeterminismus. Jener ist schwierig zu verstehen. Viktor v. Weizsäcker drückte das so aus: Er verglich Geist-Seele eines Menschen einerseits und dessen Körper andererseits mit 2 Schachspielern. Wenn ich der *eine* Spieler bin, kann ich unter den Bedingungen des *echten* Spieles nicht gleichzeitig der andere sein. Wäre dies der Fall, kennte ich im voraus Zug und Gegenzug, und es gäbe kein Spiel.

Auf diesen Punkt des Indeterminismus zielen die Arbeitsweisen der naturwissenschaftlich-experimentellen, der phänomenologisch-empirischen und der philosophisch-erkenntniskritischen Aspekte.

Wir finden also den Zugang zu unserer Eigenwelt durch alternierenden Einsatz dieser 3 Arbeitsweisen. Was heißt das?

Die *medizinische Anthropologie* beschäftigt sich mit dem betont Menschlichen aus der Sicht des Kranken. Sie hat 2 charakteristische Inhaltselemente:

– Konstitutionslehre und
– Individualpathologie.

Und sie hat 2 tragende Themen:
- die natürliche Ungleichheit der Menschen und
- deren Krankheit, Alterung und Tod.

Unser Thema soll die „natürliche Ungleichheit" sein. Aber Sie werden es dem Pathologen nachsehen, wenn er ein Wort über Leben, Gesundheit und deren Störungen einstreut. Was ist das Besondere unseres Lebens? Leben ist – aus der Sicht meines Faches – „Geschehen in der Zeit, gebunden an ein variables materielles Ordnungsgefüge". Räumlich und zeitlich bestimmt charakterisierbare Zuordnungen und Ereignisabfolgen sind die äußeren Kennzeichen des Lebens in gestaltphilosophischer Formulierung. Schriefers (1987) hat Leben als die sonderbare Seinsschwebe der sich zwischen Aufbau und Zersetzung erhaltenden Substanz bezeichnet.

Die Evolution unseres Planeten brachte 2 Hauptergebnisse:
1) eine materiell-stoffliche Kongregation, welche die Fähigkeit hat, sich selbst zu erhalten, – ich meine die identische Reduplikation;
2) für organismische Strukturen das Vermögen, bestimmte Insulte als stoffliche „Ereignisse" zu speichern.

Das 1. Hauptergebnis garantiert die Erhaltung des Lebens schlechthin. Das 2. verleiht dem Leben einen gewissen Inhalt: Immunität, Überempfindlichkeit, Allergie, aber auch Gedächtnis und immaterielle Organisationsprinzipien (Wahrheit, Gewissen, Moral, Gesetz, Kausalität) werden durch die Vorgänge des Psychometabolismus gespeichert, aber auch weitergegeben. Die Unterscheidung von Geist und Materie verschwindet heute als philosophisches Problem; sie ist überholt (Landmann 1978).

Auch die lebendige Masse unterliegt den Gesetzen der Thermodynamik. Das bedeutet, daß es eine absolute Umkehr von Naturvorgängen nicht gibt. Es laufen nur solche Vorgänge ab, die zu einer Zunahme sog. Entropie, d.h. zu einem Zustand mit der größeren Wahrscheinlichkeit in bezug auf Bewegung und Anordnung der Moleküle führen können. Die Entropie ist der Logarithmus der Wahrscheinlichkeit (Eucken 1934). Daß unser Leben an bestimmte Zellkernsäuren gebunden ist, lernen heute die Abiturienten. Diese *Lebensspirale,* die ich ansprechen wollte, und ihr Zusammenspiel mit den 20 Aminosäuren macht den feinen Unterschied zwischen den Milliarden von Menschen aus, die unsere Erde bevölkern. Die Biotechnik der Arbeitsweise der Lebensspirale ist wunderbar. Der sog. DNS-Faden aus dem Kern einer menschlichen Zelle ist 2 m lang. Er gleicht einer torquierten Strickleiter. Sie besteht aus 4 Bausteinen, den Nukleotiden. Das Geheimnis der Erbinformation liegt in der Reihenfolge der Nukleotidbausteine. Die Sätze der Erbsprache sind die Gene. In dem 2 m langen DNS-Faden menschlicher Zellen gibt es 50 000–200 000 Gene. Sie sind in den Chromosomen zusammengefaßt. So wie man zu meiner

Zeit Bau und Aufgaben des menschlichen Körpers anhand großer anatomischer Atlanten lernte, so wird sich die akademische Jugend der kommenden Jahre mit „Landkarten" der Chromosomen, der Anordnung der Gene und mit der Frage beschäftigen, ob durch ein „genetisches Zielen" Fehler korrigiert und Gefahren abgewendet werden können! Die Gesamtheit unserer individuellen körperlichen, aber auch geistig-seelischen Eigenschaften, die wir ererbt, aber auch durch Peristase erworben haben, nennen wir „somatisches Fatum".

In Tagen der Gesundheit befindet sich unser Organismus im Gleichgewicht, stoffliche Ein- und Ausfuhr halten einander die Waage, die Bilanz stimmt. Die Strukturen lebender Gene befinden sich in einem „Fließgleichgewicht". 50 Enzyme haben die Stabilität zu garantieren: Sie erkennen die von außen und innen herrührenden Schäden, exzidieren Schadhaftes und schließen etwaige Lücken untadelig (Schriefers 1987). Die Moleküle müssen sich gleichsam sprachkundig verhalten. Die Verständigung setzt „Kommunikationsketten" voraus. Wie Sie sehen, ist das Gefüge des Lebens kein eigentliches Problem der physikalischen Chemie, sondern der Ordnung im molekularen Bereich. Es handelt sich um ein Problem der Gestalt. Gestalten *sind* nicht, Gestalten *geschehen,* sie werden ständig vollzogen, in Kleinigkeiten verändert, neu aufgebaut, befestigt und wiederum variiert. Nur dort, wo die Zellengemeinschaft an profunden Mißverständnissen leidet, entstehen große Katastrophen, z. B. eine bösartige Geschwulst.

Die skizzierten Gegebenheiten sind die Ursachen dafür, daß uns weder ein ewiges noch ein auf die Dauer störungsfreies Leben beschieden sein kann. Aus dem gleichen Grunde darf man sagen, daß Krankheit – wohlverstanden aus distanzierter naturwissenschaftlicher Betrachtung – der wahrscheinlichere, Gesundheit aber, jedenfalls auf die Länge der Zeit, der weniger wahrscheinliche Fall ist. Krankheit kann also nur Störung der Ordnungsstrukturen im Sinne von Heterochronie, Heterotopie und Heterometrie, das Ganze „mit dem Charakter der Gefahr" bedeuten. Genau damit hängt die Polypathie, die Plurimorbidität hochbetagter Menschen zusammen. Im Sinne einer solchen Betrachtung kann es keinen durchgreifenden Unterschied geben zwischen Krankheit und Alterung. Es ist, als ob die Atomlehre des Demokrit einen neuen Inhalt gewonnen hätte: Alles geschieht mit mechanischer Notwendigkeit.

Die *Grundgesetze der Pathogenese* sind unendlich komplizierter, als ich dies hier und jetzt habe ausdrücken können. Ich hätte auf Interdependenzen von Umwelt und Persönlichkeit hinweisen und der „behavioristisch erfaßbaren Verhaltensmuster" (Christian 1973) gedenken können. Allein, mein vor wenigen Jahren verstorbener Fachkollege Walter Pagel in London – ein Emigrant aus der Heidelberger Pathologie 1933 –, ermahnte uns immer zu „einem Verstehen nach dem Verstande" – intelligere intellectualiter. *Ich* verstehe dies im Hinblick auf meinen heutigen Auftrag so:

Nachdem Thales von Milet die Welt als Einheit erklärt, nach dem Urstoff gesucht und diesen im Wasser gefunden hatte, nachdem Heraklit im Feuer das Wesen der Welt erblickte, nachdem Pythagoras nach der inneren Ordnung der Welt suchte und fand, daß die Zahl das Urbild der göttlichen Ordnung ist, und nachdem Empedokles meint, daß aus Feuer, Wasser, Luft, Erde *alle* zusammengesetzten Stoffe hervorgingen, begründete Demokrit seinen Atomismus. Er erkannte in den Atomen ein Denkmittel, um die Ursachen des Werdens zu erforschen.

Seit den Tagen von Demokrit strebt die Naturforschung von der sinnlichen Erfahrung zur geistigen Durchdringung. Das Experiment irrt nie, *wir* irren ständig in unseren Urteilen. Denn die eindimensionale Art unseres Denkens ist überfordert bei der adäquaten Erfassung komplexer Sachverhalte.

Sie kennen natürlich die Formulierung von Krehl in seiner Präsidialansprache vor den Internisten (1911): Im eigentlichen Sinne gibt es weder Krankheiten noch kranke Menschen als solche. Nur die einzelne, bestimmte Persönlichkeit des Kranken gibt es. Und nur der kann ihr helfen, der sich als Arzt ganz auf diese einstellt (Gsell 1983). Wilhelm His jun., weiland Professor der inneren Medizin in Berlin, formulierte 1916: „nicht die Hand allein, sondern das Herz macht den tüchtigen Arzt aus!"

Sie sehen also, wir haben es offenbar nicht nur mit der Ungleichheit des kranken Menschen, sondern auch des Arztes zu tun. Ich vermute, daß letzteres die geheime innere Triebkraft der Brückentage darstellt.

Lassen Sie mich auf 3 Fragenkomplexe – Problemkreise – eingehen:

1) H.J. Eysenck (1976) hatte sich mit der *Erblichkeit des Intelligenzquotienten* (IQ) beschäftigt. Die Tests zur Bestimmung des durch eine Punktwertung charakterisierten IQ haben eine gewisse Ähnlichkeit mit Meßwertreihen der Physik. Nach Eysenck ist es so, daß, was Kinder an IQ in die Schule einbringen, *dem* proportional ist, was sie später mit hinausnehmen. Der IQ soll durch die Umwelt lediglich in einem Umfange von ±20 Punkten verändert werden können. Die Übereinstimmung zwischen dem Sozialprestige eines Berufes und dem Niveau des mittleren IQ ist eine nahezu vollkommene. Der Mensch ist also ein Produkt von Anlage und Umwelt.

2) Sind wir die Gefangenen unserer Gene?
Unser Heidelberger Genetiker und Erbpathologe Friedrich Vogel hatte sich vor etwa 5 Jahren kritisch zu dieser Frage geäußert (1984/85). Jede 100. Geburt in der Bundesrepublik ist eine Zwillingsgeburt. In einem Drittel dieser Fälle handelt es sich um eineiige Zwillinge. Zweieiige Zwillinge haben die Hälfte ihrer Erbanlagen gemeinsam. Vogel konnte nachweisen, daß es große Unterschiede zwischen den Lebensschicksalen eineiiger Zwillinge gibt. Was also für Zweieiige schon immer klar zu sein schien, wurde jetzt auch für Eineiige erarbei-

tet. Friedrich Vogel kommt zu dem Schluß: Wir sind nicht der Spielball, wir sind also nicht die Sklaven unserer Gene!

3) Im Kriegsjahr 1940 erschien das klassische Buch des damaligen Berliner Pathologen Robert Rössle *Pathologische Anatomie der Familie*. Seit ich es seinerzeit habe in mich aufnehmen können, hatte es mich begleitet. Es handelt sich nicht um den Versuch einer Erbpathologie im Sinne der damals in Blüte stehenden polysymptologischen Ähnlichkeitsdiagnose nach Siemens und v. Verschuer, sondern um eine uns gerade heute angehende Situationskritik. Die Zensur im „3. Reich" hatte (auf S. 340) eine Satzpassage gelöscht, die ich aber später doch entziffern konnte. Sie lautet:

> Die Anschauung, Krankheit sei Schicksal, weil alles Geschehen an Körper und Geist unter der Herrschaft der Vererbung stehe, ist in dieser Verallgemeinerung unrichtig und gefährlich.

In einem großen, während eines langen Lebens als Pathologe, d. h. im Sektionssaal in Jena, Basel und Berlin gesammelten Untersuchungsgut unterschied Rössle 3 Untersuchungsgruppen:

(a) Befunde an erbgleichen oder erbähnlichen Individuen,
(b) Untersuchungen an Ehegatten und
(c) sog. Simultansektionen, d. h. Herausarbeitung konkordanter Befunde bei Eltern und Kindern.

Die pathologische Anatomie bei Ehegatten scheint für unser Thema wichtig. Es geht um das Panorama konjugaler Krankheiten: Arteriosklerose, Bluthochdruck, Erkrankungen der Schilddrüse, Tuberkulose, Syphilis und den „Cancer à deux". Zwei genotypisch verschiedene Menschen haben durch die Ehe eine Lebensgemeinschaft begründet, die im idealen Falle „je länger, je lieber" geführt wurde. Diese mag ihre Realisierung finden in gleicher Umwelt: Wohnung, Klima, Kleidung, Nahrung, soziales Milieu, Genußmittel, Infektionen, vielleicht auch ähnliche berufliche Belastungen repräsentieren *konvergente Bedingungskomplexe*. Konjugale Arteriosklerose, Apoplexie, Tuberkulose, erworbene Immunschwäche cum sequelis erscheinen als Realität, die pathogenetischen Prämissen sind plausibel. Ungleich komplizierter liegt das Problem „Krebs bei Ehegatten". Ich habe mich mehrfach mit diesem Komplex beschäftigt. Viele Kollegen haben mir einschlägige Fälle zur Verfügung gestellt. Jeder älter gewordene Arzt kennt Fälle, die ihm schlagend zu beweisen scheinen, daß es wirklich einen „Cancer à deux" gibt. Sieht man das Problem ausschließlich statistisch, ist man enttäuscht. Wenn man sich aber daran erinnert, daß schon Max Borst (1941) betont hatte, daß das Krebsproblem einer zellularen, aber auch einer organismischen Betrachtungsweise zugänglich sei, weiß ich, daß es durchaus, wenn auch nur unter bestimmten Bedingungen, einen Krebs der Ehegatten in ursächlichem Zusammenhang geben *kann*.

Ich sprach von dem konvergenten Bedingungskomplex: Wohnung, Nahrung, soziales Milieu, Genußmittel, gemeinsam durchlittene Infektionen, seelische Belastungen. Letzteren möchte ich als psychogenen Hilfsfaktoren nicht jede Bedeutung absprechen. Alle diese Faktoren könnten auf die Biotechnik der Cancerisierung, also das Versagen der Reparaturmechanismen der DNS, Einfluß nehmen.

Naturereignisse und Krankheiten entstehen nie aus einer Ursache. Die Natur muß juxta propria principia verstanden werden. Gerade in dieser Hinsicht ist die Studie Rössles zur pathologischen Anatomie der Familie von unschätzbarem Wert.

Wir Pathologen leben in der Fernwirkung des Lebenswerkes von Rudolf Virchow (1821–1902). Ich nannte ihn immer „den Erzvater Jakob der Krankheitslehre". Er hatte

1) in seiner Zellenlehre das für eine tatsachengerechte Naturlehre notwendige Einheitsprinzip, „die Zelle ist ein Lebensherd, sie kann auch ein Krankheitsherd sein",
2) in seiner Soziallehre ein verbindliches, aber auch praktikables Verfassungsprinzip,
3) in seiner Entwicklungslehre das Prinzip aller lebendig fortschreitenden Erscheinungen gesehen.

Das bedeutet, daß wir stillschweigend davon ausgehen, daß das letzte Ziel der Menschheitsentwicklung die Konstituierung der Gesellschaft auf physiologischer Grundlage sei (Ernst 1931). Alle Segnungen, die uns unser „Zeitalter der Technik" gebracht hat, werden ohne großes Aufheben in eben dieses Ziel – „Gesellschaft auf physiologischer Grundlage" – integriert. Dabei entstehen neue Schwierigkeiten.

Optimisten glauben an die Perfektibilität des Menschen und erblicken in sog. Zeiten revolutionärer Unruhe eine Morgenröte. Pessimisten halten es mit Schopenhauer. Für ihn war Geschichte die Wiederholung des ewigen Einerlei.

Aber wir dürfen an Guardini (1958) erinnern: Wesenhafte Bildung wurzelt nicht im Wissen, sondern im Sein!

Die natürliche Ungleichheit des Menschen ist ein tragendes Element seiner Eigenwelt. Dieser Mensch ist Subjekt und Objekt zugleich. Menschliche Lebensformen erscheinen in ihren natürlichen Bedingungen von der ästhetischen Grundfunktion der geistigen Haltung bestimmt (Portmann 1970). Damit hängt es zusammen, daß alle naturwissenschaftlichen Daten vom und über den Menschen richtig sind, das ausschließlich hierauf gegründete Menschenbild dennoch falsch ist. Richtigkeit und Wahrheit machen einen Unterschied. Die genormte Gesellschaft unserer Zeit möge tolerant bleiben. Sie möge die Chancengleichheit für alle Menschen trotz der natürlichen Ungleichheit im Grundsatz anerkennen. Sie möge sich der Eingriffe in Lebensformen enthalten, die sie weder geschaffen hat, noch zu verantworten braucht. Anfang und Ende unseres Lebens sind in Dunkel gehüllt. Zum Heilsein eines Menschen in einem höheren Sinne gehört die Fähigkeit, „eine Krankheit anzunehmen".

Zu den wichtigsten Stufen der geistigen Entwicklung gehört der Erwerb der klaren Erkenntnis der Stellung des Menschen im Kreis der belebten Natur. So verstanden erscheint jede Bitternis über die Vergänglichkeit unseres materiellen Seins als Ausdruck einer nicht voll erreichten geistigen Reife. Nur die unablässige gedankliche Durchdringung dieses Sachverhaltes gibt dem Menschen, der es gewohnt ist, sein Leben kritisch zu sehen, eine große innere Freiheit. Des Menschen Leben erschöpft sich nicht in die bloße Zeit, sondern, ist es ein geistiges, steht es schon jetzt in der Ewigkeit!

Eben deshalb sagen wir: *non vivere, sed valere vita!*

Literatur

Borst M (1941) Streiflichter über das Krebsproblem. Lehmann, München Berlin
Christian P (1969) Medizinische und philosophische Anthropologie. Handbuch Allgemeine Pathologie, Bd I. Springer, Berlin Heidelberg New York, S 232
Christian P (1978) Interdependenz von Mensch und Umwelt in der Entstehung von Krankheiten. In: Weltgestaltung als Herausforderung. Alber, Freiburg München, S 176
Doerr W (1972) Anthropologie des Krankhaften aus der Sicht des Pathologen. In: Gadamer HG, Vogler P (Hrsg) Neue Anthropologie, Bd II. Thieme, Stuttgart, S 386
Doerr W (1982) Cancer à deux. Verh Dtsch Ges Path 66: 114
Ernst P (1931) Pathologie in den 50er Jahren. Festschrift 75jähriges Bestehen des Naturhistorisch-Medizinischen Vereins. Verh. NF Bd XVII, Heft 3, S 203. Hörning, Heidelberg
Eucken A (^{4}1934) Grundriß der physikalischen Chemie. Leipzig
Eysenck H-G (1976) Die Ungleichheit der Menschen. List, München
Froboese C (1939) Die Pathologische Anatomie des Einzelfalles. In: Adam C, Curtius F (Hrsg) Individualpathologie. Fischer, Jena, S 285
Gsell O (1983) Hundert Jahre innere Medizin. medwelt 34:428–433, 462–465
Guardini R (1958) Die menschliche Wirklichkeit des Herrn. Werkbund, Würzburg
Landmann M (1978) Philosophische Anthropologie. In: Staehelin B, Jenny S, Geronlanos S (Hrsg) Der Mensch zwischen Geist und Materie? Zürich, S 169
Petersen H (1937) Die Eigenwelt des Menschen. Bios. Abhandlungen zur theoretischen Biologie, Bd VIII. Barth, Leipzig
Portmann A (1970) Entläßt die Natur den Menschen? Piper, München
Rössle R (1940) Die pathologische Anatomie der Familie. Springer, Berlin
Schriefers H (1987) Das Leben als molekulare Verständigung. Med Welt 38:9–15
Vogel F (1984/85) Wir sind nicht die Sklaven unserer Gene. mannheimer forum 84/85. Boehringer, Mannheim, S 61
Weizsäcker V von (1939) Individualität und Subjektivität. In: Adam C, Curtius F (Hrsg) Individualpathologie. Fischer, Jena, S 51

Physiologisches im psychophysischen Grenzland

Hans Schaefer

Drei Fragen bewegen den eingeschworenen Naturwissenschaftler, wenn ihm das Thema „Psychosomatik" begegnet.

Sie lassen sich wie folgt formulieren:

1) Ist der Aspekt der Psychosomatik in der Medizin die fachspezifische Form einer neuen Mystik, wie sie uns etwa in den Theorien der Akausalität, des neuen Wertbewußtseins und den Bewegungen begegnet, die man anfangs „New Age" nannte?
2) Sollte sich diese Frage verneinen lassen (und eben dieses beabsichtige ich zu tun), so fragt sich, ob denn ein naturwissenschaftlich ausgerichtetes Fach wie die Physiologie überhaupt legale (d.h. seiner Methode zugängliche) Aussagen zur Psychosomatik machen kann.
3) Sollte sich diese Frage bejahen lassen (wie es geschehen wird), so bleibt die 3. Frage, ob dann etwa die Physiologie mit der Psychosomatik im Bunde eine Auskunft darüber geben kann, wie es zu der seltsamen Entwicklung im Grenzland der Wissenschaft kam, die mit den antiwissenschaftlichen Parolen begann, und es läßt sich zeigen, daß Psychosomatik in ihrer Problemlösungsfähigkeit in der Tat bis hierhin reicht.

Hat Psychosomatik mystische Elemente?

Es kann dem Wissenschaftstheoretiker nicht verborgen bleiben, daß sich die Idee der Psychosomatik erst im mittleren Drittel dieses Jahrhunderts zu voller Kraft entwickelt hat, zu einer Zeit also, in der tiefgreifende Wandlungen des wissenschaftlichen Denkens v.a. in den Naturwissenschaften zu verzeichnen sind. Diese Wandlungen haben eine systematische Form fachlichen Denkens ausgelöst, die man gemeinhin „Wissenschaftstheorie" nennt, und die insbesondere an die Namen von Karl Popper und Theodor Kuhn geknüpft sind. Dem Medizintheoretiker wird freilich auffallen, daß innerhalb dieser Wissenschaftstheorie bislang kein einziger Gedanke daran verschwendet wurde, das Lehrgebäude der *Medizin* einer entsprechenden Analyse zu unterwerfen.

Die Pfade der Wissenschaftstheorie sind vielgestaltig. Kuhns Pfad führte zu dem Ziel, die *Entwicklung* von Wissenschaft besser zu verstehen, während Popper die *Aussagekraft* der Wissenschaft untersuchte. Ein 3. Pfad nahm sich einer speziellen Form der Aussagefähigkeit an, der Modelltheorie (Stachowiak), wobei eine Modellhybris entstand, die auch keine rechten Ergebnisse produziert hat, ebensowenig wie Popper und Kuhn, an denen die experimentale Wissenschaft ziemlich achtlos vorbeigeht. Ein weiterer Pfad war die Analyse der kausalen Aussagekraft der Wissenschaft, die früher dem dezisionistsichen System des Descartes entstammte und nun aufgeweicht wurde zu der Behauptung, über Wahrscheinlichkeiten hinaus könne Wissenschaft nichts Verbindliches aussagen.

Den existentiellen Diskurs der Wissenschaft, seine Werttheorie und die Theorie der Verantwortung müssen wir beiseite lassen.

Wenn auch die Psychosomatik in diesen wissenschaftstheoretischen Wirrwarr, der zeitlichen Koinzidenz nach, hineingeraten ist, so müssen wir doch eines feststellen: Die Idee, daß Seelisches und Körperliches eng miteinander verbunden sind und sich Wechselwirkungen beider Sphären auf Schritt und tritt in der Erfahrung des Menschen vorfinden, ist nirgendwo mit Ideen von Akausalität verknüpft und hat keinerlei transzendentale Ambitionen. Auch die Falsifizierbarkeit von Hypothesen hat nie eine Rolle gespielt. Zwar haben sich gelegentlich Psychosomatiker dagegen gewehrt, als Dualisten angesehen zu werden, denen dann die unlösbare Aufgabe zufallen mußte, die Art der Wechselwirkung von Leib und Seele wissenschaftlich festzustellen. Da eine solche Wechselwirkung nicht modellierbar ist, haben es einige psychosomatische Schlaumeier vorgezogen, die Hypothese der untrennbaren Einheit von Leib und Seele zu erfinden, welche sie aller Unannehmlichkeiten wissenschaftstheoretischer Art enthebt, aber leider unser Erklärungsbedürfnis unbefriedigt läßt.

Dennoch bleibt die wissenschaftstheoretische Einordnung des Spezialgebietes „psychosomatische Medizin" ein Problem. Das Problem beginnt schon mit der Frage, ob es sich überhaupt um ein Spezialgebiet handelt. Mitscherlich, mit dem ich vor Jahrzehnten diese Frage erörtert habe, verneinte die These vom Spezialgebiet und meinte, die Idee der Psychosomatik gehöre zu jeder medizinischen Theorie und Praxis.

Wenn das so ist – und ich selbst stimme der Meinung Mitscherlichs zu –, dann ist Psychosomatik ein Aspekt einer Medizintheorie. Das wiederum bedeutet, daß die Grundlagentheorie der Medizin, die Physiologie, ein entscheidendes Wort zur Einordnung der Psychosomatik in den wissenschaftstheoretischen Rahmen zu sagen hat.

Theorie der Psychosomatik

Wie sieht also das psychophysische Problem physiologisch und wissenschaftstheoretisch aus? Wir dürfen vermutlich auf weitreichende Zustimmung hoffen, wenn wir folgende Feststellungen formulieren:

1) Das Problem der Psychosomatik ist ein solches, das sich primär nur beim Menschen stellt, jedenfalls nur von ihm in aller Schärfe erfahrbar ist, obgleich es psychosomatisch zu nennende Probleme auch bei Tieren in Massen gibt. Vom Tier kennen wir sie freilich nur, wenn wir Tiere unter künstliche Existenzbedingungen bringen, die von Menschen ersonnen werden. Insofern ist also psychosomatische Medizin mit Recht auch „anthropologische" Medizin genannt worden.

2) Neue Naturphänomene werden in der Naturwissenschaft in 3 Stufen erforscht, denen sich (nur in der Humanmedizin) eine 4. Stufe anschließt. Man geht von einer unsystematischen Erfahrung („Primärerfahrung"), z. B. dem Hautkrebs als Folge von Röntgenbestrahlung, aus. Es schließt sich eine systematische, „evozierte" Erfahrung an, d. h. man erzeugt das vorher unsystematisch beobachtete Phänomen experimentell. Danach versucht man ein Modell des Phänomens zu konstruieren. An die Stelle des Modellversuchs tritt beim Menschen endlich die Epidemiologie.

Das Verfahren sei an einem typischen naturwissenschaftlichen Problem zugleich mit dem Problem der Psychosomatik erörtert, um die typische Lage der Psychosomatik zu skizzieren. Seit Jahren bearbeite ich die Frage, ob schwache Magnetfelder Gesundheitsschäden, evtl. sogar Krebs, auslösen. Die Primärerfahrung war dürftig. Eine Beobachtung deutete darauf hin, daß Krebs entstehen könnte.

In der Psychosomatik haben wir dagegen eine überreiche Primärerfahrung. Ich nenne nicht nur unerklärliche seelische Heilungen (wie in Lourdes), sondern auch schwer verständliche Umstände der Erkrankung, wie die Entstehung von Infekten infolge seelischer Krisen. Weiter gefaßt ist dieser Sachverhalt in Rahes Theorie der Krankheitsauslösung durch „recent life changes". Solche Primärerfahrung ist unsystematisch und nicht allzu beweiskräftig, obgleich nicht selten im Sinn der Erkenntnistheorie „evident". Dennoch pflegt der Naturwissenschaftler darauf zu bestehen, Primärerfahrungen zu systematisieren, durch „evozierte Erfahrung". Man bringt z. B. Tiere oder Menschen im Experiment unter die als Ursache einer Krankheit postulierten Bedingungen. Wir haben also Tiere in Magnetfelder gebracht und Erregungen in Sinnesorganen, aber keine Schäden beobachtet. Beim Menschen kann man eine psychosomatische Wirkung nun hinsichtlich der *Krankheitsentstehung* nicht evozieren. Das verbietet uns die medizinische Ethik. Wohl können wir seelische *Heilungsvorgänge* systematisch und nach Plan einzuleiten versuchen. Das gelingt, und zwar unter Phänomenen, die wir als Plazebo (Martini 1953) oder „Arzt als Droge" (Balint 1957) bezeichnen.

Der nächste Schritt in der Naturwissenschaft ist die Konstruktion eines Modelles. Bei Magnetfeldern haben wir das versucht, mit bescheidenem Erfolg. In der Psychosomatik ist aber, abweichend von allen sonstigen Wissenschaften, die Modelltheorie in einer besonders prekären Lage. Wir mögen sie wie folgt kurz umschreiben.

3) Was immer wir über den Zusammenhang psychischer und somatischer Prozesse aussagen, wir enden immer in einem Modell, das im Grunde der Prototyp eines Nichtmodells ist: in der Zauberformel des psychophysischen Parallelismus, die man besser als psychophysische Korrespondenz umschreibt. Auch der berühmte Versuch von Popper und Eccles, „Interaktionismus" genannt, hat diese Situation nicht im geringsten verändert. Der Grund ist einsehbar. Wir kennen Seelisches *nur* aus der Selbstbeobachtung, Körperliches *nur* aus Erfahrungen, die in Sinnesempfindungen bestehen und mühsam in Annahmen über eine „reale Außenwelt" übersetzt werden müssen. Es gibt keine Methode, das eine in das andere experimentell zu überführen. Es gibt auch keine Methode, das eine durch das andere mit Hilfe von evozierten Erfahrungen oder von Modellen zu erklären. Diese Situation führt also unmittelbar zu 2 Aussagen, die man schwerlich bezweifeln kann. Die 1. Aussage ist, daß psychosomatische Phänomene nicht wie solche der nichtmenschlichen Naturprozesse modellierbar sind. Es gibt kein psychophysisches Modell im Sinne der Modelltheorie. Die 2. Aussage ist die, daß es die Medizin (und nur sie!) mit 3 Dimensionen der Wirklichkeit zu tun hat: mit Seelischem, mit Somatischem und mit der erfahrbaren, aber nicht modellierbaren Wechselwirkung beider.

Diese Wechselwirkung ist von beiden Seiten der Phänomene her feststellbar. Der Somatiker findet, daß jeder kleinste Eingriff in das Soma, besonders des Gehirns, erhebliche Änderungen im Psychischen auslöst, wobei diese Änderungen primär nur im Selbstversuch erfahrbar und dann analogiter, durch das „Verständnis" (hermeneutisch) auch an anderen Individuen erschließbar (nicht erfahrbar) werden. Der Psychologe (sofern er diesen Namen verdient) stellt fest, daß subjektive Erlebnisse mit leiblichen Vorgängen innig verknüpft sind. Niemand weiß, wie beide Wirkungsweege den methodisch bedingten Hiatus von Leiblichem und Seelischem überspringen, oder ob dieses „Überspringen" selber nicht ein methodisches Artefakt ist. Niemand kennt auch das, was ich die „Reichweite des Seelischen" nennen möchte.

In dieser Situation kann eine Entscheidung über Zusammenhänge zwischen leiblichen und seelischen Phänomenen zwar in primitiven Vorstufen auch experimentell (also durch evozierte Erfahrung) geprüft werden. Die Psychophysiologie hat sich solche Experimente ausgedacht und damit die grundsätzliche Richtigkeit einer psychosomatischen Theorie bestätigt. Ob das Nichtexperimentierbare, die Krankheit also, psychosomatisch gedeutet werden kann, entscheidet nur die 4. Methode, die Epidemiologie.

Diese Methode hat in der Tat auch klare Beweise des psychophysischen Zusammenhangs geliefert, immer im Sinne der Unauflösbarkeit zeitlicher Aufeinanderfolge. Man kann freilich die Schwierigkeiten, welche bei der Entscheidung über die Zusammenhangsfrage entstehen, schwerlich leugnen. Die These vom „post hoc ergo propter hoc" ist allzu oft falsch, um allein beweiskräftig zu sein. Unbezweifelbar ist sie nur dann gültig, wenn die Aufeinanderfolge der beiden angeblich kausal verknüpften Ereignisse in engem Zeitabstand erfolgt, erst recht, wenn sie von dem Argument „immer wenn ..., dann ..." unterstützt wird. Leider sind beide Beweisbedingungen nur selten erfüllt. Die Epidemiologie erlaubt es in dieser Situation der Bezweifelbarkeit, eine statistisch abgesicherte Beziehung zwischen Seelischem und Leiblichem herzustellen, eine Beziehung, die aber nur unter einer logischen Voraussetzung im Sinne der psychosomatischen Medizin interpretierbar ist, wenn sie nämlich eine *kausale* Beziehung darstellt. Dieser Satz, der unschwer zu beweisen wäre, beinhaltet natürlich die weitere Annahme, daß die Zusammenhänge von Leib und Seele Bewirkungszusammenhänge sind. Sie gestatten es nicht, einen streng monistischen Standpunkt einzunehmen, also zu sagen, daß Leib und Seele 2 Seiten ein und derselben Sache sind. Die Bewirkungsnatur des Zusammenhangs bestätigt sich uneingeschränkt durch die operationalen Daten. Das ist sofort einsichtig bei dem Wirkungsweg Leib–Seele. Erst greifen wir in das Somatische ein – operativ, chemisch, thermisch, elektrisch – und die (meist zeitlich mit Latenz eintretende) Folge ist die subjektive, seelische Änderung. Komplizierter ist der Nachweis beim umgekehrten Weg. Hier möchte ich etwas weiter ausholen.

Die Medizin hat, wenn nicht klare physikochemische Insulte vorliegen, keine vollständige ätiologische Theorie der Krankheiten anzubieten. Das zeigt ein flüchtiger Blick in jedes Lehrbuch der inneren Medizin. Die Logik sagt uns dazu, daß es nur 2 Gruppen von Ätiologien geben kann: genetische Ursachen und Ursachen, die aus Umwelteinwirkungen stammen. Bei einer Vielfalt von Krankheiten sind genetische Ursachen nicht nachweisbar, und physikochemische Ursachen der Umwelt treffen nicht zu. Die soziale Umwelt bleibt als einzige rational deutbare Quelle der Ätiologien übrig. Diese soziale Umwelt hat freilich in der Technik viele direkte physikochemische Noxen bereit. Aber auch diese sind nicht immer anzuschuldigen. Es bleiben gesellschaftliche Einflüsse, welche über die Seele der Menschen laufen und durch Emotionen wirken. Das Arsenal epidemiologischer Feststellungen, die diesen Aspekt wahrscheinlich machen, ist umfangreich.

Ich muß es mit diesen oberflächlichen Andeutungen bewenden lassen. Ein umfangreicher Beweis wird bald in einer Monographie vorgelegt werden.

Psychosomatik ist mehr als eine medizinische Disziplin

Es bleiben mir wenige Minuten, um den 3. Aspekt der Psychosomatik anzudeuten. Er wird verständlich durch folgende Behauptung, die im Detail sicher beweisbar ist, aber eine erdrückende Evidenz für sich hat.

Der Mensch ist durch seine Emotionen offenbar stärker determiniert als durch seine Rationalität. Wo beide im Konflikt stehen, pflegt die Emotionalität zu obsiegen. Diese Tatsache ist aus 2 Gründen wenig populär: sie trifft auf Gelehrte, welche ja die Anthropologie ersonnen haben, besonders wenig zu. Sie ist aber auch für jedermann nicht sehr schmeichelhaft. Der Mensch, das „ens rationale", sonnt sich gern im Glorienschein seiner Vernunft.

Das Wechselspiel von Emotionalität und Rationalität ist nun tatsächlich ein altbekanntes physiologisches Problem. Die Physiologie lehrt uns, daß Gehirne bei allen Lebewesen *nicht* dazu da sind, die Außenwelt zu erkennen, sondern die Existenz zu sichern. Diese Existenzsicherung setzt zwar auch Rationalität voraus, doch ohne Emotionalität pflegt sie nicht zu funktionieren. Die offenbaren Bedürfnisse des Menschen nach emotionalen Gleichgewichten lehrt uns das ebenso eindeutig wie das Unvermögen der Menschen, emotionale Grundbefindlichkeiten rational zu kontrollieren.

Die Psychosomatik hat es mit diesem Zweikampf von Ratio und Emotio zu tun, beschränkt sich freilich derzeit auf die Analyse der Krankheitsphänomene. Es ist leicht zu zeigen, daß Gesundheitserhaltung und Gesundung mindestens ebenso legale Anliegen der Psychosomatik wären. Die herrschende Grundhaltung der Medizin, nämlich ihre individuell-kurative, hat dieses psychosomatische Thema offenbar in den Hintergrund gedrängt. Erst recht ist der Gedanke einer Schulung des Menschen in Emotionsbewältigung ein Thema für Außenseiter geblieben.

Nun ist die offenbare Veränderung unserer Welt, die sich in 2 speziellen Bereichen abspielt, sicher aus einer gemeinsamen Wurzel gespeist: die neue Welle einer emotionalen Überwältigung des wissenschaftlichen, gesellschaftlichen und politischen Lebens einerseits und die ebenso mächtige Welle psychosomatischer Erkrankungen andererseits. Beide sind die Folge von Ungleichgewichten in Fragen der Glücksbilanz, der sozialen Geborgenheit, einer emotional verläßlichen Umwelt und der Bindung an problemlose Transzendenz. Es ist daher einsehbar, daß Psychosomatik für unsere heutige Generation Hilfen nicht nur in der Krankheitsbewältigung anzubieten hat, sondern auch in der Bewußtseinserweiterung, aus der eine neue Mentalität der seelischen und sozialen Gesundheit fließen könnte.

Wieweit das blasse Theorie ist, bleibt dahingestellt. Oft ist schon der Streifen Morgenröte der Indikator für einen Tag, der in neuem Licht erstrahlen wird.

Literatur

Balint M (1957) Der Arzt, sein Patient und die Krankheit. Klett, Stuttgart
Kuhn TS (1973) Die Struktur wissenschaftlicher Revolutionen. Suhrkamp, Frankfurt am Main
Kuhn TS (1978) Die Entstehung des Neuen. Suhrkamp, Frankfurt am Main
Martini P (1953) Methodenlehre klinisch-therapeutischer Forschung. Springer, Berlin Göttingen Heidelberg
Popper KR (1982) Logik der Forschung. Mohr, Tübingen
Rahe RH (1972) Subjects' recent life changes and their near-future illness susceptibility. Adv Psychosom Med 8: 2
Stachowiak H (1973) Allgemeine Modelltheorie. Springer, Wien New York

Impulse der Medizin aus der Heidelberger Tradition

Heinrich Schipperges

„Heidelberger Tradition" – darunter verstehen wir die „Heidelberger Schule", wie sie um Krehl, Siebeck, Weizsäcker schon zu einer lebendigen Überlieferung geworden ist, wahrhaftig auch heute noch eine „Medizin in Bewegung". Und unter „Impuls" verstehe ich jenen Antrieb und Anstoß, der in den 20er Jahren hier von Heidelberg ausging, Bewegung auslöste, verebbte und versackte, wiederum neue Anstöße erfuhr, oft recht impulsive, um sich in unseren Tagen, am Ende des 20. Jahrhunderts, als großer säkularer „Brückenschlag" zu erweisen. Wobei die heutige „Brückentagung" auf eine Brücke verweist, welche die Kluft überwinden sollte, und die bei zureichender Festigung in beiden Richtungen begehbar sein müßte.

Ich möchte – bei der gebotenen Kürze – nur auf 3 Momente aufmerksam machen:

1) auf einige methodologische Voraussetzungen, die mir einfach notwendig erscheinen;
2) auf das, was Krehl genannt hat die „Lehre vom ganzen Menschen", ein sicherlich utopisches Programm, mit dem ich
3) und abschließend auf die „Wege zur Ganzheit" wenigstens verweisen sollte.

Wenigstens hinweisen sollte ich auch auf einen der weitreichendsten Impulse aus der Heidelberger Tradition, der freilich nicht zum Tragen kam und der in toto versandet ist: auf die Trias der Heidelberger Schule nämlich als

1) der Grundlagenforschung, verkörpert in dem von Krehl begründeten Kaiser-Wilhelm-Institut,
2) der Krehl-Klinik als dem Krankenhaus der Zukunft und
3) dem „Haus der Gesundheit", in dem klinische Erfahrung und wissenschaftliche Erkenntnis ihren Umschlag finden sollten auf Praxis – alles in allem ein Großprogramm, das noch offen steht für die Medizin des 3. Jahrtausends.

Methodologische Voraussetzungen

Beginnen aber sollte ich – als Historiker der Medizin – mit einer kurzen Erinnerung. Als vor genau 40 Jahren, auf der schon legendär gewordenen 55. Tagung der Deutschen Gesellschaft für Innere Medizin, am 25. April 1949 in Wiesbaden die Heidelberger Kliniker Oehme, Weizsäcker und Mitscherlich die „psychosomatische Medizin" vorzustellen „wagten", da war das eine kleine Sensation. Eine so lebhafte wie kontroverse Diskussion war die Folge dieses wagemutigen Schrittes, dem damals alles andere folgte als ein „Brückenschlag".

Vor allem Paul Martini (Bonn) ging auf die methodologischen Voraussetzungen einer wissenschaftlichen Medizin ein, die an die Gesetze der Logik und Erkenntnistheorie gebunden bleibe und die Anerkennung der Kausalität einbeschließe. An die Stelle der Kausalität die Analogie oder „Erlebnisgläubigkeit" zu setzen, das erschien Martini zwar „dichterisch, aber nicht wissenschaftlich verständlich". Eine wirklich ernst zu nehmende, eine wissenschaftliche Auseinandersetzung jedenfalls sei erst dann möglich, „wenn die Psychosomatiker nicht mehr die These verteidigen, daß sie sich die Gesetze ihres eigenen Denkens nur selbst zu geben haben". Im anderen Falle aber würden sie nur zu einer Sekte werden und nicht zu einer „Reformbewegung".

Was mein Bonner Lehrer Martini in den Vordergrund stellen wollte, ist das sachlich und fachlich orientierte „Arbeitswissen", das freilich immer – nach Max Scheler – mit dem „Wesenswissen" zu kombinieren sei, mit der Frage nach dem „Wesen der Dinge" und nach den „inneren Zusammenhängen von Mensch und Welt". Nicht vergessen werden sollte daher auch, daß Paul Martini auf der Wiesbadener Sitzung daran erinnerte, daß „medizinische Anthropologie" – über den Bereich der „psychosomatischen Medizin" hinaus – die „medizinische Lehre vom ganzen Menschen" sei, und dies mit fast den gleichen Worten, wie dies sein Bonner Vorgänger Christian Friedrich Nasse bereits 1823 formuliert hatte: Anthropologie nämlich als „die Lehre vom ganzen Sein und Wesen des Menschen".

Auf diese Anthropologie als Lehre vom ganzen Sein und Wesen des Menschen hat sich die Heidelberger Schule in der 2. Hälfte unseres Jahrhunderts festgelegt, und es verdient festgehalten zu werden, daß sie ihre tragenden Impulse aus der älteren Tradition der „Medizin in Bewegung" gezogen hat, aus den Konzepten von Siebeck, Weizsäcker und nicht zuletzt von Ludolf Krehl.

Die Lehre vom ganzen Menschen

Um zu zeigen, was wohl mit einer „medizinischen Lehre vom ganzen Menschen" gemeint sein könnte, möchte ich – in einem 2. historischen Exkurs – etwas ausführlicher den Vorworten zu Krehls Hauptwerk, der

Pathologischen Physiologie nachgehen, die uns – zwischen 1890 und 1930 – einen wahren Paradigmawechsel in der Theorie der Medizin zeigen, der auch heute noch seine Wirkung zeitigt. Um die Jahrhundertwende noch ganz und gar auf dem Boden der exakten Naturwissenschaften, zeigt sich Krehl bereits in der 7. Auflage (1912) mehr als der besinnliche Naturforscher, der sich im Empirischen befriedigt fühlt, aber auch das Bedürfnis spürt, „nachzudenken, wie dieses wunderbare Leben sich am Kranken entwickelt".

In den Vordergrund des Selbstverständnisses tritt nun die ärztliche Tätigkeit mit ihrem sozialen Auftrag, damit aber auch die prinzipielle Kritik an einer solipsistischen Theorie der Medizin. Einer Heilkunde aber, die sich den kranken Menschen in seiner Mitwelt und Umwelt zum Gegenstand der Forschung machen wollte, mußte das alte Schema der Heilkunst immer fragwürdiger werden. Der Arzt – sagt Krehl – hat den soziologischen Raum betreten, und er holt sich den „unerschöpflichen Schatz" unseres historischen Besitzes zurück. Er bringt mit dem Begriff der Persönlichkeit wieder mehr das irrationale Element in eine einseitig rationalisierte Wissenschaft, das Irrationale und damit „ein großes Geheimnis".

Von dem „Zeichen einer eigenen Wissenschaft" hatte Krehl in der letzten Auflage seiner *Pathologischen Physiologie* gesprochen, Zeichen auch einer neuen Wissenschaft, deren Signalcharakter – und auch Impulscharakter – ich in den 3 folgenden Grundzügen sehe:

1) Im Mittelpunkt der Medizin steht nicht der Krankheitsbefund, sondern die Persönlichkeit des erkrankten Menschen: der Kranke als Person.
2) Die Persönlichkeit des erkrankten Menschen begegnet uns – diesseits von Psyche und Soma und auch jenseits einer immer nur halbherzigen Psychosomatik – immer nur als Leib.
3) Der leibhaftig erkrankte Mensch wird nur zu erfassen und zu behandeln sein mit seiner Umwelt und Mitwelt, in seiner vollen sozialen Wirklichkeit.

Der Gedanke einer Heilkunde als bewußter Lebensführung tritt mehr und mehr in den Mittelpunkt. In einer späteren Heilkunde – glaubt Krehl – werde die Einsicht in die krankmachenden Vorgänge auch deren willkürliche Beeinflussung im Gefolge haben. „Ein Teil zukünftiger Therapie wird sich so entwickeln. Er wird bestehen in einer willkürlichen Führung der Lebensvorgänge genau nach der Art der technischen Leitung eines höchst verwickelten Werkzeuges." Was Krehl von jetzt an bewegt, ist die Grundfrage, was wohl am Kranken vor sich gegangen sein mag, damit ärztliches Eingreifen nötig werde, was sich wohl ereignet habe in einem Geschehen, das der Kranke nun als *seine* Krankheit erlebt?

Beide – Arzt wie Kranker – kommen über diese Erlebnisse, bei der Anamnese, in der Beurteilung des Leidens, vor dem notwendigen Therapieplan, beim wachsenden Umgang miteinander, in einen Kontakt, stehen in einem gemeinsamen Prozeß. Denn: „Der Mensch lebt, wirkt und schafft inmitten einer Umwelt, auf die er tausendfache Einwirkungen ausübt, und von der er tausendfache Einwirkungen erfährt in jeder Sekunde seines Lebens. Die Art, wie sich diese Einwirkungen in seinen Verrichtungen und seinem Zustand äußern, charakterisieren sein Leben" (1931).

Um diese Zeit – in der 13. Auflage seines Lehrbuchs (1930) – ist der Durchbruch zur anthropologischen Medizin manifest geworden. Jetzt ist nicht mehr von Krankheiten die Rede, sondern nur noch vom kranken Menschen, jenem Patienten eben, der letzten Endes „seine Krankheitsvorgänge" selbst gestaltet. Dieses Geschehen, das der Kranke erlebt als *sein* Leiden und in das der Arzt nur helfend einzugreifen vermag, ist von nun an der Titel des Hauptwerkes: *Entstehung, Erkennung und Behandlung innerer Krankheiten.*

Der größte Teil unserer „therapeutischen Grundsätze", so betont Krehl in einem Vortrag „Über die Grundlagen der Therapie" (1933), „stammt nicht von der Pariser und Wiener Reformation, nicht aus der Renaissance, sondern ist Jahrtausende alt." Hier macht Krehl expressis verbis aufmerksam auf die alte, die hippokratische Physis, die zu allen Zeiten und auch heute noch „als regulatives Prinzip" am Werke sei. Hauptsache bleibe dabei die Einsicht, „daß der Arzt den Blick auf das Ganze richtet".

Wege zur Ganzheit

Den Blick auf das Ganze zu richten, ohne dem Idol einer „Ganzheit" zu verfallen, das erwies sich in der Folge als beständiger Impuls der Heidelberger „Medizin in Bewegung". Auf einer Krehl-Feier im Jahre 1962 hatte dies der Internist Karl Matthes als das Zukunftsprogramm ausgewiesen, als er sagte: „Neben den somatisch-naturwissenschaftlichen mußten nun psychologische und menschlich-soziale Aspekte berücksichtigt sowie der Geschichtlichkeit des Menschen in der Biographie Rechnung getragen werden – gewiß ein Programm, das weit in die Zukunft weist."

Auf die Zukunft verwiesen hatte auch Viktor von Weizsäcker, als er sich die Erforschung jener Krankheiten zum Ziel setzte, „welche der Mensch als Gemeinschaftswesen, als biologisches Glied von Familie, Gesellschaft oder Staat durchmacht. Die tieferen Leiden der Vereinsamung, der Konflikte mit anderen Menschen, der Entwertung und der sog. Unheilbarkeit – das sind die großen Themen, zu deren Lösung neue geistige Kräfte aufgerufen sind" (Gesammelte Schriften, GS, Bd. 5, S. 178).

Die „Stücke einer medizinischen Anthropologie" runden sich damit zu einem in sich geschlossenen Konzept, das auf ein System der Anthropologischen Medizin verweist. Im Mittelpunkt dieser „Psychosomatik" aber steht zu unserem Erstaunen nichts, „was man nicht am eigenen Leibe erfahren kann" (GS Bd. 5, S. 251). Es geht bei der Vertiefung des „psychophysischen Zusammenhangs" immer um ganz konkrete Erfahrungen am Leibe, es geht um eine geistige Bewußtseinserweiterung der Medizin, um eine Ergänzung v. a. der von der modernen Medizin vernachlässigten Felder.

Von der Formel einer „Ganzheit" allerdings – schreibt ausgerechnet Weizsäcker – „von der Forderung, ‚den ganzen Menschen' zu behandeln, ist nicht viel zu halten" (GS Bd. 5, S. 266); „gerade die letzte Bestimmung eines Menschen kann nie Gegenstand der Therapie sein. Es wäre Blasphemie". Weizsäcker ging es eher darum, daß „die ganze Aufgabe der Medizin und des Arztes" neu erfaßt werde, neu, was in erster Linie heißt: „human reformiert, sozial orientiert, philosophisch restauriert oder endlich religiös geläutert" (GS Bd. 9, S. 281).

Was mehr und mehr als das Kristallisationszentrum der neuen Krankheitslehre erscheint, ist der „Umgang von Arzt und Krankem". In die Begegnungsfelder zwischen Patienten und Ärzten treten dabei: die Krankheit als „eine Weise des Menschseins", die Not als „Bitte um Hilfe", der Schmerz als eine reale Seinsordnung des Menschen, das „Mitreden des Körpers im Lebensraum" und bei allem Gegenüber der Krankheit das beständige Gespräch mit dem Kranken. Von der Medizin als einer „Lehre von der Weggenossenschaft von Arzt und Patient" ist nun die Rede (so in „Anonyma", 1946). Die Anthropologie sucht die Begegnung mit dem Menschlichen im Menschen, wie es nun einmal bevorzugt im Kranksein zum Ausdruck kommt. Weizsäcker sieht gerade darin eine bestimmte ärztliche Einstellung, die sich dann nur noch verwirklicht in dem, was er 1947 bereits als „allgemeine Medizin" bezeichnet hat.

Bei Weizsäcker lautet die Frage nun nicht mehr, *ob* Naturwissenschaft in der Medizin notwendig sei, sondern *was* sie dafür bedeutet. Es geht bei diesem Konzept letztlich um eine neue Rangordnung, in der neben der Krankheit und dem Arzt nun auch der Patient eine zentrale Rolle spielt. Bei einem sehr persönlichen Umgang zeigt sich erst, daß den meisten Patienten – über den Ausfall von somatisch-psychischen Funktionen hinaus – der Sinn des Daseins verloren gegangen ist und „daß gerade das es ist, woran sie am meisten leiden".

Die Krankheit soll nun – nach Weizsäcker – „der Schlüssel sein, welcher die Tür aufschließt, hinter der wir alle ein wichtiges Geheimnis vermuten". Die eigentliche Krankheitsgeschichte bietet dem Arzt letzten Endes immer auch einen Einblick in „die geistbestimmte Wirklichkeit des Menschen". Er trifft dort auf einen Grund, auf jene Tiefe, wo es beim Krankgewordensein immer auch um Wahrheit oder Unwahrheit geht, um

„die von Fall zu Fall geschehende Anerbietung eines Wissens um die Wahrheit". Aus all diesen Gründen aber könne man Krankheit und Gesundheit nicht aus sich selbst verstehen, sondern nur „von einer Erfahrung des Lebens aus".

Zusammenfassung

Um diese Impulse, diese Antriebe – so anregend wie aufregend, so anstoßend wie anstößig –, um diese Impulse auf einen Nenner zu bringen: Die „Heidelberger Tradition" erkennt grundsätzlich die naturwissenschaftliche Methode in der Medizin an. Das ist keine Frage, und daran ist nicht zu rütteln! Sie respektiert aber auch die Komplexität lebendiger Organisation, die angewiesen bleibt auf Komplementarität. Sie berücksichtigt daher die ökologischen und sozialen Faktoren im Krankheitsbild ebenso wie sie den historischen Momenten und auch irrationalen Elementen einen Horizont öffnet, um sie alle aufzunehmen in eine „Medizin der Person".

Als spezifisches Erbe der „Heidelberger Schule" aber bleibt uns letzten Endes nur – und immer noch – die Verbindung von naturwissenschaftlicher Schulung und anthropologischer Orientierung aufgetragen. Aus solcher Verbindlichkeit im weitesten Sinne erwächst nach und nach ein integratives – alle wesentlichen Elemente achtendes – Konzept der Heilkunde, bildet sich ein Brückenschlag zwischen notwendig divergierenden Methoden und den darauf fußenden Schulen, baut sich allein jene Brücke, die heute schon hält und auch morgen noch trägt.

Literatur

Christian P (1962) Ludolf Krehl und der medizinische Personalismus. Heidelberger Jahrbücher 6:207–210
Hahn P, Jacob W (Hrsg) (1987) Viktor von Weizsäcker zum 100. Geburtstag. Beiträge zum Symposion der Universität Heidelberg (1.–3.5. 1986). Springer, Berlin Heidelberg New York Tokyo
Henkelmann T (1986) Viktor von Weizsäcker (1886–1957). Materialien zu Leben und Werk. Springer, Berlin Heidelberg New York Tokyo
Krehl L (1895) Pathologische Physiologie. Vogel, Leipzig
Krehl L (1931) Enstehung, Erkennung und Behandlung innerer Krankheiten. Vogel, Leipzig
Krehl L (1933) Ueber die Grundlagen der Therapie. MMW 80:83–87
Krehl L (1936) Naturheilkunde und Heilkunde. Umschau 40: 463.464
Rothe H-M (1984) Die Heidelberger Medizin in Bewegung. Ein Beitrag zur Geschichte und Wirkungsgeschichte der Heidelberger Schule. Med Dissertation, Universität Heidelberg

Schipperges H (1983) Arzt und Patient in der Welt von morgen. Konturen einer modernen Medizin in Bewegung. Fischer, Heidelberg

Siebeck R (1949) Medizin in Bewegung. Klinische Erkenntnisse und ärztliche Aufgabe. Thieme, Stuttgart

Uebe R (1972) Das medizinische Konzept Ludolf Krehls und sein Versuch einer Kritik der Therapeutik. Med Dissertation, Universität Heidelberg

Weizsäcker V von (1948) Grundfragen medizinischer Anthropologie. Furche, Tübingen

Weizsäcker V von (1951) Der kranke Mensch. Eine Einführung in die medizinische Anthropologie. Köhler, Stuttgart

Weizsäcker V von (^{2}1954) Natur und Geist. Erinnerungen eines Arztes. Vandenhoeck & Ruprecht, Göttingen

Weizsäcker V von (Ausg. 1986–1988) Gesammelte Schriften. Achilles P, Janz D, Schrenk M, Weizsäcker CF von (Hrsg) Bde 1-9. Suhrkamp, Frankfurt am Main

Abhängigkeit und Befreiung – Auszüge aus einem Gespräch zwischen Betroffenen und Ärzten

Georg Weiss

Zur Entstehung des Films[1]

Betroffene saßen mit Ärzten aus Klinik und Praxis gemeinsam im Gesprächskreis. Sie waren nach Ascona zu dieser auch für sie neuen Begegnung gekommen. Die Betroffenen waren:

- *Alkoholkranke,* die seit über 10 Jahren abstinent leben, sog. trockene Alkoholiker, die noch heute regelmäßig in Selbsthilfegruppen für Gleichbetroffene (ohne professionelle Leitung) gehen;
- *Alkoholkranke,* die seit über einem Jahr trocken sind und sich weiter in ambulanter Behandlung unter ärztlicher Leitung in Form von Einzel- und Gruppengesprächen befinden;
- *Angehörige* von Alkoholkranken. Ehefrau und Tochter eines über 10 Jahre trockenen Alkoholikers, die deutlich machen, wie die ganze Familie unter dem Alkoholismus leidet und selbst krank ist.

Allen diesen unterschiedlich Betroffenen gemein war die Bereitschaft, ihre persönlichen Erfahrungen, die sie während ihrer „Suchtkarrieren" gemacht hatten, in die Gesprächsrunde offen einzubringen und die Aufzeichnung in Schrift oder Bild Ärzten, Psychologen, Sozialarbeitern und auch Medizinstudenten im Rahmen einer interdisziplinären Fortbildung zur Verfügung zu stellen. Dabei betonten sie, daß sie ihre Beiträge unter Einsatz ihrer Person einbringen, damit Frühdiagnose, Therapie und Begleitung der Suchtkranken und ihrer Angehörigen durch intensivere Zusammenarbeit professioneller Helfer untereinander und mit den Selbsthilfegruppen verbessert wird.

Die Gespräche fanden über den Tag verteilt mit entsprechenden Pausen statt. Sie verliefen offen und unstrukturiert, wobei sich überraschend schnell eine intensive Gruppendynamik entwickelte.

---

[1] *Wissenschaftliche Leitung:* Boris Luban-Plozza, Locarno; Walter Pöldinger, Basel; *Regie:* Gero v. Boehm, Heidelberg; *Produktion:* Galenus, Mannheim, in Zusammenarbeit mit Interscience Film, Heidelberg.

Die Gespräche wurden zu den folgenden Schwerpunkten zusammengefaßt:

1) Weg in die Abhängigkeit,
2) Tiefpunkt,
3) Wende,
4) Betroffene in der Gruppe,
5) Betroffene und ihre Helfer,
6) Konsequenzen.

Die Gesprächsform und die Sprache der Betroffenen wurden dabei fast wörtlich beibehalten.

Laien und professionelle Helfer, die sich auf diese Gespräche der Betroffenen mit Experten einlassen, tun gut daran, das, was sie sehen und hören oder lesen, nicht mit den Maßstäben einer üblichen wissenschaftlichen Tagung zu messen. Sie sollten die Inhalte einfach auf sich wirken lassen und dabei den Zugang zu den eigenen Gefühlen nicht blockieren. Vielleicht können sie dann die Alkohol-, Medikamenten- und Heroinabhängigen und ihre Selbsthilfegruppen besser verstehen.

Wegen der oft auftretenden Bedenken gegenüber Kontakten zu Selbsthilfegruppen und zum Abbau der bei Professionellen auftretenden negativen Gegenübertragung gegenüber Süchtigen – mit den häufigen therapeutischen Mißerfolgen und Frustrationen – sei an die Ausführungen des Psychoanalytikers Wolf-Detlef Rost (1987) erinnert, der sich kritisch mit Selbsthilfegruppen auseinandergesetzt hat: „Nichtsdestotrotz ist die Art bzw. die Selbsthilfekonzeption bis heute der erfolgreichste Ansatz zur Hilfe bei Alkoholismus, der in den vergangenen Jahrzehnten mit Sicherheit mehr Alkoholikern das Leben gerettet hat als alle anderen medizinischen und professionellen Verfahren zusammen". Rost zeigt auch die Grenzen des Therapiekonzeptes der Anonymen Alkoholiker (AA) auf, hebt aber zugleich hervor, „daß es besonders die in ihrer Struktur sehr schwer gestörten Alkoholiker mit einer langen Suchtgeschichte sind, Alkoholiker, bei denen es im wahrsten Sinne des Wortes um Leben oder Tod geht, die von den AA erreicht werden können; hier haben die AA wirklich eine lebensrettende und Geburtshelferfunktion, die durch keine andere Therapieform zu erlangen ist". Dies bestätigen auch die Lebensgeschichten der beiden Alkoholkranken, die im folgenden selbst erzählen.

Literatur

Rost W-D (1987) Psychoanalyse des Alkoholismus. Klett-Cotta, Stuttgart, S 184 und 194

Auszüge aus dem Gespräch[2]

Weg in die Abhängigkeit

Heinz H.: Warum und weshalb ich Alkoholiker wurde, das nachzufragen ist mir eigentlich heute egal. Ich habe schon in früher Kindheit mit dem Alkohol Verbindung gekriegt. Durch Kriegswirren usw. war ich nach Frankreich verschlagen, kam da zu Weinbauern. Da war es üblich, daß man am Tisch mittags Tischwein bekam. Das hat mir auch sehr gut gemundet. Ich habe gemerkt, daß ich so die Elternliebe mit Alkohol ersetzen konnte. Ich wurde lockerer. Habe aber bald auch schon gemerkt, daß ich weitaus mehr trinken konnte, als mir gegeben wurde. Wenn ich runtergeschickt wurde in den Keller, um ein Krügchen Wein zu holen, habe ich erst einmal im Keller den Krug halb geleert und wieder nachgefüllt, weil ich oben nicht so viel bekommen habe. Ich habe dann während meiner Jugendjahre, nachdem der Krieg zu Ende war, eine Zeitlang im Landdienst gearbeitet, habe auch dort beim Dreschen härteren Getränken schon zugesprochen. Da ging es noch gut. Während meiner Lehrzeit habe ich angefangen, Sport zu treiben, habe Leistungssport getrieben, und ich habe geboxt. Ich war immer der Meinung, daß Wein und Traubenzucker mir die restliche Reserve gibt für die letzte Runde. Habe dann vor dem Kampf immer angefangen, Rotwein zu trinken mit Traubenzucker. Habe nie gewußt, warum ich in den letzten Runden so müde wurde. Das war wahrscheinlich der Alkohol. Ich bin aber, durch den Leistungssport trainiert, einigermaßen über die Runden gekommen, bis ich den Sport später mit 24 Jahren aufgegeben habe. Da hatte ich dann den Glauben, daß ich meine persönliche Freiheit gefunden habe. Die persönliche Freiheit hat sich aber dahingehend geäußert, daß ich von dort an mit einer Kapelle Musik gemacht habe, und da ging es dann los mit dem Trinken. Je mehr ich getrunken habe, je mehr Stimmung hat sich bei mir entwickelt. Ich habe gemerkt, daß ich den Alkohol brauche. Ich habe ihn schon vor Beginn der Veranstaltung zu mir genommen, damit ich fit war, wenn es losging. Bin dann Büttenredner geworden, da brauchte ich auch schon vorher den Alkohol, daß ich in Stimmung kam. Und dann irgendwo scheint mein Stoffwechsel gekippt zu sein. Dann habe ich den Alkohol täglich gebraucht und bin ein Massentrinker geworden, der am Schluß so weit war, daß ich am Tag 30 Flaschen Bier getrunken habe und eine Flasche Schnaps. Geendet hat es damit, daß ich Epilepsie davongetragen habe. Ich habe hochgradig Gicht gehabt, ich konnte mich gar nicht mehr bewegen, ich mußte trinken, und zwar mindestens in der Stunde 1 Flasche

---

[2] Die hier wiedergegebenen Dialoge entstammen stark gekürzten Teilen des Films und wurden zur besseren Lesbarkeit behutsam redigiert (Anm. d. Hrsg.).

Bier. Wenn ich die nicht getrunken habe, dann habe ich Entzugserscheinungen gekriegt. Die Hände begannen zu zittern, und ich bekam Schweißausbrüche. Das vegetative Nervensystem war total kaputt. Ich habe mich verschissen. Ich habe mich verkotzt. Ich bin vielleicht ein bißchen obszön, aber das ist die Sprache eines Alkoholikers. Ich habe mich nicht mehr getraut, mit der Straßenbahn zu fahren, weil ich nie wußte, halte ich die Fahrt aus oder muß ich zwischendurch eine Toilette aufsuchen. Am Schluß habe ich es gar nicht mehr gemerkt, daß ich mich besaut habe, und bin halt da verschissen oder verpinkelt herumgefahren. Ich bin nachts plötzlich im Schweiß hochgeschreckt, und dann ging das trockene Kotzen los. Das trockene Kotzen ist so, ich sage es mal in meiner Sprache, wenn ich mir den Arsch durch den Hals rauswürgen wollte, so ein Darmwürgen. Ich habe dann dagestanden, die Augen kamen mir raus, und dann ging es hinten und vorne los, da war ich in der Toilette gesessen, total kaputt. Wenn das vorbei war, dann kamen so zwei bis drei Löffel Magensaft oder Galle oder was das war, dann habe ich mich wieder hingelegt. So nach drei bis vier Minuten ging der ganze Prozeß wieder von vorne los. Die epileptischen Anfälle haben sich dann so gesteigert, daß ich plötzlich irgendwo auf der Straße mit einem totalen Filmriß aufgewacht bin. Leute sind um mich rumgestanden, die haben mich begafft, und ich wußte nicht, wie ich da hingekommen bin, warum mich die Leute begaffen. Meistens oder zum guten Glück ist es in der Nähe von irgendeinem Ort gewesen, wo ich mich ausgekannt habe, daß ich wieder den Heimweg gefunden habe, also ich wußte nicht, was vorher war. Ich habe auch angefangen, kleinere Betrügereien zu machen, um an das finanzielle Budget der anderen Leute zu kommen. Habe sogar mal eine Zeitlang einen Bierhandel gehabt. Wenn ich meinen Spiegel hatte, dann war ich der perfekte Redner. Das habe ich durch die Büttenreden. Bin aber immer noch meiner Arbeit nachgegangen. Dann wurde es furchtbar schlimm. Ich war morgens um 4 Uhr schon im Betrieb, aber nicht, weil ich so arbeitseifrig war, sondern weil ich von den Kollegen der Nachtschicht mir schon wieder Bier besorgt habe. Ich hatte zu Hause nichts mehr zu trinken. Als ich daheim nichts mehr gehabt habe, habe ich ab und zu einmal Rasierwasser getrunken oder Haarwasser, weil ich gedacht habe, ich rieche dann nicht so aus dem Maul. Wirklich habe ich das getrunken wegen dem Alkoholgehalt. Der Alkohol hat mich dann wieder beruhigt. Der Körper war dermaßen unruhig, und ich habe laufend Schüttelfrost gehabt. Wenn ich getrunken habe, ist das besser geworden. Schweißausbrüche gingen weg, ich bin einigermaßen ruhig geworden.

Karl S.: Ich habe immer geglaubt, ich lebe ein ganz normales Leben, und Alkohol gehört doch dazu. Ich konnte mir nie ein Leben vorstellen, in dem ich gar nichts mehr trinken soll. Angefangen hat es ganz normal. Ich bin in einer ganz normalen Familie groß geworden. Ich habe weder meinen Vater noch meine Mutter jemals betrunken gesehen. Mein erster Rausch war damals, als die Amerikaner bei uns einmarschiert sind. Die haben bei uns, bei den Bauern, die Weinkeller leergemacht. Da war ich 12, 13 Jahre alt. Weil ich gewußt habe, wer Bauer ist, wer viel Wein im Keller hat, habe ich die geführt und habe natürlich mitgetrunken. Das war mein erster Rausch, den ich damals in meinem Leben hatte, als die Amis bei uns einmarschiert sind. Das Leben ist ganz normal weitergelaufen. Ich habe meinen Beruf gelernt, und in der Lehrzeit, gut da kann ich mich erinnern, da hatten wir mal schulfrei, da haben wir nach der Arbeit einen Blauen gemacht und sind in einem Lokal gewesen. Dort hatte ich ein bißchen viel getrunken, aber betrunken oder so, das habe ich gar nicht gekannt. Und erst dann, als ich ausgelernt hatte, das war bei den Turnern, ich war damals sogar in der Kreisriege, haben wir einmal eine Turnhalle eingeweiht. Und da ich so gut war im Turnen mit Handstand und allem möglichen, haben wir das anschließend gefeiert, und da kann ich mich erinnern, daß ich morgens mit noch einem, der bekannt war für seine Trinkerei, dort in der Turnhalle auf der Treppe gesessen bin und wir nur für uns allein die Turnhalle eingeweiht haben. Die anderen waren schon alle im Bett, nur wir haben eben weiter gefeiert. Und das hätte mich damals schon irgendwie nachdenklich machen sollen, aber das war halt eine Jugendsünde. Dann, mit 21 Jahren, habe ich den Führerschein gemacht. Mit 22 hat ihn mir die Polizei schon aufgehoben, damit ich ihn nicht verliere, weil ich mal betrunken war. Aber das waren ja alles noch Jugendsünden. Später, als ich für 3 Jahre auf Montage war, da habe ich auch den Alkohol gespürt. Da habe ich gedacht, jetzt gehst du nicht mehr auf Montage, sondern suchst dir zu Hause wieder eine Arbeitsstelle, bleibst zu Hause. Denn da bist du doch irgendwie geschützt. Auch das hat nicht viel geholfen. Getrunken habe ich immer, das war aber immer nur periodenweise.

Liesel S.: Als ich ihn kennengelernt habe, habe ich sehr früh gemerkt, daß er trinkt. Und ich habe ihn auch nach der Verlobung darauf angesprochen, daß er zuviel trinkt. Da hat er gesagt, wenn du mich heiratest, dann höre ich auf zu trinken. Ich habe das auch geglaubt. Ich war naiv, verliebt. Und er sagt auch heute, daß das von ihm ehrlich gemeint war. Wir haben geheiratet, sind auf Hochzeitsreise gegangen, und in der 2. Nacht war er schon verschwunden. Da hätte mir eigentlich ein Licht aufgehen müssen. Morgens hat er gesagt: weißt du, wir heiraten nur einmal, das müssen wir feiern. Und er hat dann die ganze Woche über manches wieder gutgemacht, mich mit Geschenken überhäuft. Die Zuneigung, die ich wollte, die habe ich in dieser Woche wieder gekriegt und habe gedacht, so wird sich das Leben verändern, wenn wir wieder daheim sind, und ich kann das ertragen. Das ging ein Vierteljahr gut. Und auf einmal habe ich gemerkt, daß er ein Quartalstrinker ist. Alle Vierteljahr. Ich konnte genau Striche machen. Da habe ich gedacht, na ja, so alle Vierteljahr, das geht, das kann ich ertragen, wenn es nicht mehr wird. Ich muß aber sagen, die Eltern, die Verwandten haben sehr früh gemerkt, was mit meinem Mann los ist, und haben mich gewarnt, ihn zu heiraten. Sie haben mich alle sehr früh fallengelassen. Einen Mann, der trinkt, den heiratet man nicht. Aber ich habe ihn geliebt und habe ihn geheiratet.

Karl S.: Ich habe die Ehe auch angeguckt wie einen sicheren Hafen, in den ich einlaufen kann. Mein Leben wollte ich weiterhin leben. Ich habe praktisch in meiner Frau so eine Art Mutterersatz gesucht. Dort wollte ich geborgen sein. Sie sollte nur für mich alleine da sein. Als meine Tochter auf die Welt kam, das war für mich ein Ereignis. Ich habe mich so darüber gefreut, und die Freude mußte begossen werden. Die Geburt meiner Tochter habe ich so gefeiert, daß sie das Glück hatte, nach drei Tagen endlich einmal einen einigermaßen nüchternen Vater zu sehen. Und auch damals war der Wunsch in mir, nicht zu trinken, sondern ganz normal zu sein. Irgendwann später ist mir das erst bewußt geworden. Als kleines Kind habe ich sprechen gelernt, in der Schule habe ich schreiben, lesen und rechnen gelernt, später habe ich meinen Beruf gelernt. Und da war auch in mir irgendwie der Gedanke, der dumme, verkehrte Gedanke, irgendwann wirst Du auch gelernt haben, mit dem Alkohol normal umzugehen. Denn das wollte ich immer. Ich wollte mich an und für sich nie besaufen, sondern ich wollte immer nur normal trinken, wie jeder andere Mensch auch.

Liesel S.: Unsere Tochter war ein krankes Kind, wurde schon krank geboren, und wir mußten wegen der nötigen Luftveränderung in den Wald ziehen. Also sind wir nach Bad Dürkheim gezogen, und da hat mein Mann eine andere Arbeitsstelle gekriegt. Ich war der Meinung, jetzt wird es noch schöner. Jetzt haben wir ein Haus im Grünen, alles, so wie ich mir das gewünscht hatte, und dabei sind alle Wünsche zerschlagen worden, denn ich weiß heute, daß die Krankheit Alkoholismus mitgezogen ist, und sie kam dort erst richtig zum Ausbruch. Er ist in die richtige Gesellschaft reingekommen, die getrunken hat. Er hat gesagt, ich komme früh heim, er kam nicht. Der hat schon mehr geschworen und Eide abgelegt, der hätte „lebenslänglich", wenn ich das alles schriftlich hätte. Irgendwann ging es unserer Tochter etwas besser, und ich habe einen Bauplatz von meinen Eltern gekriegt. Da habe ich gedacht, wir bauen. Da haben wir Schulden, er hat Arbeit und kein Geld zum Trinken. Dann kam es. Ich habe nicht gewußt, daß mein Mann mehr trinken kann als ein Maurer. Ich habe nicht gewußt, daß ihm alles egal ist, daß der Alkohol an 1. Stelle steht. Ich habe gemeint, ich stehe an 1. Stelle. Also das war schlimm. Und dann fingen die Ängste bei mir an. Wenn er geschworen hat, du brauchst heute keine Angst zu haben, ich komme wirklich heim, kam er nicht. Zu dem Zeitpunkt haben wir dann noch Zwillinge gekriegt. Das Haus war fertig, wir sind eingezogen, die Zwillinge kamen. Ich bin ehrlich, ich wollte die Kinder nicht, ich wußte zu der Zeit auch nicht, daß ich Zwillinge kriege. Ich bin zwar regelmäßig zum Frauenarzt gegangen, der hat aber nicht festgestellt, daß ich Zwillinge bekomme. Ich war froh, daß ich es nicht gewußt habe, denn die Verzweiflung wäre für mich schlimm gewesen: einen Mann zu haben, der trinkt, Schulden und noch Zwillinge, und ich kann nicht arbeiten gehen! Die Zwillinge wurden dann daheim geboren. Das ging alles so schnell im 7. Monat. Es war zum Verzweifeln und kein Geld da. Damals habe ich nach außen hin noch alles verdeckt. Ich habe für ihn gelogen, habe im Geschäft angerufen: er fühlt sich nicht wohl. Ich konnte sagen: ich habe etwas Verkehrtes gekocht, was er nicht vertragen hat. Ich habe so geschauspielert, genau wie der Alkoholkranke schauspielert, so half ich ganz toll nach außen. Ich habe jedem etwas vorgespielt, eine Bilderbuchehe, die es gar nicht war. Also es war eine grausame Ehe. Und als wir endlich in dem Haus gewohnt haben, das wir gebaut haben, da habe ich mir überlegt, wie ich ihn los werde. Er hat dann den Führerschein verloren. Ich bin abends oft ans Fenster, um zu gucken, wie er aus dem Auto steigt. So wußte ich, wieviel er getrunken hat. Und darum sage ich, ich war krank, kränker als mein Mann. Ich habe das alles bewußt miterlebt, denn ich mußte das Leben meiner Kinder leben, mein Leben leben und das meines Mannes mitleben und mitsteuern. Das Geld, die Erziehung, die Umwelt und das alles hat noch fertiggebracht, daß ich meine älteste Tochter mit krankgemacht habe, physisch und seelisch. Denn die Zwillinge wollte ich um Gottes Willen behüten, bewahren, vor einem Vater, der trinkt. Meine Tochter war meine Vertraute. Wir beide haben zusammengehalten wie ein Team. Nur nichts nach außen. Wenn der Papa Frühdienst hatte, durfte sie Freundinnen mittags mit nach Hause bringen. Dann hat sie ihre Kindheit und ihre Jugend leben dürfen. Hatte er Mittagsdienst, mußte sie die Zwillinge hüten, entweder auf den Spielplatz oder ins Zimmer einschließen, und dabei ist sie überfordert worden, was ich zu dem Zeitpunkt nicht wußte und auch nicht wissen wollte. Das war unser Leben. Ich wußte es nicht anders. Meine Tochter war noch sehr klein, als sie sagte, Mutti, laß' dich scheiden. Sie wußte ja im Kindesalter nicht, daß ich den Mann, der ihr Papa ist, nicht heiraten sollte. Ich wollte das durchstehen, aber irgendwann hatte ich keine Kraft mehr.

Elvira S.: Mein Leben bis 9: Ich war allein und wurde verwöhnt. Und als ich 9 Jahre war, kamen meine Geschwister auf die Welt. Ich wurde von heute auf morgen in eine Rolle geschubst, auf der einen Seite Kind, auf der anderen Seite Vertretung der Mutterrolle und dann noch die Rolle des lieben Enkelkindes. Wir sind dann in das neue Haus gezogen. Nebenan wohnte die Oma, und die hat immer, wenn die Mutti sehr arg mit dem

Papa beschäftigt war, mir vorgesagt, was ich zu machen und zu tun habe. Und wenn ich dann nicht gehört habe, hat sie mich als böse bezeichnet. Und die Mutti stand dann noch einmal in dem Konflikt, das, was ich quer gemacht hatte, bei der Oma wieder gutzumachen. Was dann auch so sehr gravierend war, waren die Krankenhausaufenthalte. Wenn die Mutti im Krankenhaus war, mußten die Geschwister, das weiß ich heut' noch so gut, in Kur, weil ich dann doch überfordert gewesen wäre: die Zwillinge, die Arbeit, das Haus und den trinkenden Vater. Ich weiß noch, daß der Papa nachmittags gesagt hat, er geht jetzt fort auf den Hundeplatz und er ist bis um 8 Uhr daheim, daß er mit Fernsehen schaut, weil er wußte, daß ich Angst hatte allein in dem großen Haus. Es war 8, es war 9, es war 10, dann kam er. Er sah aus, ich bin erschrocken, wie er aussah. Der Vater ging nachmittags fort mit dem Fahrrad, aber das Fahrrad war nicht da. Er hat ein total blaues Auge gehabt, und ich habe ihn gefragt, was er gemacht hat. Dann hat er mir erzählt, daß er den Abhang runtergestürzt ist mit dem Fahrrad und mit dem Hund. Und so ist er dann nach Hause getorkelt gekommen. Am nächsten Mittag sind wir die Mutti im Krankenhaus besuchen gegangen, und da hat er zu mir gesagt: sei so gut, und erzähle nichts, die Mutti regt sich sonst so auf. Das war mitten im Winter, der Vater zieht mit der Sonnenbrille los. Ich habe mich geschämt bis dorthinaus, weil er einfach mit der Sonnenbrille los ist, um das blaue Auge zu verdecken. Und so waren dann immer wieder Erlebnisse mit ihm, bis zum 15. Lebensjahr, wo er dann den Tag vor Weihnachten den Unfall hatte. Das habe ich auch sehr bewußt miterlebt. Ich lag oben in meinem Bett, konnte nicht schlafen, weil die Eltern so miteinander rumgeschrien haben. Und habe dann eben auch Angst gehabt um die Mutti, weil ich dachte, daß er der Mutti etwas antut. So ging das weiter bis zu dem Tag, wo er aufgehört hat zu trinken.

Was natürlich sehr, sehr schlimm für mich gewesen ist, das waren die Notlügen, wenn die Leute gefragt haben, wie geht es euch? Danke gut. Was macht der Papa? Ach, der geht arbeiten. Und die Zwillinge? Auch gut. Es war alles bestens. Aber wie es wirklich in uns ausgesehen hat, das hat keiner mitbekommen. Ich war immer das liebe Kind, das brave Kind, das immer alles gemacht hat, was gesagt wurde. Was für mich auch noch schlimm war, ist meine Hörbehinderung, das Hörgerät, und ich habe auch noch einen Sprachfehler. Ich habe Schwierigkeiten gehabt, diese Behinderung anzunehmen. Und dann noch den trinkenden Vater. Das war nicht so einfach.

Tiefpunkt

Heinz H.: Ich habe ca. 12–15 Krankenhausaufenthalte hinter mir, die alle mit einer disziplinarischen Entlassung geendet haben. Ich habe eine Laparoskopie gemacht gekriegt. Da haben die damals gesagt, in meinem Inneren würde es aussehen wie im Riesengebirge. Leber total kaputt, Leberzirrhose hätte ich mir an den Hals gesoffen. Aber während der Therapie habe ich schon wieder angefangen zu saufen. Ich war ohne Alkohol überhaupt nicht zu genießen. Im letzten Stadium meines Alkoholismus war ich ein Penner. Ich hatte kein ganzes Schuhwerk mehr. Ich habe gerade noch das an Kleidern besessen, was ich auf dem Leib getragen habe. Die waren meistens versaut. Die Familie war so ziemlich am Ende, die Arbeitsstelle war auch ziemlich am Ende. Man hat mich wahrscheinlich nur gehalten, weil ich schon sehr lange in dem Betrieb gearbeitet habe und dort auch viele Bekannte im Betriebsrat saßen, die mich irgendwie gedeckt haben. Ja, das letzte Stadium war dann, ich bekam einen epileptischen Anfall zu Hause. Da habe ich um mich geschlagen und die Zunge verbissen. Die Zunge hat heute noch überall Reliefs. Da stand die Familie um mich herum. Ich konnte nicht sprechen, der Schaum kam mir vor den Mund. Das hat so eine Minute gedauert. Ich kann das jetzt nicht mehr sagen, vielleicht war es auch kürzer, vielleicht war es länger. Als ich dann wieder sprechen konnte, habe ich zu meiner Frau gesagt: keinen Arzt mehr rufen, es hat keinen Wert. Wenn du den Arzt rufst, dann komme ich in die Klapsmühle, und dort werde ich wahrscheinlich entmündigt, komme nicht mehr raus. Das willst du doch nicht usw.? Wenn ich es überstehen sollte, trinke ich nichts mehr. Seit dieser Zeit habe ich auch nichts mehr getrunken.

Liesel S.: Ich wollte alles durchstehen, aber irgendwann hatte ich keine Kraft mehr. Mir hat der Arzt nicht gesagt, liebe Frau, lassen Sie Ihren Mann trinken, denn der ist krank. Ich habe nur gesagt gekriegt, ach, Sie sind so kräftig, Sie schaffen das schon. Aber ich war am Ende. Ich habe ab und zu gedacht, wenn den doch bloß jemand totfahren würde. Ich habe ihm den Tod gewünscht. Ich war so verzweifelt, also ich war ja zu allem fähig. Ich bin manchmal erschrocken vor meinen eigenen Gedanken. Da denke ich, lieber Gott, ich will ihn doch nicht umbringen. Ich will doch bloß, daß er nichts mehr trinkt.

Karl S.: Im Laufe der Jahre sind die Fristen zusammengerückt. Zum Schluß war es so weit, daß ich alle 8 Tage mindestens einmal einen Rausch gehabt habe. Wenn ich, sagen wir mal, 14 Tage bis 3 Wochen nicht betrunken war, dann habe ich mich so darüber gefreut, daß ich wieder trinken mußte. Und der Rausch, der dann kam, nach 3, 4 Wochen, war schlimmer gewesen, als wenn ich alle 8 Tage regelmäßig einmal getrunken hätte. Der Rausch hat sich dann ausgedehnt auf 3 oder 4 Tage. Und so war es eines Tages auch mal wieder. Ich hatte den Führerschein verloren, ich hätte so gerne aufgehört zu trinken. Ich war auch bereit, in Kur zu gehen damals am 24. Dezember. Ich wollte unbedingt weg. Und der Arzt sagte, der hat so kleine Kinder, nach Weihnachten sprechen wir weiter. Und als ich dann zu ihm ging, und er mich darauf angesprochen hat, da habe ich gesagt, Herr Doktor, das kommt doch in den besten Familien vor, daß jemand seinen Führerschein wegen Alkohol verliert. Und da bin ich halt keine Ausnahme. Was dann auf mich zukam, das Jahr, das war praktisch das schlimmste Jahr, das meine Frau mitgemacht hat. Denn bei mir war der liebe Gott meistens gnädig, der hat mir den Filmriß gegeben. Ich habe gar nicht mehr gewußt, was los war, was ich gedreht hatte. Ich wollte mein Leben leben, bin vom Alkohol gelebt worden und habe trotzdem meistens nicht mitgekriegt, was der Alkohol mit mir macht, was er mich ausführen gelassen hat an Handlungen am Tage. Es war so schlimm. Wenn ich mit dem Auto abends heimgefahren bin, mußte ich Autobahn fahren. Den Mittelstreifen habe ich zweifach gesehen, der ist auf mich zugekommen. Ich habe mir mitunter das Auge zugehalten und bin mit einer Hand gefahren. Es war furchtbar, aber das letzte Jahr war noch schlimmer.

Ich kam wegen meiner Bandscheiben ins Krankenhaus. Und nach 3 Wochen konnte ich nicht mehr anders. Es war an einem Sonntagmorgen, ich habe mit meinem Mitpatienten Schach gespielt. Ich habe gewonnen, das hat mich gefreut. Ich habe getrunken. Mittags hat mich meine Frau besucht, die hat mir angesehen, daß ich schon getrunken hatte. Sie ist extra lange bei mir geblieben, um mich davor zu bewahren, daß ich weiter trinke. Irgendwie hat mich alles gestört, ich hätte sie so gern abgeschoben. Sie war bis abends im Krankenhaus. Es war ein Krankenhaus, das den ganzen Tag offen war. Sie war bis nach 22 Uhr bei mir. Und in der Zeit hatte ich ja viel Durst gehabt, das mußte ich nachholen. Da war ich innerhalb von 2-3 Stunden so betrunken, daß ich im Krankenhaus gemeint habe, ich bin in einem Lokal. Ich habe gesungen, ich habe da rumgemacht. Die ganze Station konnte nicht mehr schlafen, so habe ich mich aufgeführt. Und am anderen Tag hat die Stationsschwester mich gerufen, wie haben Sie sich aufgeführt? Ich hätte so gern aufgehört zu trinken, aber es war mir nicht möglich, da der Alkohol viel stärker war als ich. Ich habe den Alkohol morgens nach dem Wachwerden schon gebraucht, um überhaupt fähig zu sein, aus dem Bett zu gehen. Ich hätte so gern aufgehört, aber ich habe den 1. Schluck gebraucht, damit ich überhaupt fähig war, meine Anwendungen zu nehmen. Aber der 1. Schluck war zuviel, denn der Tag ist verlaufen wie der Sonntag auch. Ich wollte nicht abrutschen. Ich wollte doch nicht der sein, der da so besoffen rummacht, aber es ging ganz einfach nicht anders. Mittwochs kam der Arzt, und der hat mir klargemacht, daß das Krankenhaus, in dem ich bin, keine Trinkerheilanstalt ist, sondern ein Krankenhaus, in dem ich wegen der Knochen bin, damit sie dort was gutmachen können. Ich hätte das so gern beherzigt, aber ich war machtlos. Machtlos gegen den Alkohol, den ich brauchte, um überhaupt lebensfähig zu sein. Donnerstag war der Tag, an dem mich der Arzt aus dem Krankenhaus hinauskomplimentiert hat. Ich habe dort geschworen, zu Lebtag trinke ich keinen Alkohol mehr. Der Schwur hat gehalten, bis wir daheim waren. Dann war mein erster Gang in den Keller, und ich habe eine Flasche Bier aufgemacht. Das war das letzte Jahr, in dem ich getrunken habe.

Liesel S.: Ich habe damals irgendwann nachts die Telefonseelsorge angerufen. Da hat man mir gesagt, glauben Sie doch an den lieben Gott. Da habe ich gesagt, den habe ich aufgegeben, der hilft mir auch nicht. Ich habe wieder aufgehängt, habe das Telefonbuch genommen und habe geguckt. Da habe ich gedacht, was suchst du im Telefonbuch rum, da steht bestimmt nichts drin. Und da steht als allererstes: Anonyme Alkoholiker. Anonym, das Wort hat mich nicht interessiert, nur das Wort Alkohol, also habe ich angerufen. Es war halb zwölf. Da war eine Frau am Telefon, die mir zuhörte. Ich habe so geheult. Ich hatte das Gefühl, daß die Frau mich einfach versteht. Sie hat nach einer halben Stunde gesagt, kommen Sie doch einfach mal mit ihrem Mann vorbei. Da habe ich gesagt, der geht da niemals hin, der geht da nicht hin. Sie hat gesagt, sagen Sie ihm, daß es was gibt, wo man hingehen kann und nicht mehr trinken muß. Und die hat mir auch gesagt, daß mein Mann krank ist und daß ich krank bin, seelisch, geistig, körperlich. Der habe ich das einfach geglaubt. Aber daß er krank ist, mein Mann, das war nichts für mich. Daß ich krank war, das habe ich gewußt, ich habe schon gemeint, ich würde überschnappen, denn mein ganzes Leben hat sich ja nur mit dem Alkohol abgespielt. Noch schlimmer war es, wenn ich gewußt habe, etwa eine Stunde vorher, jetzt kommt er bald, da war ich nicht mehr fähig, etwas zu tun oder etwas zu schaffen. Da habe ich so gezittert, es ging nichts mehr. Und irgendwann, als er den Führerschein verloren hatte – das war schlimm, weil es Weihnachten war, Bescherabend – da hat er gesagt, Frau hilf mir, ich will nicht mehr trinken. Und von der Stunde an habe ich nicht mehr geschimpft über seine Sauferei, weil er sagte, hilf mir, ich will nicht mehr trinken.

Wende

Heinz H.: Ich habe zur Selbsthilfe gegriffen, habe von der Großmutter mal gehört, Kamillentee hilft gegen alles, und habe dann badewannenweise, so sage ich heute, Kamillentee getrunken. Ich habe ihn immer gleich wieder gekotzt. Es ist nichts drinnen geblieben. Ich habe dann mit trockenem Brot angefangen. Das ist so nach und nach drinnen geblieben. Dann habe ich angefangen mit Grießbrei, Haferflockenbrei usw. Bin dann wieder mobil geworden einigermaßen. Ich war 44 Jahre alt. Die Vorstellung, nie mehr etwas zu trinken, das hat mich dermaßen deprimiert, daß ich immer wieder daran gedacht habe, mich selbst zu töten.

Nach 6 Wochen war der Entzug einigermaßen weg. Ich konnte dann auch zur Arbeit gehen, bin aber wieder in die Kneipen gegangen, weil das meine Kontaktstelle war zu den Menschen draußen. Ich habe mich dort hingesetzt, habe Apfelsaft getrunken, Apfelsaftschorle und Wasser, und habe mich in dem Kreis ohne Alkohol nicht mehr wohlgefühlt. Der Zufall hat es gewollt, ich kam an einem Lokal vorbei, da stand außen ganz groß dran: „Hier alkoholfreies Lokal". Ich bin rein. Wollte mal sehen, was da für Leute drinnen verkehren. An der Theke stand eine alte Thekenbekanntschaft, vom Kiosk her habe ich ihn gekannt. Ich war ein Kiosktrinker, ich war morgens am Kiosk gestanden und habe da mit anderen gestanden und bis mittags gesoffen, bis ich Schicht gehabt hatte. Und der sagte mir, daß er hier in die Gruppe geht, daß er seit 2 Jahren nichts mehr trinkt. Wenn mir damals jemand gesagt hätte, daß ich 2 Jahre nichts mehr trinken darf, dann hätte ich mich umgebracht, sofort, auf der Stelle. Zwei Jahre waren für mich die Unendlichkeit, ohne Alkohol zu leben, war überhaupt nicht diskutabel. Aber ich habe gedacht, ich probiere es mal. Ich muß sehen, was das für Leute sind.

Karl S.: Mir hat, glaube ich, das konsequente Verhalten von dem Arzt geholfen, daß er mich aus dem Krankenhaus rausgeschmissen hat. Ich konnte mich zwar im Moment noch nicht wehren. Ich habe aber einen anderen Arzt aufgesucht, der mich auch untersucht hat. Noch kein Vierteljahr später hatte ich das Glück, AA kennenzulernen. Ich habe auch das Glück gehabt, gleich zu verstehen, daß es nicht um den Freund, der dort sitzt, geht, sondern *daß es um mich geht*. Dort habe ich das erste Mal erfahren, daß *Alkoholismus eine Krankheit* ist, daß die Krankheit 3fach ist, nämlich körperlich, geistig und seelisch. Im Laufe der Zeit, seit ich zu AA gehe, konnte ich für mich irgendwie das Geistige oder Seelische noch vor die körperliche Krankheit stellen. Ich bin für mich zu dem Schluß gekommen, daß ich, durch meine Größe bedingt, Minderwertigkeitskomplexe hatte und daß ich zum Alkohol gegriffen habe, um mich besser in den Mittelpunkt stellen zu können, um mich beteiligen zu können.

Der Betroffene in der Gruppe

Heinz H.: Ich bin tatsächlich in dieses Lokal gegangen und darin sind die Anonymen Alkoholiker verkehrt. Ich bin mir dort ziemlich fremd vorgekommen. Die Leute waren alle gut angezogen, hatten einen guten Blick, klare Augen. Und da hat mich einer noch so ein bißchen gefrotzelt, hinten war ein Klavier gestanden, der hat gesagt, sie stehen nachher alle auf und beten und singen. Von einer Religion wollte ich überhaupt nichts wissen. „Gott" war ganz groß da gestanden, und zwar bei dem Gelassenheitsspruch: „Gott gebe mir die Gelassenheit, Dinge hinzunehmen, die ich nicht ändern kann, den Mut, Dinge zu ändern, die ich ändern kann, und die Weisheit, das eine vom anderen zu unterscheiden." Das war mein Schlüsselwort. Ja, und dann ging ich in diese Gruppe rein, und das waren ganz harte Alkoholiker, die zum großen Teil als Penner auf der Straße, bevor sie AA fanden, vagabundiert hatten, im Knast waren, und deren Familie kaputt war. Die Leute waren auf meiner Linie. Dort habe ich zum ersten Mal gehört, was mir kein Arzt gesagt hat, *daß es nicht das erste Faß ist, das ich saufe, was mich zum Alkoholiker macht, sondern daß ich alkoholkrank bin* und daß ich keinen Alkohol vertrage, daß es der *erste Schluck* ist. Wenn ich den ersten Schluck trinke, daß ich dann Kontrollverlust bekomme als Alkoholiker, daß ich weitersaufen muß. Das war für mich der Stein der Weisen. Ich habe dann täglich diese Gruppe besucht, die sich immer wieder aus anderen Leuten zusammengesetzt hat. Diese Gruppe war so frei, daß sie gesagt hat: du kannst kommen und gehen, wann du willst, du kannst auch saufen, wenn du willst oder du kannst es mit uns probieren. Diese große Freiheit habe ich nirgendwo erlebt. Die haben mir nicht den Willen gebrochen, und die haben jedes Mal, wenn ich gekommen bin, gesagt, es ist schön, daß du da bist. Ich war das 1. Mal in einem Kreis von Menschen aufgenommen, die nichts von mir wollten. Die wollten mir nur helfen. Nach einem halben Jahr hat sich der Körper stabilisiert. Ich konnte wieder meiner Arbeit nachgehen. Ich habe wieder einen blauen Himmel gesehen, ich habe wieder Vögel pfeifen gehört. Ich bin morgens mit dem Fahrrad ins Geschäft gefahren und habe gedacht, Menschenskinder, du hast das letzte Mal doch nur zu viel gesoffen. Jetzt kennst du da einen Geflügelzuchtverein, der hatte schon morgens um 5 Uhr auf. Du kannst mal reingehen und könntest mal wieder ein paar Bier trinken. Damals habe ich meine Verbindung zu Gott wieder aufgenommen, so wie ich ihn verstehe. Ich habe, das ist bei meinen Freunden bekannt, ich habe damals gesagt, und ich sage heute, ich habe ein rotes Telefon, eine Verbindung mit Gott. Lieber Gott, gib mir die Kraft, daß ich heute nicht saufen brauche. Und irgendwie bin ich weitergefahren und bin an dem Lokal vorbei und abends, wie ich zurückgefahren bin, fiel mir ein, Menschenskinder, ich habe heute ja gar nichts gesoffen. Ich habe ja gar nicht saufen brauchen. Seit dieser Zeit bete ich, gehöre keiner Religionsgemeinschaft an, bin eigentlich nach meiner politischen Überzeugung ein Atheist, aber dieses rote Telefon, das habe ich – ich bete jeden Tag, lieber Gott, gib mir die Kraft, daß ich heute nicht saufe, und abends sage ich, ich danke Dir, daß ich heute nichts saufen brauchte.

Ja, die haben mir den Weg gezeigt. Und der Weg war für mich der: das ist der *erste* Schluck und du brauchst nur *heute* nicht zu trinken. Nehme dir doch mal vor und trinke nur heute nichts oder trinke diese Stunde nichts. Die haben mir dann nach 2 Stunden gesagt, siehst du, jetzt bist du schon seit 2 Stunden da und hast 2 Stunden nichts getrunken. Versuch' doch mal, noch eine Stunde dranzuhängen. Wenn die Stunde rum ist, dann hängst du wieder eine dran. Das Schlüsselwort für meine Wiedergenesung war: heute nicht. Und dann, nachdem ich mal so 3 „heute" hinter mir hatte, da dachte ich, Mensch prima, jetzt probiere ich, ob ich noch einmal 3 heute hinbringe. Und wieder und wieder, dann ging eine Woche rum, da hatte ich schon mal eine bestimmte Strecke zurückgelegt.

Die haben mir am Anfang gesagt, du bist alkoholkrank, du verträgst keinen Alkohol mehr. Und dann hat mir das einer erklärt. Der hat gesagt, du hast eine Alkoholallergie, und das war für mich das Schlüsselwort. Der hat gesagt, wenn du Tomaten ißt und hast eine Allergie gegen Tomaten, dann kriegst du bei der ersten Tomate einen Ausschlag, und wenn du eine Kiste voll ißt, dann kriegst du auch einen. So geht es dir beim Alkohol. Wenn du das erste Bier trinkst, dann dreht sich dein Stoffwechsel. Die haben das als Stoffwechselkrankheit erklärt. Ich habe es so begreifen können, dann kippt dein Stoffwechsel, und du verlierst die Kontrolle und kannst nicht mehr aufhören. Das war mir klar. Warum habe ich nach wochenlanger Abstinenz immer wieder saufen müssen? Wenn ich das 1. Glas getrunken habe, dann war es aus. Da habe ich gesagt, ach das hat nichts gemacht. Ich werde auch oftmals gefragt, was macht das, wenn ich ein Bier trinke? Dann sage ich, das macht gar nichts. Weil es nichts macht, macht es was. Denn ich will ja das Bier *nicht wegen des Geschmackes trinken*. Ich will einen Rausch haben, das Erlebnis, ich will die Wirkung spüren und deswegen habe ich ja auch gesoffen. Ich könnte ja heute ein Bier trinken, nur weil das nichts macht, weil mich das nicht in diesen Zustand versetzt, den mein Körper will. Deswegen kann ich es nicht mehr trinken. So meine Theorie, wie ich es mir zusammenbastle. Ich muß immer wieder sagen, ich brauche die anderen. Und die anderen habe ich halt am besten bei denen, die selber getrunken haben. Deswegen das Gespräch, ich kann nicht mit jemandem über einen Film erzählen, den der gar nicht gesehen hat. Wenn 3 Leute beisammen sind und 2 haben den Film gesehen, der 3. hat ihn nicht gesehen, jetzt unterhalten wir uns, der 3. will mitbabbeln, dann sage ich, hör' mal, du hast den ja gar nicht gesehen, du hast ja gar keine Ahnung von dem Film. So ungefähr ist, glaube ich, das Gruppenerlebnis. Ein Alkoholiker, der selber gesoffen hat, der dieses ganze Dilemma miterlebt hat, der kann sich mit mir unterhalten. Der Mediziner weiß es eben nur vom medizinischen Standpunkt aus.

Nach dem Überleben: leben lernen. Das ist auch eine Schlüsselaussage für mich gewesen. Nachdem ich aufgehört hatte zu trinken, bin ich in ein unheimliches Loch gefallen. Ich hatte so ca. 50 000 DM Schulden. Als die mir sagten, du mußt eben nur heute leben, da bin ich aufgebraust und habe gesagt, das könnt ihr, aber das kann ich nicht. Ich habe Schulden, meine Frau will sich scheiden lassen, im Geschäft wollen sie mich entlassen. Die haben dann gesagt, die entlassen dich, wenn du wieder säufst. Wenn du aber heute trocken bist, dann werden die sich das noch überlegen. Du lebst ihnen etwas vor. Nimm dir Zeit, fang' an und back' kleine Brötchen und laß mal die Schulden Schulden sein. Du kannst sie im Moment ja gar nicht zahlen. Also, was machst du dir hier jetzt große Sorgen. Mach dir mal Sorgen darum, daß du heute nicht trinkst. Für mich war das sehr einleuchtend, daß ich zuerst einmal kleine Brötchen backen muß. Und dann haben sie noch gesagt, vor dir liegt jetzt ein riesengroßer Berg. Nimm doch mal eine kleine Schaufel und fang mit der Schaufel an, an diesem Berg abzutragen. Jeden Tag eine kleine Schaufel. Und eines Tages wird der Berg weg sein.

Ich habe damals Überstunden gemacht. Ich habe samstags und sonntags gearbeitet, und mir wurde der ganze Lohnüberschuß bis zum Sozialsatz gepfändet. Denn die Gläubiger waren alle hintendran gestanden. Die wußten, ich bin bei einer großen Firma, die Firma wikkelt das für mich ab. Ich habe nur den Sozialsatz gekriegt. Ich habe aber mit dem Sozialsatz besser gelebt als vorher, als ich gesoffen habe. Nach 5 Jahren bin ich ins Lohnbüro rüber und habe gefragt, wie lange ich jetzt noch zahlen muß. Da haben die gesagt, bei der Weihnachtsgratifikation gehen noch einmal 200 DM weg, dann bin ich schuldenfrei. Und dann haben die sich um die 200 DM verrechnet gehabt. Die habe ich dann im Januar wieder zurückgekriegt. Das war ein Erlebnis. Hätte ich mir laufend die 50 000 DM vor Augen gehalten, diese Lustlosigkeit, etwas zu tun, heute zu arbeiten, um bloß den Sozialsatz zu kriegen und nichts mehr trinken, das hätte ich nicht durchgehalten. Es gibt bei uns auch ein Sprichwort, das heißt: „Das Heute ist das Morgen, vor dem wir gestern Angst hatten." Und Charlie Chaplin hat mal gesagt: „Am Grenzweg der Entscheidung gibt es keinen Wegweiser." Ich habe mich entschieden, trocken zu bleiben, um aus der Scheiße herauszukommen, und etwas dafür zu tun. Für mich hat es keinen Wert gehabt, so riesenweite Pläne zu machen und in die Zukunft zu schauen, daß ich nächstes Jahr in Urlaub fahren kann und übernächstes Jahr eine neue Wohnung aufbaue oder sonst etwas. Für mich war wichtig, ich darf heute nichts trinken. Und alles andere hat sich aus der Nüchternheit ergeben. Ich habe Erfolgserlebnisse gehabt, ganz kleine, aber die so aneinandergereiht. Und ich sage oft, war das eigentlich alles? War das alles? Und wenn ich zurückblicke, was ich von dem „war das alles" gekriegt habe, das wäre für die dortigen Verhältnisse unvorstellbar gewesen. Hätte mich geistig auch überfordert, mir zu sagen, daß ich mal wieder ein Auto haben, daß ich in Urlaub fahren kann und daß ich heute hier in Ascona bin. Ich hätte gesagt, du spinnst. Nie im Leben werde ich das schaffen. Ich werde froh sein, wenn ich mal wieder das Brot über Nacht habe. Es hätte mich belastet. Als Alkoholiker neige ich dazu, das Gestern und das Heute mir in dem Gestern auszumalen, und an das Morgen so viel Gedanken zu verschwenden, da bleibt mir nur noch 1/3 für das Heute. Und ich kann das Heute nicht nutzen, weil ich zuviel in der Vergangenheit rumwühle und zuviel an die Zukunft denke. Wenn ich mich aber ganz auf das Heute konzentriere, heute etwas tue, dann werde ich auch heute mindestens mehr Erfolg haben, wie wenn ich das so arg aufteile.

Karl S.: Erst bei AA habe ich die Erfahrung gemacht, Alkoholismus ist eine Krankheit. Und es ist keine Schande, krank zu sein. Es ist nur eine Schande, wenn ich nichts dagegen unternehme. Das war für mich ausschlaggebend. Und dann hat derjenige, der das Meeting geführt hat, zu mir ganz brutal gesagt: Ob du Alkoholiker bist, das kann ich dir nicht sagen, daß ich einer bin, das habe ich aus meinem Leben erfahren dürfen. Du kannst von mir aus machen, was du willst. Wenn du wiederkommst, ist es gut, wenn du nicht kommst, hast du Pech. Du bist für dein Leben verantwortlich. Die haben sich alle vorgestellt: „Mein Name ist ..., ich bin Alkoholiker, mein Name ist ..., ich bin Alkoholikerin." Und mich haben die damals gefragt, sagen Sie mal, wer bist du? Du bist neu, möchtest du auch etwas sagen? So ehrlich wie ich damals war, konnte ich nur von mir berichten: „Mein Name ist Karl, ich trinke zwar ganz gern einmal, bin auch öfters mal voll betrunken, aber Alkoholiker, das glaube ich nicht, daß ich das bin."

Ich bin froh, daß ich zu einem Zeitpunkt zu AA gestoßen bin, in dem ich bereit war, etwas für mich selbst zu tun. Ich bin mit dem Gedanken zu AA gefahren, was werden die dir zeigen können? Du hast doch selbst schon alles probiert. Ich habe mir das EEG machen lassen, ob ich noch normal bin. Ich habe alles mögliche versucht. Nichts hat mir geholfen, weil ich ja auch den Ärzten meinen Alkoholismus verschwiegen habe. Und dort bei AA habe ich erfahren, daß ich nicht irgendeine Extraprüfung machen muß, damit die mich aufnehmen, sondern die haben mich ganz einfach so genommen, wie ich bin, obwohl ich mich gegen das Wort Alkoholiker gesträubt habe. Und ich bin lange Zeit zu AA gegangen. Nicht, weil ich Alkoholiker war, sondern, wenn ich unter den Alkoholikern war, dann habe ich selbst nichts zum Trinken gebraucht. Es hht etliche Meetings gekostet, bis ich überhaupt einmal überzeugt war und von mir selbst sagen konnte, daß ich Alkoholiker bin. Ich habe die Sache ernst genommen. In meinem 1. Meeting hat eine Frau neben mir gesessen, die hat mir viel gegeben. Bei AA heißt es ja nur einige Stunden, einige 24 Stunden trocken bleiben. Und die hat mir gesagt, daß sie jetzt seit 2 Jahren trocken ist. Da habe ich gesagt, was, 2 Jahre, das packe ich nicht 1 Jahr. Davon war ich fest überzeugt, daß ich es noch nicht einmal 1 Jahr packe. Denn nach dem Jahr, da habe ich Geburtstag, da ist das Fest, und da muß man doch etwas trinken dazu. Ich konnte mir so einen Termin ohne Trinken gar nicht vorstellen. Und da hat die mir gesagt, hast du überhaupt schon einmal probiert, nichts zu trinken? Und da war ich das 1. Mal ehrlich. Ich hatte immer nur probiert, mich nicht vollzutrinken, aber gar nichts zu trinken, das hatte ich noch nie probiert. Nachdem sie gesagt hat, ich an deiner Stelle würde es mal probieren, da hat es geklappt.

Liesel S.: Mein Mann ging zu den Anonymen Alkoholikern, und ich fand die Gruppe der Angehörigen. Das ist die Gruppe, die mir auch heute hilft, daß ich mich abgenabelt habe von den Kindern und dem Mann und sie trotzdem lieb und gern hab', daß ich ein Recht habe, mein Leben zu leben, zu meistern und daß ich einfach keine Verantwortung mehr trage für meinen Mann oder die erwachsene Tochter, Verantwortung nur für mich und die Kinder, die noch nicht 18 Jahre alt sind. Ich habe einen Freiraum, den ich mir nehmen und erlauben darf. Ja, es geht mir einfach heute so, wie ich mir mein Leben früher gewünscht habe, und jetzt bin ich endlich zufrieden.

Ich habe dann zu einem späteren Zeitpunkt auch mit meiner Tochter darüber sprechen können, was mich bedrückt, was ich verkehrt mache mit ihr. Sie hat auch eine Gruppe besucht und hat verstanden, was ich eigentlich wollte. Und ich fühlte mich von dem Zeitpunkt an auch etwas freier. Als mein Mann aufgehört hat zu trinken, da habe ich geglaubt, jetzt bin ich für ihn wieder der Mittelpunkt, oder die Familie, denn ich war ja auf AA auch eifersüchtig. Er ging einmal dorthin, da wurde der Mensch trocken, und ich habe 18 Jahre lang gepredigt wie ein Pfarrer, und das hat nichts genutzt.

Der Betroffene und seine Helfer

Heinz H.: Die Ärzte haben mir zwar gesagt, ich würde zuviel trinken und mich körperlich kaputt machen. Das wußte ich auch. Sämtliche Krankheiten sind irgendwie bedingt gewesen durch den Alkoholabusus, den ich getrieben habe, aber die Sucht war stärker. Jeder Arzt sagte mir, ich muß aufhören, aber wie, das konnte mir keiner sagen. Wenn ich gehört habe, Sie trinken zuviel, da habe ich gedacht, na ja, 30 Flaschen Bier am Tag, 15 ist die Hälfte, das ist o. k. Wenn ein Arzt gesagt hat, Sie dürfen überhaupt nichts mehr trinken, dann bin ich zu einem anderen. Die Leber ist kaputt, ich gebe Ihnen noch ein halbes Jahr, dann sind Sie kaputt, hat er gesagt. Dann habe ich gesagt, früher sind die Leute im Krieg gefallen, und heute saufen sie sich eben kaputt. Dann sterbe ich eben ein paar Jahre früher. Ich wollte einfach von dem Alkohol nicht weg. Wahrscheinlich war ich noch nicht weit genug unten, andererseits habe ich die Mediziner auch nicht so verstanden. Der Mediziner war für mich so ein bißchen ein Geheimbündler, die lateinische Sprache und dieses Unterhalten von Kollege zu Kollege. Ich habe sie nicht verstanden. Ich kann mich noch genau entsinnen, ich war in der Universitätsklinik gelegen, da kam der Professor, er hatte einen Studenten dabei. Er sagte, unterhalten Sie sich mal mit dem Mann, das ist ein Alkoholiker. Da hat der mich gleich angesprochen, wieviel ich trinke. Ich habe dann gesagt, ich trinke 30 Flaschen Bier am Tag und eine Flasche Cognac. Da ist der aufgestanden, ist fortgelaufen und hat gemeint, ich wollte ihn auf den Arm nehmen. Der Professor hat ihn dann wieder zurückgeschickt und gesagt, Sie können ruhig dableiben, das stimmt. Ja, man hat mich untersucht, hat mir dann einen Fahrplan gegeben, kein Alkohol mehr, trinken Sie das und das, aber man hat mir keinen Weg aufgezeigt. Ich brauche als Ansprechpartner jemanden, der mich akzeptiert, so wie ich bin, und der mir das Gefühl der Geborgenheit gibt, wo ich bereit bin, mich zu öffnen und darüber zu sprechen, wie es mir geht. Da ist irgendwo eine Schwelle, die ich vielleicht auch erst viel später überschreiten konnte. Ich gehe heute zum Arzt mit allen meinen Leiden, die ich habe, und ich sage ihm das auch. So fühle ich mich heute so, oder ich fühle mich heute beschissen. Ich habe einen sehr guten Arzt gefunden, der sehr viel Erfahrung mit Alkoholismus hat. Mit dem kann ich mich heute unterhalten, auch über etwas, das nicht mit meinem Krankheitsbild zusammenhängt. Wenn ich sage, ich weiß nicht, ich habe wieder einen Moment, entweder bin ich euphorisch oder ich bin deprimiert, ich habe so ein Gefühl, als müßte ich mal wieder richtig saufen, mal „high life" machen. Das wird wahrscheinlich nie weggehen. Ich meine, ich trinke jetzt seit 12 Jahren nichts, auf einmal taucht es plötzlich auf. Da ist vor mir Alkohol. Das ist nur für Momente, aber es ist da. Menschenskinder, die trinken alle Bier, und du sitzt da mit Deinem Wasser, und wenn man danach noch eine gepfefferte

Speise oder sonst irgendwas ißt, ich höre das regelrecht Zischen, wenn die ihr Bier ansetzen nach einer so scharfen Speise. Ich möchte da gern mithalten. Dann sage ich mir wieder, heute nicht, und dann ist es auch schon wieder weg.

Ich glaube meinem Arzt, den ich schon sehr lange habe. Der hat eine große Ahnung vom Alkohol, aber ich sage, ein Arzt verhält sich immer anders zum Patienten. Er kann einer Frau erzählen, etwa wie sie ein Kind bekommt, von der Empfängnis bis zur Geburt, aber er hat noch kein Kind gekriegt. Und so ungefähr kann er mir auch etwas über Alkoholismus erzählen. Wenn er noch nicht selber gesoffen hat, dann kann er die Gefühle dieses Unwohlseins einfach nicht begreifen. Nun ist es so, daß ich als Patient ja immer gelogen habe. Daß ich dem Arzt irgendetwas vorgelogen habe, weshalb ich Magenschmerzen habe, warum ich Kopfweh habe, warum ich Kreuzweh habe und alles miteinander. Ich habe ihn praktisch auf einen Irrweg geführt, ich habe ja nicht zugegeben, daß ich vollgesoffen war tagelang und jetzt zu ihm komme, weil ich eine Krankschreibung brauche. Ich habe mir irgendeine Ausrede gesucht und habe ihn auf den verkehrten Weg geführt. Wenn er dann gewußt hat, daß es vom Alkohol kommt, dann hat er mir den Rausch nicht wegnehmen können. Die beste Therapie, die ich von meinem Arzt gekriegt habe, war, daß er mir einmal gesagt hat, es gibt Selbsthilfegruppen, ich solle dort hingehen. Eines Tages hat er gesagt, er behandelt mich nicht mehr weiter, wenn ich nicht zu dieser Selbsthilfegruppe gehe, weil er mir nicht mehr helfen kann. Und das ist, glaube ich, der Kern- und Knackpunkt, daß der Arzt in seiner Hilflosigkeit nicht bereit ist, die Niederlage zuzugeben: Hier kann ich nicht mehr helfen, hier weiß ich nicht mehr weiter. Es gibt Tabletten, und dann frißt er sie in sich rein. Dann ist er tablettenabhängig, und gegen Tabletten gibt es keine Tabletten. Und dann steigt er vielleicht, weil sie nicht mehr helfen, auf Drogen um und frißt Drogen in sich rein, bis er kaputtgeht. Der Arzt, solange ihn der Patient belügt, wird auf den Irrweg geführt. Und erst, als ich gemerkt habe, daß ich zu mir ehrlich sein muß, daß es um mich geht und daß ich hier einen Gegner habe, der mich immer wieder umhaut, der Alkohol, mein lebensbedrohlicher Feind, da habe ich begreifen können, daß ich dagegen etwas tun muß. Nur wußte ich nicht was. Ich habe in den letzten 5 Jahren meiner Saufzeit einen Rückfall nach dem anderen gehabt. Ich habe mich selbst getestet und habe wochenlang probiert, alkoholabstinent zu bleiben. Das ist mir auch gelungen. Ich habe mir 4 Wochen vorgenommen, nichts zu trinken, habe mich 4 Wochen abstinent gehalten und habe aber schon gewußt, am 30. Mai saufe ich wieder. Ich habe gewartet, bis der 30. Mai kommt, und dann habe ich das nachgeholt, was ich in den 4 Wochen vorher versäumt habe.

Nach diesem epileptischen Anfall, den ich vorhin geschildert habe, habe ich mich durchgerungen, wieder zum Arzt zu gehen. Nachdem die

Entzugserscheinungen weg waren, konnte ich nachts nicht mehr schlafen. Ich wußte mir nicht zu helfen. Da habe ich mir gesagt, na ja, gehst du mal hin, vielleicht kriegst du irgendetwas zum Schlafen. Dann hat er mir Tabletten gegeben. Hat aber gesagt, lieber Freund, das ist ein sehr gefährliches Medikament, nur nach der vorgeschriebenen Dosis nehmen. Ich habe das auch gemacht, und ich konnte dann wirklich gut schlafen. Die Tage waren herrlich für mich. Dann waren die Dinger alle. Da bin ich wieder hingegangen. Da hat er gesagt, nein, nein, aus, es gibt jetzt nichts mehr, du kriegst jetzt nichts mehr. Da habe ich so gebettelt, aber er hat gesagt, es gibt von mir nichts mehr. Ich habe zufälligerweise eine Neurologin hier, geh' mal rein und unterhalte dich mit ihr. Diese Frau hat sich ca. 10 min. mit mir unterhalten, und ich habe ihr kurz gesagt, was ich hinter mir habe. Da hat sie etwas gemacht, das hat mein Leben verändert. Die hat zu mir gesagt, Sie schaffen es, Ihnen vertraue ich. Das war der erste Mensch, der mir mal sagte, daß ich noch jemand bin, der mir das Selbstwertgefühl zurückgegeben hat. Die hat mich angenommen, die hat auch gefragt, wie lange trinken Sie nichts mehr? Und dieses „Sie schaffen das" war für mich eine Bestätigung, daß ich auf dem richtigen Weg bin. Ob das Liebe war, was mich zu dieser Frau hinzog, weiß ich nicht. Die war für mich wie ein Engel. Schon allein ihr zuliebe habe ich nichts getrunken. Ich habe die Frau niemals mehr in meinem Leben vergessen. Da war jemand, der an mich geglaubt hat. Es hat mir ja niemand mehr geglaubt. Das war der erste Mensch, der wieder geglaubt hat, daß ich noch zu etwas fähig bin, daß ich noch etwas machen kann. Das war sehr wichtig. Und zu der kam ich so kurz vor Weihnachten und habe gesagt, daß ich immer noch nichts trinke. Auch das habe ich nicht vergessen. Und dann hat sie zu mir gesagt, das ist das schönste Weihnachtsgeschenk, das sie je in ihrem Leben bekommen hat. Ich habe gedacht, die spinnt. Ich habe das gar nicht begreifen können. Sie hatte ein Erfolgserlebnis. Ich habe sie vor kurzem, nach 10 Jahren, wiedergesehen und habe ihr das gesagt. Das war für die Frau ein Erlebnis und für mich war es ein Erlebnis.

Karl S.: Ich habe die Ärzte aufgesucht, wenn es mir körperlich miserabel ging. Ich habe dem Arzt aber nicht gesagt, daß ich getrunken habe, sondern ich bin wegen dem Körperlichen zum Arzt gegangen. Wenn der Arzt auf den Gedanken kam, daß es mit Alkohol zusammenhängt, dann habe ich mir einen anderen Arzt gesucht. In einem gewissen Sinne wollte ich vom Arzt Hilfe haben, aber ich wollte mich nicht preisgeben. Denn Alkohol trinken ist „in" in der Gesellschaft. Und ich wollte „in" sein und nicht zugeben, daß ich mit Alkohol Probleme habe.

Vor Jahren war ich beim Internisten zwecks einer Darmspiegelung und habe da ein Rezept bekommen, so einen Saft, den ich trinken sollte. Ich habe ihn in der Apotheke geholt, habe ihn zu Hause hingestellt, und meine Frau guckt da drauf und liest gleich: 28% Alkohol. Da habe ich den Arzt angerufen und habe ihm gesagt, daß ich schon seit 3 Jahren nichts mehr getrunken habe. Dann sagte er, ach wenn das jetzt schon 3 Jahre her ist, dann macht das gar nichts aus bei Ihnen, das können Sie ruhig nehmen. Ich war dienstags dort und habe zu ihm gesagt, Herr Doktor, wenn Sie sich jetzt auf den Kopf stellen und mit den Füßen strampeln, ich möchte keinen Rückfall haben, ich nehme das nicht. Da ich mich hart zeigte, hat er mir eine Tablette gegeben. Ich war mit der Tablette zufrieden, obwohl ich evtl. mehr Schmerzen ausgehalten habe als mit dem Saft. Aber es war mein Entschluß, es war mein freier Wille. Mein Hausarzt weiß, daß ich Alkoholiker bin. Wenn der mir irgendeinen Saft verschrieben hat, z. B. einmal bei einer Magengeschichte, hat er in dem Buch nachgeschaut und alles geprüft. Ich habe den Saft in der Apotheke geholt, habe einen Löffel voll, so wie es vorgeschrieben war, genommen. Am liebsten hätte ich den Löffel hingelegt und hätte die ganze Flasche genommen, weil er mich so an Kräuterlikör erinnert hat. Das Schlückchen, was ich genommen hatte, das war drin, das konnte ich nicht rausholen. Ich habe die Flasche verschlossen, ich habe sie weggestellt und bin gleich am anderen Tag wieder zu dem Arzt gegangen, der hat extra noch einmal nachgeguckt, dann sagt er, Sie können das ganz beruhigt nehmen, da ist nichts drin. Da habe ich zu ihm gesagt, allein der Geschmack bringt mich vielleicht wieder dazu, irgendetwas zu trinken, und habe es nicht genommen. So ernst nehme ich meine Alkoholkrankheit, obwohl ich keine Rückfälle mehr habe.

Liesel S.: Zu einem früheren Zeitpunkt habe ich mich mal einer Ärztin anvertraut und habe ihr gesagt, wie es bei uns daheim aussieht. Ich möchte meinen Mann nicht verlieren. Ich kann noch nicht einmal sagen, ob ich ihn noch liebe oder ob ich ihn um mich haben will. Ich weiß nur, daß es mir die Eltern prophezeit haben. Und aus dem Grund wollte ich nicht alles hinschmeißen. Sie hat gesagt, ich kann Ihnen Tabletten mitgeben, die Sie ihrem Mann geben können, daß der Drang nach dem Alkohol nicht so groß ist. Da habe ich gesagt, Frau Doktor, die nimmt der nicht. Sie hat gesagt, nehmen Sie sich ihn mal in einer guten Stunde vor, wenn er ruhig ist, sprechen Sie mit ihm und sagen sie ihm, was Sie alles bedrückt. Da habe ich gedacht, liebe Frau, hast du Nerven. Du verstehst nicht, wie es bei uns zugeht. Ich habe die Tabletten in der Apotheke geholt. Der Apotheker hat mich noch einmal darauf hingewiesen: das Rezept lautet auf ihren Mann. Da habe ich gesagt, das weiß ich, und mein Mann ist informiert. Ich bin mit dem Gedanken heim, daß ich ihm die Tabletten nicht zeige, nicht davon spreche. Ich hatte in dem Moment Angst um mein Leben und habe ihm morgens heimlich eine Tablette in ein halbes Brötchen geschoben. Ich habe auch ganz bewußt das Brötchen durchgebrochen, weil ich wußte, der schafft kein ganzes Brötchen. Ich habe die eine Hälfte hinten und die, wo ich die Tablette reingeschoben habe, ziemlich vorne hin, daß er zu der greift. Er hat ja 2 Hände gebraucht, um einen Schluck Kaffee runterzubringen. Nach ein paar Tagen hat er gesagt, das Essen, alles, ekelt mich an. Die Zigarette schmeckt nicht, der Ekel vor dem Bier. Da habe ich gedacht, Gott sei Dank, jetzt trifft das ein, daß er nichts mehr trinkt. Er ging an einem Samstag nicht zur Arbeit, weil er dienstfrei hatte, biß auf das Brötchen und hatte die Tablette zwischen den Zähnen. Dann war die Hölle los. Ich habe ja nicht damit gerechnet, daß er sie findet. Für mich verlief die Woche zuvor glückselig, er hatte nichts getrunken. Das war ein Glücksgefühl für mich. Und wie er die Tablette gefunden hatte, hat er gesagt: Du willst mich umbringen. Da habe ich gesagt, ich will dich nicht umbringen, ich will nur haben, daß du nicht mehr so viel trinkst. Ich war wirklich verzweifelt. Er hat den Koffer geholt und gesagt, sei so gut und verschwinde aus meinem Leben.

Als er den Führerschein verloren hatte, das war schlimm, weil es Weihnachten war, Bescherabend. Das ist das einzige, was ich Angehörigen, Medizinern sagen kann: hätte ich zu dem Zeitpunkt das Wissen gehabt wie heute, hätte ich an dem Bescherabend zu meinem Hausarzt gesagt, mein Mann muß heute fort und nicht erst, wenn Weihnachten vorbei ist. Jetzt oder nie. Ich bin zu dem Arzt und der hat gesagt, liebe Frau S., es ist Weihnachten und ihre Kinder sind noch so klein, die Zwillinge. Ich helfe Ihnen wirklich, wenn Weihnachten vorbei ist, daß Ihr Mann fortkommt. Ich habe mich noch großartig bedankt dafür, daß er mir nach Weihnachten hilft. Ich wußte nicht, daß das jetzt sein muß, jetzt muß er fort und nicht erst, wenn Weihnachten rum ist. Der Arzt hat mir Tropfen gegeben, daß mein Mann über Weihnachten etwas ruhiger wird, daß er schläft. Der Bescherabend war sehr anstrengend für uns. Ich mußte das Auto noch abholen, weil er es kaputtgefahren hatte. Was mach' ich mit den Tropfen, die mir der Arzt gegeben hatte, daß er ein bißchen ruhiger wird, 15 Tropfen morgens, mittags, abends. Hauptsache war, ich hatte etwas, daß er schläft, daß er ruhig war. Dann habe ich ihm den Tod gewünscht! Ich habe die Tropfen in den Kaffee, ich habe sie nicht gezählt. Ich wußte nur, das Fläschchen soll eigentlich eine Woche halten, das war mir egal. Ich habe die Tropfen rein, bloß daß er schläft. Ich mußte das Auto ja abschleppen lassen, ich wollte mit. Die Große mußte die Zwillinge hüten, und ich habe gesagt: Kind, wenn sich der Papa bewegt, machst Du 30 Tropfen rein. Ich habe noch eine Pulle Kaffee gekocht. Gib' das dem Papa. Ich weiß, ich hätte ihn umbringen können. Ich wußte ja, der Entzug kommt, der Kaffee und alles, aber das war mir alles egal. Weihnachten ging rum. Er hatte einen Sauerwassertag eingelegt. Er ging zwar zum Arzt und hat gesagt, das ist vorbei. Was war vorbei? Am Bescherabend ging es zu im Wohnzimmer, daß die Scheiben kaputt waren. Die Eisenbahn und die Bierflaschen flogen in den Kamin. Das war alles vorbei. Ja, der

Führerschein war fort, und den konnte er so schnell nicht mehr kriegen. Er ging nicht fort: Es kam mein schlimmstes Jahr, bis ich die Anonymen Alkoholiker gefunden habe. Ich weiß, daß er zu dem Zeitpunkt sofort weggemußt hätte. Das Jahr hätte der ganzen Familie vielleicht erspart bleiben können. Und das Jahr war vielleicht auch sein Tiefpunkt. Mir und der ganzen Familie hätte viel, viel erspart bleiben können, wenn der Arzt oder ich mehr gewußt hätten.

Konsequenzen

Pöldinger: Was würden Sie uns empfehlen, das wir besser, anders machen können?

Gabriele F.: Auf jeden Fall schon in die Schulen gehen. Ich glaube, daß dort viel getan werden kann. Sei es jetzt Aufklärung, oder daß, wie wir das auch ab und zu machen, Leute von uns in Schulen gehen und über unser Leben reden.

Pöldinger: Also nicht die Lehrer sollen reden, sondern solche, die es wirklich erlebt haben.

Gabriele F.: Ja. Ein Arzt kann mir lange sagen, das und das und das. Ich werde ihm dann sagen, ja komm' hör' auf, Du hast das ja nie erlebt. Du weißt ja gar nicht, was das ist.

Pöldinger: Was hätten Sie für eine Empfehlung an uns?

Judith S.: Als ich das erste Mal in der Psychiatrie war, da haben die gewußt, daß ich Alkohol getrunken habe. Ich bin ja das 1. Mal nicht wegen Alkohol reingekommen. Daß jemand einfach auf einem Gespräch bestanden hätte, weil ich nicht dazu fähig war. Ich habe nicht gewußt, was los ist mit mir. Gut, mir hat es die Erfahrung gebracht, daß ich so nicht mehr weitermachen kann. Vielleicht habe ich das gebraucht zum Sehen, daß ich was unternehmen muß. Aber, daß man auch mal gepackt und rausgefordert wird: Jetzt wird geredet. Sicher, man will immer fliehen, das ist ganz klar, das ist auch nicht so einfach, aber die Herausforderung, daß die mal kommt, ganz bewußt.

Pöldinger: Also wir könnten schon energischer nachfragen.

Daunderer: Die häufigste Frage, die dem Arzt in der Praxis gestellt wird, ist: Wie erkenne ich meine Abhängigkeit oder die meines Partners? Das ist unser tägliches Brot. Den Kranken die Diagnose stellen zu lassen, so daß er kommt: „Ich glaube, ich bin abhängig, behandeln Sie mich", das kommt mir immer so vor, wie wenn man abwartet, bis ein Patient sagt: Ich glaube, ich habe Krebs, jetzt muß ich zum Arzt gehen. Da fällt mir ein Patient ein, der mir einmal gesagt hat: „Bei uns stellt die Diagnose Abhängigkeit nur die Polizei am Straßenrand. Der Polizist macht einen Alko-Test, und man stellt fest ..., hoppla, ich habe gar nicht bemerkt, daß das zuviel ist." Ich glaube, da setzt die Aufgabe des Arztes ein. Der Patient weiß zu Beginn gar nicht, was Abhängigkeit ist. Wenn er sie spürt, dann negiert er sie, weil er nicht möchte, daß es publik wir. Daher muß man diese Frage stellen: Was ist beim Alkohol der Unterschied zwischen Genußmittel und Droge? Der Patient merkt seine Schädigung nicht. Das ist ja das Deprimierende. Warum kommen so viele so spät? Warum kommen die nicht eher? Bei der Betäugungsmittelabhängigkeit, da ist es einfach. Da stellt der Polizist die Diagnose, spätestens beim Apothekeneinbruch oder bei der Rezeptfälschung. Aber der Alkoholiker, der so ein legales Mittel benutzt, der hat es da außerordentlich schwer. Und Gelegenheitstrinker oder Konflikttrinker, Quartalssäufer z. B., die haben es sehr, sehr schwer, erkannt zu werden.

Wir haben von unseren erfolgreichen Patienten Sachen gelernt, die nicht so bekannt waren. Nie „ja" sagen, wenn der Patient kommt und sagt: „Geben Sie mir noch eine Packung eines Beruhigungsmittels, dann mache ich einen Entzug", sondern sagen: „Grundsätzlich bei mir nie." Wenn dann die Partnerin kommt und sagt: „Wie soll ich es machen? Wie kann ich ihn zum Entzug motivieren?" Da kann man nur sagen: „Sie können gar nichts machen, weil Sie seit 15 oder 20 Jahren so ein eingefleischtes Verhalten haben, das nicht von heute auf morgen unterbrochen werden kann. Bei einigen Patienten, wo wir meinten, dort ist es fast unmöglich, sie zur Therapie zu motivieren, haben wir erfahren, daß die Frau zum Scheidungsanwalt ging. Das ist, was wir heute vormittag sagten: Es muß irgendwelche Anstöße geben. Der Hausarzt traut sich meist nicht zu sagen: Sie sind Alkoholiker. Der hat Angst, daß er den Patienten verliert. Außerdem hat er Angst vor dem Alkoholiker, weil der, wenn man dies anspricht, sehr stark reagiert. Man spricht das Gebiet überhaupt nicht an, man möchte auch das Wohlwollen des Patienten nicht verlieren. So wie die Ehefrau immer Angst hat: dann geht unsere Ehe auseinander, und dann habe ich alles zerbrochen für die Zukunft. Aber eigenartigerweise ist das gar nicht so. Wenn der zu mir reinkommt, dann sage ich: Aha, Sie kommen wegen Alkoholproblemen. Dann ist der natürlich schon vor den Kopf gestoßen, dann möchte er über die Dosierung reden, die er getrunken hat, wieviele Pullen. Dann sage ich: Nein, reden tun wir nicht, messen tun wir. Blasen Sie einmal ins Alkotestgerät. Handfeste Meßergebnisse, wie sie in allen Bereichen unseres Lebens und natürlich auch in der Medizin Usus sind, erwartet auch der Patient. Der erwartet von seinem Partner, daß der Nägel mit Köpfen macht. Und der erwartet von seinem Hausarzt ganz einfache Einstiege. Was der Polizist am Straßenrand mit seiner Alkotesttüte für 10 DM kann, das sollte man in der Praxis auch können, so daß man ganz schnell dem Betreffenden sagen kann: „Restalkohol gegen Mittag bedeutet: Das ist nicht normal, da liegt eine Alkoholproblematik vor."

Watzlawick: Am Rande sei vermerkt, daß man als Familientherapeut bemerkt, daß Beziehungen fast immer tragisch sind oder dazu neigen, tragisch zu werden, wenn sie sich hauptsächlich auf dem Helfen des einen Partners für den anderen Partner aufbauen. Denn im Wesen einer solchen Beziehung gibt es leider hauptsächlich nur 2 Möglichkeiten: Entweder der Helfer ist erfolglos, und früher oder später bricht dann die Beziehung deswegen auseinander, oder aber es geschieht das Gegenteil, der Helfer ist erfolgreich. Und das ist dann die viel weniger voraussehbare Tragik. Denn dann ist es plötzlich, als ob die Beziehung ihrer Bedeutung beraubt sei. Sie basierte ja hauptsächlich auf dem Helfen. Wenn der Partner nun die Hilfe nicht mehr braucht, sehen wir, brechen die Beziehungen häufiger auseinander. Eben weil der Helfer das Gefühl hat, für mich ist in dieser Beziehung kein Platz mehr, kein Sinn mehr.

Karl S.: Jetzt ist der Ehepartner angesprochen worden. Solange ich getrunken habe, durfte der Ehepartner machen, was er wollte, er hat es immer verkehrt gemacht. War er auf dem Helfertrip, dann hatte ich ja Grund, weiterzutrinken. War er böse, hat er sich gegen mich gestellt, dann habe ich auch getrunken. Egal, der Partner macht, solange ich trinke, alles verkehrt.

Luban-Plozza: Wenn unter den Partnern diese Situation entsteht – und sie entsteht ja sehr häufig, daß man nicht helfen kann –, dann frage ich mich: Lohnt es sich nicht bei diesem Bezugssystem, bei diesem Umfeld auch andere Angehörige einmal zusammenzunehmen, um zu sehen, zu hören, was hier geschieht, im Sinne der Familienkonfrontation. Denn sehr oft sind ja eben die Kinder so genau im Bilde, obwohl man vielleicht versucht, eine Fassade aufzubauen. Und da ist vielleicht doch eine Bezugsperson da, die sogar aktiv ist und sehr klar sieht, die etwas mithelfen könnte.

Watzlawick: Selbst wenn eine solche Bezugsperson nicht existierte, besteht immer noch eine Möglichkeit zu einem 1. Schritt vorwärts, die darin besteht, daß man die Partner in einer Weise befragt, die Frau Selvini in Mailand „zirkuläre Befragung" nennt. Man befragt z. B. den Mann: Wenn Ihre Frau nicht hier wäre und ich würde Sie nun fragen, wie sieht Ihre Frau das Problem, was würden Sie antworten? Man befragt das Wissen um die Perspektive des anderen und man bittet den anderen Ehepartner zu schweigen und aufzupassen, wie genau oder ungenau, vollständig oder unvollständig der andere den eigenen Standpunkt darlegt. Und dann macht man das auch umgekehrt, man befragt den anderen Bezugspartner: Wenn Ihr Mann nicht hier wäre, und ich fragte Sie, wie sieht Ihr Mann das Problem? Das Wichtige daran ist – vielleicht nicht so oft wie man es sich erhoffen würde, aber doch immerhin –, daß sich die Möglichkeit ergibt, daß einer der Partner fassungslos sagt: Ich hatte ja keine Ahnung, daß Du glaubst, daß ich das glaube. Es stellt sich heraus, daß die beiden gefangen waren in einem Mechanismus, den ich auf die Formel gebracht habe: Ich weiß genau, was du denkst. Indem man eben *keine* Ahnung hat, stellt sich heraus, wie der andere die Sache sieht und sich aus dieser Unkenntnis heraus fortwährend Probleme ergeben.

Daunderer: Die Erfahrung der Anonymen Alkoholiker mit der Gruppe sind enorm wichtig. Auch für die leichter kranken Patienten und natürlich für die Angehörigen. Bei Drogen ist der Drogenabhängige der am meisten Betroffene. Beim Alkohol ist es zunächst die Familie. Der Kranke merkt ja nichts. Je mehr die Krankheit fortschreitet und je mehr auch die Gehirnbeteiligung fortschreitet, desto glücklicher und zufriedener wird er ja. Und wir hören am Telefon tagtäglich immer wieder die Frauen oder die Männer, die anrufen und sagen, der Partner ist zur Therapie nicht motiviert. Dort den Mittelweg zu finden, den Betreffenden durch irgendwelche Tricks in die Therapie zu bekommen! Irgendwie sucht man eben für jeden einen Zugang, und dies ist immer die große Frage bei jedem Patienten. Wenn man den 1. Schritt gemacht hat, dann ist es akademisch, ob man so behandelt oder so. Es führen ja viele Wege nach Rom. Aber der 1. Zugang ist mit Sicherheit das Allerwichtigste. Wenn er dann in der Gruppe ist, dann lernt er aus den Rückfällen anderer. Ich setze z. B. in jede Gruppe so jemanden wie Sie rein, der erzählt, z. B. vom versteckten Alkohol. Einem Mediziner würde man das nicht glauben. So wie Sie sagen: „Wenn der nicht auch ein versoffenes Hirn hat, dann glaube ich dem nicht, was er sagt. Das muß ein Betroffener erzählen." Man lernt aus den Rückfällen der anderen wahnsinnig viel für sich selbst, und man erspart sich damit den eigenen Rückfall. Und jeder muß mit irgendeiner Form eines Rückfalls konfrontiert werden. Entweder macht er es bei sich, das ist natürlich düster, weil er dann auch seinen Organismus mißbraucht, oder er läßt es andere machen, dann geht das eleganter. Und es ist halt sehr schön, wenn man als Patient über schwerer Kranke, die es nicht ohne Rückfälle schaffen, von oben herabschauen kann. Diese Kenntnis der anderen hilft sehr viel. Die Partnerin, die in so einer Gruppe sitzt und sieht, wie die anderen Frauen auch leiden, oder die anderen Männer, lernt sehr viel. Eigenartigerweise sind es immer die Frauen, die zu ihren kranken Männern mit in Therapie gehen und ganz, ganz selten die Männer, die zu ihren kranken Frauen gehen und diese Opfer bringen. Ich halte die drogenfreie Bezugsperson, die zumindest die wichtigsten Schritte der Therapie kennenlernen sollte, für ein Muß. Die Therapie geht ja über viele, viele Stufen, und zumindest bei jeder Stufe sollte man mal reingeschmeckt haben, was sich jetzt verändert. Das ist, glaube ich, ganz, ganz wesentlich. Dem drogenfreien Partner geht es ja nach einigen Monaten furchtbar schlecht. Der läßt sich gehen und hat dann selber seine seelischen Probleme, versucht vielleicht auch zu trinken oder sonst irgendetwas. Es kommen so alte Verhaltensweisen heraus. Man muß das auch mit auffangen, das ist unabdingbar. Und wenn wir früher Drogenabhängige allein betreut haben, dann ging immer die Ehe auseinander, weil der Partner den Anschluß an den Selbständigen verliert, der ja ganz anders ist, der seit 20 Jahren abhängig war – vielleicht hat man ihn als Abhängigen schon geheiratet – jetzt ein ganz anderer Mensch wird, mit dem kommt man nicht zurecht. Eine gemeinsame Therapie halte ich für unabdingbar.

Liesel S.: Ich kam mir auch immer als Null vor, nach außen hin sehr stark. Ich war eine Null und doch etwas. Und erst später habe ich mich in der Gruppe, in der Angehörigengruppe, aufgebaut. Ich wurde jemand, ich brauche keine Minderwertigkeitskomplexe zu haben. Ja, ich habe mich so aufgebaut, daß ich heute hier sitzen und reden kann. Das hätte ich vor einiger Zeit nicht fertiggebracht. Da hätte mich schon gar niemand hier hergebracht. Alles braucht seine Zeit, seine Reife.

Watzlawick: Irrwege müssen begangen werden, um sich als Irrwege zu erweisen. Man muß am Nullpunkt ankommen.

Liesel S.: Ja, und am Nullpunkt, am Tiefpunkt, da muß ich anfangen.

Karl S.: Jeder Alkoholiker oder Drogenabhängige braucht den persönlichen Tiefpunkt, um zu erkennen: So darf es nicht weitergehen. Ich kann ja nur von mir sprechen. Da kann ich sagen, ich hatte verschiedene Nullpunkte, Tiefpunkte, und habe gemeint, ich könnte sie durch Weitertrinken lösen.

Pöldinger: Was geben Sie uns für Ratschläge?

Heinz H.: Ich würde dem Arzt sagen, wenn ich komme und mir öfters eine Krankschreibung hole, daß der Arzt mich mal anspricht und sagt: Haben Sie ein Problem? Haben Sie Angst? Ich glaube, diese Krankheit kommt hauptsächlich aus der Angst, morgen früh wieder zur Arbeit zu gehen. Hauptsächlich wenn die Krankschreibungen montags geholt werden. Montags habe ich immer Angst gehabt, zur Arbeit zu gehen, und da habe ich mich krank gemeldet. Oder ich bin zur Arbeit und gleich wieder zurück, von der Arbeit weg und habe gesagt: „Ich fühle mich unwohl." Und dann habe ich meistens beim Arzt geschwitzt. Das waren die Angstgefühle. Wenn er mich angesprochen hätte: ‚Haben Sie ein Problem, schlucken Sie das Problem mit Alkohol?' dann hätte ich wahrscheinlich nicht so reagiert, wie ich heute reagiere, aber ich hätte gesagt, na ja also daheim hat es nicht gestimmt, im Geschäft hat es nicht gestimmt, da muß man ja mal einen darauf trinken, und deshalb ist es mir heute nicht gut. Das sind dann die ersten Anzeichen für einen Arzt, daß ich meine Probleme nicht mehr normal bewältigen kann, sondern daß ich zum Hilfsmittel greife. Das kann auch mit Tabletten sein.

Pöldinger: Er dürfte Ihnen auch sagen, daß es Probleme gibt, die nicht in Alkohol löslich sind?

Heinz H.: Ja, ja der könnte mir vielleicht auch sagen, daß ich eben das Problem mit dem Alkohol nicht lösen kann, und mich darauf hinweisen, daß ich evtl. schon krank bin oder abhängig. Wenn er das in einem ruhigen Gespräch sagt, dann bin ich auch empfänglich. Meistens ist man empfänglich, wenn man kaputt ist, und kaputt bin ich in dem Moment, wenn ich zum Arzt komme und keinen anderen Ausweg mehr weiß.

Kathrin F.: Ich habe so oft gehört, daß die Vergangenheitsbewältigung und einfach sonst alle Sorgen, die ich irgendwie auch kenne, zur Abhängigkeit führen können. Aber ich bin ja nicht drogenabhängig geworden. Was ist denn der Unterschied, wann wird man abhängig? Oder besser gefragt, was ist die Grundursache? – Überall heißt es, warum trinkst du? Es ist immer ein Grund da!

Pöldinger: Das ist das Rationalisierungsbedürfnis. Das Selbstbewußtsein darf nicht verletzt werden, das hat eine ungeheuere Stabilität. Und wenn das irgendwie verletzt wird, dann sucht man gleich eine Erklärung. Wenn man z. B. keine gute Leistung vollbracht hat, sagt man nicht: „Ich habe nichts gekonnt", sondern sagt: „Gestern habe ich schlecht geschlafen" oder „es ist Föhn". Also das Selbstbewußtsein verteidigt sich ungemein, und daher muß man immer einen Grund finden. Und deswegen ist es eben müßig, nach Gründen in diesem Sinne zu suchen, weil man immer einen Grund findet. Aber es gibt gewisse Gemeinsamkeiten im Verhalten, in der Beziehung, und dort liegt das Problem, vielleicht nicht so sehr im Einzelgrund.

Dickhaut: Wenn ich mit mir in meiner Situation nicht zurechtkomme und dann den Alkohol als Hilfe brauche, bin *ich* der Grund.

Watzlawick: Fragen Sie gelegentlich mal „wozu?" statt „warum?" – „wozu?", das kann eine große Veränderung in der Perspektive herbeiführen.

Solms: Wenn ich anfangen kann zu leben und aufhöre, einfach nur zu überleben, dann stellt sich die Frage: „wozu?" und nach dem Sinn.

Pöldinger: Und deswegen ist es eben so gefährlich, nur in der Vergangenheit zu wühlen, weil man da nämlich das Ziel vergißt, die Zukunft. Und was wir heute gelernt haben, ist, wir dürfen das Ziel nicht zu weit in der Zukunft suchen. Wir müssen es im Heute suchen.

Watzlawick: Dieses Suchen in der Vergangenheit ist etwas, was der Philosoph Karl Popper als eine „selbstimmunisierende Proposition" bezeichnet, womit er folgendes meint: Wenn aufgrund Ihrer Suche nach den Gründen Sie noch nicht beim Grund angekommen sind, so kann das nur bedeuten, daß Sie noch nicht lange und tief genug gesucht haben. Damit wird die Suche endlos.

Kathrin F.: Aber verstehen Sie, das ist für mich schlußendlich auch eine Schuldfrage. Ich hatte vielleicht in diesen letzten 15 Jahren überall einmal angeklopft, also Versuche unternommen. Da hat es zuerst geheißen, ja warum trinkt denn Ihr Mann? Da habe ich gesagt, ja das weiß ich nicht. Ja dann müssen Sie erst den Grund suchen. Und dann ist das Naheliegende: ich bin der Grund, oder? Ich habe ja mit ihm eine Beziehung, und vorher war er ja nicht so.

Watzlawick: Glauben Sie mir, die schlimmsten menschlichen Konflikte entstehen dadurch, daß jemand in bester Absicht und mit der größten Hingabe eine falsche Lösung anstrebt.

Karl S.: Ja, ich glaube, ich bin unter falschen Voraussetzungen als Abhängiger zum Arzt gegangen, um Hilfe zu erbetteln, die er mir gar nicht geben konnte. Und als dann der Arzt endlich einmal draufkam, daß Alkohol im Spiel war, war ich bereit, nicht wie in der Vergangenheit den Arzt zu wechseln, weil er mich auf Alkohol angesprochen hat, sondern ich war endlich einmal bereit, von mir aus zu dem Arzt zu gehen.

Pöldinger: Also das heißt, wir dürfen nicht erwarten – das tun wir auch nicht –, daß einer kommt und sagt, ich bin Alkoholiker. Sondern wir müssen zu dem Zeitpunkt, wo sie noch nicht bereit sind, darüber zu reden, schon danach fragen. Und daran hapert es, an dem „rechtzeitig".

Heinz H.: Früher hieß es immer, wenn ich irgendwo hingekommen bin zum Arzt: Strecken Sie mal die Hände aus: Zittern, aha, vegetative Dystonie. Wenn ich gewußt hätte, was das ist!

Luban-Plozza: Der Arzt weiß es auch nicht!

Heinz H.: Ich habe vegetative Dystonie, was soll ich damit machen? Ich habe darauf gesoffen und dann war es wieder weg. Da habe ich mir gesagt, wenn ich vegetative Dystonie habe, muß ich einen trinken, dann geht das weg. Es ist so schlecht, wenn nicht die Sprache der Patienten gesprochen wird. Dann gehe ich lieber raus. Wenn der gesagt hätte: „Das Zittern, was Sie da haben, und Ihre Polyneuritis" – früher wußte ich ja auch nicht, was das ist – „Ihr Muskelkater, der kommt vom Saufen", hätte ich vielleicht früher aufgehört. Ich weiß es nicht. Sagen Sie nie zu einem Patienten, er ist Alkoholiker. Sagen Sie zu ihm, er ist alkoholkrank. Wenn Sie sagen: „Sie sind Alkoholiker", das ist eine Abwertung, wie wenn Sie sagen: „Sie sind der größte Penner und der letzte Dreck." Sagen Sie zu ihm: „Sie sind alkoholkrank." Das wird er akzeptieren.

Pöldinger: Auch einer der Sätze, die wir uns merken müssen.

Vom Sinn des Ganzen

Helmut A. Zappe

> ... die Vergänglichkeit singt mir ins Herz.
> *Heinz Piontek* (1953)

> Seines Todes ist man gewiß: warum wollte man nicht heiter sein?
> *Friedrich Nietzsche* (1882–88)

Wir sind vermutlich alle noch ein wenig müde und benommen von dem anspruchsvollen gestrigen Nachmittag mit seinen beeindruckenden Höhepunkten. Bitte erwarten Sie daher jetzt nicht von einem philosophisch ungeschliffenen Praktiker geschliffene Ausführungen zu einem Thema, das – anspruchsvoll genug – mit einiger Berechtigung auch philosophisch verstanden werden kann. Die Aufgabe, die mir hier zufällt, ist schlicht und ergreifend, den gestrigen Tag mit dem heutigen zu verbinden; und zwar nicht nur zeitlich, denn das geschieht ja von selbst, sondern thematisch und vielleicht (sogar) inhaltlich: Wie paßt das Philosophische mit der praktischen Medizin zusammen, um die es heute in den Arbeitsgruppen geht? Eine Verbindung muß auf den ersten Blick als vermessen erscheinen und ähnlich aussichtslos wie der immer wieder unternommene Versuch, Theorie und Praxis in Einklang zu bringen.

Hier kann uns Albert Camus weiterhelfen, der gleich zu Beginn seines philosophischen Versuchs über den *Mythos von Sisyphos*[1] feststellt:

> Es gibt nur ein wirklich ernstes philosophisches Problem: den Selbstmord. Die Entscheidung, ob das Leben sich lohne oder nicht, beantwortet die Grundfrage der Philosophie. Alles andere – ob die Welt drei Dimensionen und der Geist neun oder zwölf Kategorien habe – kommt erst später (Camus 1942).

Diese unmittelbar einleuchtende, pragmatische Sicht kommt uns praktischen Ärzten gewiß entgegen. Dem Leben verpflichtet und praktisch veranlagt (wie wir nun einmal sind), kümmert uns nicht so sehr, ob die

---

[1] Sisyphos ist eine tragische Figur aus der griechischen Mythologie, dessen Schicksal sich bei der Beschreibung hausärztlicher Tätigkeit als Vergleich geradezu aufdrängt.

Welt nach philosophischen Kriterien auch wirklich existiert. Daß Philosophen immer noch darüber reden, während doch augenscheinlich diese Welt um uns herum zugrunde geht, hält der Philosoph Karl Popper sogar für den größten Skandal seiner Wissenschaft (Popper 1972).

Nein, wir beschränken uns – unserem Beruf und unserer Neigung entsprechend – auf die Dinge, die dem Leben am nächsten stehen. Denn ist das Leben beeinträchtigt, gar bedroht, wird ja auch zunächst der Arzt als Sachverständiger gerufen. Der Patient will wissen, was er „hat". Und der Arzt soll diese Frage vor allen anderen Fragen beantworten. Stellt sich die Erkrankung als banal heraus und wird sie auch so empfunden, genügt zur Beruhigung des Patienten (wie übrigens auch des Arztes) und vielleicht auch schon zur Heilung eine banale Erklärung: ein Virus, das Wetter möglicherweise, auch die Vermutungen der Nachbarn sind vielversprechend. Allzuviel Sinn jedenfalls muß nicht dahinterstecken. Mit der Schwere der Erkrankung aber wächst die Größe der Frage. Letztlich gipfelt sie in der Frage nach dem Sinn des Ganzen, des Universums und des eigenen Lebens darin. Wir stehen betreten neben dem Bett des Todkranken und müssen ehrlicherweise und leider Gottes eine eindeutige Antwort schuldig bleiben. Wir sind sogar dankbar erleichtert, wenn wir von scheinbar Einsichtigen weniger damit bedrängt werden; wenn wir als Ärzte das Warum hier einmal außer acht lassen und uns mit dem Wie beschäftigen dürfen: den Puls fühlen, die Pupille prüfen. Und für einen Augenblick bemerken wir dann: Die Frage nach dem Sinn des Ganzen gilt auch für uns; wir selbst sind der Patient, für dessen Arzt wir uns hielten.

Der praktische Gesichtspunkt

So gesund und munter, wie wir im Leben stehen, ist die Frage nach dem Sinn des Ganzen für uns nur nicht so aktuell, sie ist uns eher verdächtig. Der Gesunde, der die Frage stellt – so müssen wir befürchten – ist krank, zumindest von des Gedankens Blässe angekränkelt. Doch gibt es selbstverständlich Ausnahmen. Und zwar meist dann, wenn das Leben aus den eingefahrenen Gleisen zu springen droht und eine Besinnung nötig wird. Etwa – der Empfindsame erinnert sich – wenn gegen Ende der Pubertät das Selbstbewußtsein aufkeimt und der Heranwachsende sich plötzlich in ein verwirrendes Leben gestellt sieht. Hier taucht die Frage erstmals auf. Sie irritiert Eltern und Kinder gleichermaßen. Gegen die Konzentrationsschwäche, die sich meist einstellt und in der Schule bemerkbar macht, werden gerne Aufbaumittel verordnet. Die Kümmernisse erster und selbstverständlich auch späterer Liebesenttäuschungen brauchen wohl kaum erwähnt zu werden. Man erinnert sich nur allzu deutlich, wie mit dem Verlust des geliebten Menschen die Welt jeglichen Sinns beraubt schien. Zur Lebensmitte hin stellt sich die Frage nach dem Sinn des Ganzen erneut heftiger. Jetzt, da die Zukunft mit dem Maß des bisher Erreichten gemessen wird, werden vorzugsweise Beruhigungsmittel verlangt. Deren Konsum setzt geradezu abrupt um das 40. Lebensjahr ein und steigt anschließend rapide.

Sie kennen die Beispiele aus Ihrer Sprechstunde zur Genüge, freilich der medizinisch weniger ergiebigen. Die Thematik finden wir daher auch nicht so sehr in der Fachliteratur als vielmehr in der schöngeistigen, dort aber dafür meisterhaft beschrieben. Etwa als *Die Verwirrungen des Zöglings Törless*, *Die Leiden des jungen Werther* oder in den Aufzeichnungen des *Steppenwolfs*. Die dort geschilderten Fragwürdigkeiten des Lebens rühren durchaus am Lebensnerv und treffen ihn mitunter tödlich. Dies belegen die Depressions- und Selbstmordraten statistisch hinreichend genau: sie sind um die genannten Lebensalter jeweils am höchsten.[2] Den Statistiken ist weiter zu entnehmen, daß die Zahl der Depressionen wie die der Selbstmorde mit dem Lebensalter steigt. Vielleicht hängt auch dies damit zusammen, daß die jugendliche Zuversicht schwindet, den Sinn des Lebens mit der Erfahrung der Jahre zu ergründen. Vielmehr wird im Laufe eben dieser Jahre ernüchtert festgestellt, daß nicht alle Blütenträume reiften und daß die Suche ein Leben lang währt. Nicht jeder erträgt das. Und – wie zu beobachten – nur in den allerseltensten und glücklichen Fällen – vielleicht nur Philosophen vorbehalten – weicht die angestrengte Suche einer heiteren, sokratischen Gelassenheit. Daher bringen wir – wie Sigmund Freud bemerkt – „dem Verstorbenen selbst [...] ein besonderes Verhalten entgegen, fast wie eine Bewunderung für einen, der etwas sehr Schwieriges zustande gebracht hat" (Freud 1915).

Die Frage nach dem Sinn des Ganzen bedrängt nicht nur den kranken oder alten Menschen und nicht nur den durch eine Lebenskrise Verunsicherten. Camus behauptet in dem eingangs erwähnten Essay, daß „das Gefühl der Absurdität jeden beliebigen Menschen an jeder beliebigen Straßenecke anspringen" kann (Camus 1942). Auch hierfür sind uns die Beispiele aus der Praxis durchaus vertraut: Der verläßliche Boden schwindet, und die Schwindelgefühle sind nicht – wie uns ärztlicherseits nachzuprüfen obliegt – auf eine Kreislaufschwäche oder einen Hörsturz zurückzuführen. Auch dies sind keine Fälle im streng medizinischen Sinne. In den Gegenstandskatalogen suchen wir erneut vergebens. Doch in den hausärztlichen Praxen ist – wenn auch meist unausgesprochen – mehr als nur die Rede davon. Allein unheilbar gesunde Naturen, so hört man, bleiben von derlei Anfechtungen verschont.

---

[2] Die Trefflichkeit der literarischen Beschreibung ist gleichfalls, wenn auch auf makabre Weise durch die Selbstmordwellen belegt, die der Veröffentlichung des *Werther* und des *Steppenwolf* folgten.

Hier also könnte die Nahtstelle sein zu dem, was wir Ärzte in der Philosophie suchen – auch wenn wir vielleicht sonst dort nichts zu suchen haben. Wir möchten nämlich liebend gerne wissen, was über das Medizinische hinaus zu tun möglich ist. Das bereits heißt philosophieren, wenn wir „Philosophie" etwas altmodisch (dafür aber korrekt) mit „Liebe zum Wissen" übersetzen.

Der theoretische Gesichtspunkt

Eine Antwort auf die Frage nach dem Sinn des Ganzen, die womöglich zeitlos und für jeden gültig wäre, käme – wie Sie aus eigener Erfahrung wissen mögen – der Quadratur des Kreises gleich. Realistischerweise werden Sie das nicht von mir erwarten. Man kann freilich darüber spekulieren – wenn Sie mir den kurzen Abstecher gestatten –, daß wir durchaus in der Lage sind, Sinn und Zweck gewisser Teile zu erkennen. Diese ergeben zusammengenommen dann unser Weltbild. Sobald wir aber selbst als Teil in dieses Weltbild rücken und es als Ganzes betrachten wollen, geraten wir ganz unvermeidlich in die Paradoxie der Rückbezüglichkeit, ähnlich dem Auge, das sich selbst nicht sieht. In den 50er und 60er Jahren ging eine Gruppe außergewöhnlicher Wissenschaftler um den Anthropologen Gregory Bateson und den Psychiater Don Jackson der Frage nach, wie derart rückbezügliche Paradoxien menschliches Denken und Verhalten beeinflussen. Die Ergebnisse und die daraus folgenden Einsichten hat zuletzt Paul Watzlawick brillant beschrieben (Watzlawick 1979). Unter anderem zitiert er Erwin Schrödinger aus dessen Buch *Mind and Matter:*

> Der Grund, weshalb unser empfindendes, wahrnehmendes und denkendes Ich nirgendwo in unserem wissenschaftlichen Weltbild angetroffen werden kann, läßt sich leicht in sechs Worten sagen: Weil es selbst dieses Weltbild ist. Es ist identisch mit dem Ganzen und kann daher nicht in ihm als Teil enthalten sein (Schrödinger 1958).

Das mag leicht gesagt sein, es ist – wie gerade zu bemerken – weniger leicht zu verstehen. Was uns darüber hinweghilft, ist vielleicht die Tatsache, daß dies schon kompetentere Geister in depressive Hoffnungslosigkeit stürzte. So beispielsweise Bertrand Russell, der, als er an den *Principia mathematica* schrieb, auf die Widersprüche der Rückbezüglichkeit stieß, deren Unauflösbarkeit erkannte und daraufhin glaubte, den Rest seines Lebens „mit dem Starren auf den leeren Papierbogen zubringen zu müssen" (Russell 1967). Um uns dieses Schicksal zu ersparen, sei noch erwähnt, wie Russell das Dilemma für die Mathematik löste: Er erklärte rückbezügliche Sätze kurzerhand für unzulässig.

Man kann die konsequente Lösung nur bestaunen. Aber so wünschenswert einfach sieht die Lösung in unserem Leben nicht aus. Die Frage nach dem Sinn des Lebens wird nach wie vor gestellt. Denn „wer sein Leben und das seiner Mitmenschen als sinnlos empfindet" – so Albert Einstein – „ist nicht nur unglücklich, sondern auch kaum lebensfähig" (Einstein 1934). Und sofort tauchen bei der Suche nach dem Sinn jene kreisförmig rückbezüglichen Beziehungen zwischen Subjekt und Objekt, Bild und Selbstbild, Ursache und Wirkung auf, die uns in der Praxis so hartnäckig Schwierigkeiten bereiten. Inbesondere dann, wenn der Anspruch auf tiefgründige, echte oder wahre Lösungen erhoben wird, wofür begabte Sinnsucher besonders anfällig sind.

Da haben wir die Themen der Arbeitsgruppen auch schon beisammen: Wie kaum zu übersehen, steht beispielsweise der Depressive sich selbst im Weg. Anstatt das Nächstliegende zu tun, nämlich zu leben, grübelt er über den Sinn des Lebens nach, den seine Mitmenschen offenbar haben – wie sonst könnten sie leben? Bild und Selbstbild machen ihm zu schaffen. Was, nebenbei bemerkt, bei besonderer Gedankentiefe auch uns am Praxisleben zweifeln läßt. Vom Süchtigen wissen wir nicht so recht, ob er nun süchtig ist, weil er den Sinn nicht finden kann, oder ob er ihn nicht findet, weil er süchtig ist. Ursache und Wirkung sind hier kreisförmig verknüpft. Nicht nur Alkohol und Drogen sind als Suchtmittel begehrt. Die Palette reicht von sexueller Hörigkeit bis zu der kaum zu bezähmenden Leidenschaft, Bierdeckel zu sammeln. Die Sache hat noch ihre ernstere Pointe, wenn Sie unter diesem Aspekt die Ihnen lieb gewordenen Gewohnheiten sichten. Schließlich kennen wir aus der Praxis jenen fanatischen Besserwisser, der sich unbeirrt Diagnose wie Therapie selbst prophezeit. Ursache und Wirkung fallen bei ihm zusammen. Wie selbstverständlich auch die eigene Empfehlung nur stets die allerbeste ist.

Der therapeutische Gesichtspunkt

Wer an diesen Dingen leidet, für den gibt es keine einfachen Rezepte. Das liegt daran, daß sich das Kausalgefüge der beteiligten Elemente kreisförmig abschließt, sich dadurch gegen äußere, auch gut gemeinte Einflüsse wappnet, sich sozusagen selbst immunisiert. In diesen Fällen soll selbst die geballte Weisheit einer philosophischen Zitatensammlung – beschwörend vorgetragen – nichts gefruchtet haben. Auch die schlichten Argumente des gesunden Menschenverstandes verfangen kaum. Im Gegenteil. Wenn Sie in guter Absicht einen Depressiven auf das schöne Wetter aufmerksam machen, kann es passieren, daß ihm seine Unfähigkeit, sich daran zu freuen, nur noch schmerzlicher bewußt wird. Folglich verstärkt sich seine Depression. So ist beoachtet worden, daß die Zahl der Selbstmorde an sonnigen Tagen größer ist, wie überhaupt in besseren Zeiten.

Der Praktiker ist mit all dem ganz schön beschäftigt. Er kann sich nicht in psychotherapeutischer Manier elegant aus der Affäre ziehen. Etwa, indem er die Frage des verzweifelten Patienten: „Was soll ich nur tun?" zurückgibt: „Was glauben Sie, könnten Sie tun?" Denn er, der Arzt, muß es ja schließlich wissen. Man erwartet es von ihm. Er muß sich also etwas „Besseres", am besten Hieb- und Stichfestes einfallen lassen. Doch dazu in den Arbeitsgruppen.

Daß es in der Praxis nicht immer mit rechten Dingen zugeht, dazu noch ein gängiges Beispiel: Sie kennen vermutlich alle den Patienten, der gerade das nicht tut, was Sie angeordnet haben. Die besondere Raffinesse liegt nun darin, daß er Ihnen das nicht sagt. Zugegeben, dieses Verwirrspiel hat nicht den Schwierigkeitsgrad der Russellschen Paradoxie. Das wäre fast zu einfach. Das für uns kaum glaubliche Paradoxe ist vielmehr, daß der Patient nichtsdestoweniger gesund wird, sozusagen entgegen Ihrem ärztlichen Rat. Und zu allem Überfluß ist er darauf noch stolz. Doch bitte trösten Sie sich. Die tiefere Wahrheit liegt vielleicht darin, daß der beste Arzt derjenige ist, der sich überflüssig macht. Und selbstverständlich sind wir nur ein kleiner Teil des Ganzen, das insgesamt wirksam ist. Daher steht die Pose des Halbgotts (in Weiß) nur wenigen, wenn überhaupt.

Es ist freilich zum Verzweifeln. Hat man zu wenig oder keinen Sinn, jagt man am Rande des Wahnsinns und gibt sich zuletzt dem Trost des Selbstmords hin. Hat man zu viel, den absoluten Sinn, verstrickt man sich in Kreuz- und Winkelzüge und verfolgt und mordet schließlich in gutem Glauben den Andersdenkenden. Wo bleibt hier noch ein bißchen Möglichkeit zum Leben? Auf diesem schmalen Grat bewegt sich auch unsere hausärztliche Tätigkeit. Sie muß das Gleichgewicht zwischen Extremen finden. Das ist nicht immer leicht. Zumal wir praktisch in der gleichen rückbezüglichen Patsche sitzen. Ein Wissenschaftler kann davon nur – theoretisch – träumen.

Vom Sinn zweier Teile

Wenn sich ein Sinn so ohne weiteres nicht finden läßt, sollte vielleicht dies einen Sinn haben? Vom Glück wird ja meist angenommen, daß es der Sinn des Lebens sei – im übrigen nach Schopenhauer ein angeborener Irrtum des Menschen (Schopenhauer 1819). Stellen Sie sich vor, der Menschheit wäre es „geglückt", eine hundertprozentige, nebenwirkungsfreie und zudem erschwinglich preiswerte Glückspille zu erfinden. Über kurz oder lang (wohl eher über kurz) würde jeder ihr nachlaufen. Wie ja schon heute jeder dem nur schnöden Mammon nachläuft, ähnlich der Maus, die im Experiment erst vor Erschöpfung vom Glücksknopf abläßt. Das soziale Gefüge würde unweigerlich zusammenbrechen – der Alptraum jeden Politikers, so er nicht selbst die Pille geschluckt hat. Nach kürzester Zeit wüßten wir nicht mehr, was Glück ist. Wenn wir es je zuvor wußten. Solche Einsicht muß auch den psychologisch feinsinnigen Nietzsche bewegt haben, wenn er Zarathustra der um ihn gescharten Menschenmenge prophezeien läßt: „Wir haben das Glück erfunden, sagen die letzten Menschen und blinzeln" (Nietzsche 1884). Mit anderen Worten: Der erfüllte Wunschtraum des ewigen Glücks wäre das Ende der Menschheit, wie auch des Rätsels Lösung nur das Ende der Geschichte ist. Der unerfüllte Wunschtraum hält uns wach und läßt uns (träumend) weitersuchen. Deshalb hat es auch keinen Sinn zu sagen, das Leben habe keinen Sinn. Dahinter verbirgt sich allenfalls die therapeutische Empfehlung, nicht gar zu angestrengt zu suchen. Denn wenn kein Sinn darin ist, brauchen wir auch keinen zu suchen.[3] Aber weitersuchen, das tun wir alle, trotz dieses Ansinnens. So ist zumindest ein Teil des Sinns des Lebens dessen Antriebskraft, wie wir ja auch im Sinn des Lebens den eigentlichen Grund für unser Leben sehen. Mithin ist der Sinn zugleich die Ursache des Lebens, die „causa finalis" nach Aristoteles, der offenbar schon seinerzeit in rückbezüglichen Kreisen zu Hause war.

Zu diesem Teil des Lebenssinns gesellt sich noch ein weiterer. Der große Sinntherapeut Viktor Frankl nennt ihn den „partikulären Sinn" (Frankl u. Kreuzer 1986). Das ist der Sinn, den nicht wir vom Leben, sondern – wie Frankl sagt – das Leben von uns verlangt. Dies ist – man hört es freilich nicht gern – eine Aufgabe, die *wir* zu erfüllen haben. Da wäre beispielsweise und zuallererst das Zusammenleben mit den anderen: in unserer Gesellschaft also Partnerschaft und Familie, mit ihren angenehmen und weniger angenehmen Umgangsformen. Wenn es auch nicht immer einleuchtet, so spürt doch jeder, wie wichtig ein vertrauter Kreis von Menschen ist. Wir können – streng genommen – ohne ihn nicht leben. So überrascht es kaum, daß in einer kürzlich in der Schweiz erhobenen Umfrage die Angst, einen nahestehenden Menschen zu verlieren, am häufigsten genannt wird (Pöldinger 1988). Auch der Individualpsychologe Alfred Adler konnte sich eine Verwirklichung des Lebenssinns nur in der Gemeinschaft vorstellen (Adler 1933). Eng damit verbunden, aber doch schon etwas weiter gedacht, ist die Tatsache, daß diese kleine familiäre Welt auf der Gemeinschaft der ganzen Menschheit fußt und weiter auf der Tier- und Pflanzenwelt. Auch dies spürt jeder. So wurde in der genannten Umfrage bereits an 2. Stelle und noch vor der Angst vor eigener Krankheit die Angst vor der Umweltzerstörung genannt. Der 10jährige Martin schreibt in einem Leserbrief:

---

[3] Dies zumindest legt uns – wie Paul Watzlawick bemerkt – „die weise Bescheidung des Königs in *Alice im Wunderland* nahe, der das Gedicht des weißen Kaninchens liest, es unsinnig findet und sowohl erleichtert wie achselzuckend feststellt: ‚Wenn kein Sinn darin ist, erspart uns das eine Menge Arbeit, denn dann brauchen wir auch keinen zu suchen'" (Watzlawick 1981).

Der letzte Baum wird in einem Glashaus stehen. [...] Am Schluß werden die Menschen durch ihre eigene Schuld sterben, weil sie die Natur und alle Lebewesen zerstört und getötet haben (Hundhammer 1989).

Dieser noch unbefangenen Sprache ist nichts hinzuzufügen. Man kann allerdings zu dem Schluß gelangen, daß auch dieses Thema ein Thema ärztlicher Ethik ist. Wer außer dem Arzt, der Physik, Chemie, Biologie – angeblich des Guten zuviel – dann Physiologie usw. bis hinauf zu den Pathologien des menschlichen Geistes studieren durfte und gebüffelt hat, hat denn diese ideale Möglichkeit, den rückbezüglichen Zusammenhang zu sehen? Und dazu noch so greifbar deutlich, wie wir beispielsweise die überschießend wachsende Pilzkultur in der Petri-Schale schließlich verkümmern sehen. Wenn wir die Angst vor der Umweltzerstörung ernst nähmen und ihr prophylaktisch in der Praxis mehr Platz einräumten als der vergleichsweise nur selten genannten Klaustrophobie, könnte dies dem Patienten (wie übrigens auch uns) nur nützen. Dem Leben verpflichtet und praktisch veranlagt wie wir nun einmal sind, könnte es uns als Ärzten sogar gelingen, die „Faulheit der öffentlichen Meinung" – so Carl Friedrich von Weizsäcker (1989) – aufzurütteln. Wenn wir die gemeinsame und überaus praktische Aufgabe, als Ganzes zu überleben, auch gemeinsam angehen, gibt es viel zu tun, für jeden. Die individuelle wie die allgemein beklagte Sinnkrise wäre zu einem großen Teil behoben. Nur etwas Mut und Phantasie gehören dazu.

Zu guter Letzt wäre also noch ein Teil vom *Sinn des Ganzen* der *Sinn für das Ganze*. Und dieser könnte auch der Sinn des ganzen (heutigen) Unternehmens, der Sinn unseres Zusammentreffens sein.

Literatur

Adler A (^{1}1933, 1974) Der Sinn des Lebens. Fischer, Frankfurt am Main, S 166
Camus A (1942) Le Mythe de Sisyphe. [Dtsch Übers (^{13}1970) Der Mythos von Sisyphos – Ein Versuch über das Absurde. Rowohlt, Reinbek, S 9 u 15]
Einstein A (^{1}1934, 1984) Mein Weltbild. Ullstein, Frankfurt am Main, S 10
Frankl VE, Kreuzer F (1986) Im Anfang war der Sinn. Von der Psychoanalyse zur Logotherapie; ein Gespräch. Piper, München, S 45
Freud S (1915) Zeitgemäßes über Krieg und Tod. In: Sigmund Freud Studienausgabe, Bd IX (1974). Fischer, Frankfurt am Main, S 50
Hundhammer M (1989) Leserbrief. In: Zukunft? Nichts als Müll! Was Schulkinder sich heute von ihrem Leben erwarten: Apokalypse jetzt und immerfort. Die Zeit Nr. 10 (3. März 1989)
Nietzsche F (^{1}1884, 1966) Also sprach Zarathustra. Goldmann, München, S 16
Nietzsche F (1882–88) Bruchstücke zu den Dionysos-Dithyramben Nr. 60. In: Nietzsches Werke, Bd VIII (1919). Kröner, Leipzig, S 379–403
Piontek H (1953) Die Rauchfahne. Vergängliche Psalmen XI. In: Piontek H (1982) Werke in 6 Bänden, Bd I. Schneekluth, München, S 65
Pöldinger W (1988) Ängste in der Schweizer Bevölkerung. In: Pöldinger W (Hrsg) Angst und Angstbewältigung. Huber, Bern, S 7

Popper KR (1972) Objective Knowledge [Dtsch Übers (1973) Objektive Erkenntnis. Hoffmann und Campe, Hamburg, S 46]
Russell B (1967) Autobiography. [Dtsch Übers (1967) Mein Leben 1872–1914 (Bd I). Europa Verlag, Zürich, S 217]
Schopenhauer A (1819) Die Welt als Wille und Vorstellung, Bd. 2. In: Hübscher A (Hrsg) (1949) Sämtliche Werke, Bd 3. Brockhaus, Wiesbaden, S 729
Schrödinger E (1958) Mind and Matter. Cambridge University Press, Cambridge, S 52
Watzlawick P (1979) Münchhausens Zopf und Wittgensteins Leiter. Zum Problem der Rückbezüglichkeit. In: Watzlawick P (1988) Münchhausens Zopf oder: Psychotherapie und „Wirklichkeit". Huber, Bern, S 135
Watzlawick P (1981) Epilog. In: Watzlawick P (Hrsg) Die erfundene Wirklichkeit. Piper, München, S 311
Weizsäcker CF (1989) Die Faulheit der öffentlichen Meinung ist unser Unglück. Süddeutsche Zeitung Nr. 35 (11./12. Feb. 1989):11

Diskussion

Gisela Fischer: Da ich das Fach Allgemeinmedizin in dieser Diskussion vertreten soll, möchte ich zunächst die Gelegenheit zu der Bemerkung nutzen, daß ich in dem Zustandekommen einer solchen Tagung mit so hochkarätigen Beteiligten eine nicht unerhebliche Aufwertung für unser Fach sehe. Die Allgemeinmedizin, die ja schließlich von grundlegender Bedeutung für die Krankenversorgung ist, erfährt dadurch eine adäquate Anerkennung. Ich glaube sogar, die Anerkennung geht noch weiter. Diese Tagung zeigt – und darin besteht das Spektakuläre –, daß die Allgemeinmedizin nicht nur bereichert wird durch Innovationen auf dem naturwissenschaftlichen Sektor, sondern daß es für sie kennzeichnend ist, eine Art geisteswissenschaftliche Eingebundenheit in weiterführenden Fragen zu suchen, in Sinnfragen, die für unser hausärztliches Tun unerläßlich sind.

Es handelt sich bei Überlegungen dieser Art ja nicht nur um abgehobene Theorien, um wirklichkeitsferne Gedankenwelten, sondern solche Dinge bestimmen ganz wesentlich unser Alltagshandeln in der Praxis. Das naturwissenschaftlich-medizinische System stellt uns Kriterien zur Verfügung, die uns die Richtigkeit unserer Handlungsweisen innerhalb dieses Systems erkennen lassen, die uns also sagen, ob etwas naturwissenschaftlich plausibel ist oder nicht. Aber alles, was wir als Hausärzte tun, betrifft ja auch ganz andere Bereiche, nämlich die des Alltagslebens unserer Patienten. Und damit befinden wir uns in einem System, in dem ganz andere Wertmaßstäbe gelten als die, aus denen heraus wir normalerweise unsere Handlungen begründen. Dieser Konflikt ist für die Medizin sicher allgemein typisch, aber er ist in unserem Fach, in der hausärztlichen Medizin, eine ganz grundlegende Erfahrung und keine spektakuläre Ausnahme. Der Hausarzt ist in größerem Maße als andere Berufsgruppen der Medizin tagtäglich gezwungen, so etwas wie Ziel- und Zweckentscheidung für seinen Patienten zu treffen. Denken Sie nur an den Konflikt zwischen Lebensverlängerung oder Lebensverbesserung – z. B. bei sehr alten Patienten. Denken Sie an so banale Fragen, ob etwa eine Hypertonietherapie mit einem Medikament durchgeführt werden soll, weil sie erwiesenermaßen medizinisch durchaus sinnvoll ist; wenn sie aber gleichzeitig von dem Patienten als extreme Belastung empfunden wird, dann geraten wir in einen Konflikt, wie er sich uns tagtäglich stellt. Wir müssen noch nicht einmal die Psychosomatik bemühen, um zu einer Lösung zu gelangen, die für beide Seiten befriedigend ist. Diese Art der Lösung ist einerseits wichtig für unser Fach, andererseits aber sehr schwierig, und zwar deshalb, weil uns bisher nur sehr wenige Entscheidungskriterien an die Hand gegeben sind. Ich bin mir vollkommen darüber im klaren, daß die Philosophie eine Patentlösung nicht liefern kann. Sie kann uns aber immerhin Hinweise darauf geben, welche Art von Fragen wir stellen müssen, um ein bißchen weiterzukommen. Fragen zu stellen ist immer der allererste Schritt, durch den sich dann neue Möglichkeiten, vielleicht auch wissenschaftliche Möglichkeiten ergeben. Ich sehe, daß Sie den Kopf schütteln. Sie haben ja einen Ausweg angeboten. Sie sagten, dieses Problem sei zu lösen, wenn wir uns nur auf die Subjektivität des Patienten einließen, seiner inneren Wirklichkeit und Wunschvorstellung. Das ist übrigens ein Ansatz, der z. B. im holländischen Gesundheitswesen Anwendung findet. Hausärzte lernen dort, wie man Patientenkonzepte erfaßt und wie man danach im Einvernehmen mit dem Patienten ärztliche Entscheidungen trifft. Aber auch da sind unserem Handeln Grenzen gesetzt. Viele Patienten sind schon rein physisch gar nicht mehr in der Lage mitzudenken. Die sog. individuelle Wirklichkeit findet offenbar in der Krankheit ihre Grenzen. Süchtige, Abhängige etwa haben eine schädigende Wirklichkeit für sich aufgebaut. Es gibt also viele Situationen im Praxisalltag, in denen wir nicht weiterkommen. Für mich bleibt dieses grundsätzliche Problem, daß wir unsere Handlungen an der Sinnhaftigkeit im Konzept des Patienten messen müssen und daß wir hierzu relativ wenig Kriterien haben.

Hans-Georg Gadamer: Wir müssen uns darüber im klaren sein, daß es das *Haus* im alten Sinne nicht mehr gibt, auch den *Hausarzt* im alten Sinne gibt es nicht mehr. Hinter dem heutigen „Hausarzt" steht das ganze Instrumentarium unserer technisch entwickelten Kliniken. Die Lage ist so völlig anders, daß natürlich die Frage auftaucht, wie man so etwas wie die Begegnung zwischen dem Arzt und dem Patienten noch schaffen kann.

Gisela Fischer: Sie sagten, die Rolle des Hausarztes habe sich in dieser veränderten Welt auch verändert: Es gebe kaum noch „das Haus", viele althergebrachte Bezüge fehlten. Das ist eine Vorstellung, die wir nicht gerne im Raum stehen lassen.

Hans Schaefer: Sie wird aber dadurch nicht falsch, daß sie im Raum steht.

Gisela Fischer: Es entspricht aber auch nicht der Realität, wie wir sie erleben und wie wir sie auch belegen können. Es werden nämlich beispielsweise in großem Umfang Hausbesuche gemacht. Sie haben natürlich den Vorsprung, etwas erlebt zu haben, was ich aus eigener Anschauung nicht kenne. Es ist aber auch nicht ganz richtig zu sagen, dergleichen gebe es heute gar nicht mehr. Nach wie vor ist es eine unserer wichtigsten hausärztlichen Aufgaben, Familien zu betreuen, und unsere Evaluationen darüber zeigen, daß immerhin in 80% aller Fälle, in denen ein Familienmitglied Patient ist, auch die übrigen Familienmitglieder, d. h. die unmittelbaren Angehörigen, mitbetreut werden. „Family medicine", Familienmedizin, ist die entsprechende angelsächsische Bezeichnung. Sie hat gerade diese Prinzipien wieder zu einem wesentlichen Inhalt ihrer Absichten gemacht, und sie setzt sie auch in die Praxis um.

Hans Schaefer: Ich würde sehr gerne von Ihnen allen, vor allem auch von Herrn Gadamer, folgendes wissen: Mich haben – seit ich hier in Heidelberg bin – die Widerstände meiner Fakultät gegen die Psychosomatik immer sehr interessiert. Ich muß gestehen, daß ich selbst vom Saulus zum Paulus geworden bin. Als ich 1948 hierher kam, habe ich über Viktor von Weizsäcker, den ich täglich in der Fakultät sah, ebenso gelächelt wie die großen Kliniker, und ich habe 10 Jahre gebraucht, bis ich begriffen habe, was er wollte. Nun denke ich über die Gründe nach, warum es uns so schwer gefallen ist zu begreifen, was hinter der psychosomatischen Medizin steckt. Meiner Meinung nach gibt es dafür 2 Gründe. Der eine ist mir immer klar gewesen: die großen Erfolge der Pathophysiologie. Die naturwissenschaftliche Medizin hat uns *alles* erklärt – nur nicht die eigentlichen Ursachen der Krankheiten. Es war mir aber auch nicht bewußt, daß sie es nicht tat. Und das 2. ist mir heute nachmittag durch Herrn Gadamer klar geworden: die erkenntnistheoretische Natur der Philosophie. Martini sagte, die Logik müsse bei den Psychosomatikern erst einmal richtig restauriert werden, sonst könnte man denen doch nicht glauben. Das war die Logik der Erkenntnistheorie, und ich meine immer, daß Ihr Fach, Herr Gadamer, mindestens so viel, wenn nicht genauso viel, pekziert hat wie die Medizin, dieses ganze Mißverständnis zu produzieren. Würden Sie nicht auch meinen, daß die Logik und die Erkenntnistheorie die Grundlage der Philosophie sind?

Hans-Georg Gadamer: Wenn ich mich nun doch noch in das Fach sperren lassen soll, so würde ich sagen, daß das natürlich die (Schul)philosophie ist, in die ich zunächst an der Universität hineingeriet, der sog. Neukantianismus. Die gesamte Geschichte der Philosophie der Neuzeit besteht in dem Versuch, die moderne Wissenschaft und die Philosophie irgendwie miteinander zu verbinden. Man nennt das in der Philosophie Systembildung. Die Systeme der Philosophie sind Formen, von denen man sagt, die modernen Erfahrungswissenschaften ließen sich mit der Metaphysik und ihrem Erbe in einem System vereinigen. Denken wir nur an Descartes, an die Trennung von denkender Substanz und ausgedehnter Substanz. Sie zu vereinigen ist die Geburt des Systems der Philosophie. Wir haben das alle im 19. Jahrhundert in der Form erfahren, daß sich mit dem Siegeszug der Naturwissenschaft die Geisteswissenschaften und die Philosophie möglichst in deren Dienst gestellt haben. Und so haben wir dann die Philosophie zur Erkenntnistheorie werden lassen. Und so hat die Marburger Schule – die damals führende Schule des Neukantianismus, aus der ich auch komme – den Ausdruck „das Faktum der Wissenschaft" geprägt. Er besagt: Eine Tatsache ist nur, was für die Wissenschaft eine Tatsache ist. Der Widerstand, der sich dagegen regt, ist eine andere Frage. Da gibt es sicherlich viele Gründe. Man sollte sich ein bißchen weiter in der Welt umschauen. In den USA ist der „general practitioner" erheblich aufgewertet worden, er kann sogar Direktor eines Gesundheitszentrums sein und auf diese Weise die Spezialisierung sozusagen am Ort mitverantworten oder überbrücken. – Der Widerstand dagegen, ja, ich muß gestehen: Weizsäcker war Schwabe, das sollten wir nicht ganz vergessen. Er liebte die Provokation über alles. Das müssen wir trotz unserer großen Bewunderung und Freundschaft, die auch ich für ihn empfunden habe, sagen. Und ich kann mir vorstellen, daß das einem erfolgsverwöhnten großen Kliniker nicht immer gefällt.

Heinrich Schipperges: Ich habe eine praktische Frage, die mit dem Problem des Alltags zu tun hat. Wenn Krehl von den Zeichen einer neuen, einer eigenen Wissenschaft gesprochen hat, dann sollte man überlegen, ob sie Hand und Fuß hat und wie sie fortgeführt worden ist. Hier sind hauptsächlich 3 Dinge zu nennen: 1) Man wollte neben den Befunden auch etwas über die Befindlichkeit erfahren. Aber wie macht man das? Wir haben vor einigen Jahren versucht, in der Akademie der Wissenschaften eine Forschungsstelle für theoretische Pathologie aufzubauen. Doerr war der Initiator. Wir dachten, wir müßten die Pathologie, den Logos von Pathos, einmal ernstnehmen und so etwas wie eine Kategorientafel der Befindlichkeiten aufbauen. Es gibt viel mehr Arten der Befindlichkeit, als es Befunde gibt. Die Befunde kennen wir alle, lernen sie und schreiben sie nieder im Curriculum. Aber wie kommen wir an die Befindlichkeiten heran? Wie läßt sich so etwas wie eine Kategorientafel der Befindlichkeiten erarbeiten? Das ist natürlich zuerst eine Sache der Praxis. – Dann der 2. Punkt, der vor dem Hintergrund der Psychosomatik zu sehen ist. Das war ein elementares Anliegen bei Krehl, dann auch bei Weizsäcker und Plügge. Und der 3. Punkt ist der allerwichtigste: Man kann mit einem Kranken nicht umgehen, wenn man nicht die ganze soziale Wirklichkeit mit einbezieht. Das hatte Siebeck immer wieder betont. Wenn man seine Schriften durchsieht – nicht nur die große *Medizinbewegung*, sondern auch die kleinen Alltagsschriften –, liest man immer wieder von dieser sozialen Wirklichkeit, weil das der Ort ist, wo man die Theorie vom Kopf wieder auf die Füße stellt und „operationalisieren" kann, wie man das heute so nennt. Meine Frage ist, ob hier Erfahrungen vorliegen und wie man auf diesem Wege von der Seite der Psychosomatik her weiterkommen kann.

Hans-Dieter Klimm: Sie haben 3 Stufen aufgezeigt, die gerade in der Praxis von Relevanz sind. Aber ein 4. Punkt fehlt mir noch, nämlich die Zeit, das Begleiten in der Zeit, das eine typisch hausärztliche Aufgabe ist. Dieses Begleiten und Erleben einer dynamischen Entwicklung ist etwas Besonderes. Es gibt bestimmte Entwicklungen der Befindensstörungen, die wir im Alltag sehen. Und diese einem Befund zuzuordnen, ist schwierig. Wir machen es uns auch schwer, weil wir bisher noch keine Hilfen in Anspruch genommen haben. Wir suchen Befunde, aber wir finden Befindensstörungen und können sie nicht – oder nur sehr schwer – objektivieren. Hier, meine ich, sollte die Allgemeinmedizin Forschungsschwerpunkte ansetzen.

Heinrich Schipperges: In unserem Programm der theoretischen Pathologie gehört neben Logos und Pathos die Zeit. „Tempus est causa corruptionis" so hat das Petrus Espanus – der einzige Mediziner übrigens, der Papst geworden ist – ausgedrückt. Paracelsus hat das so übersetzt: „Die Zeitursache ist die Fäule in allen Dingen." Ohne den Zeitablauf wird man nichts von Krankheit verstehen. Sie ist immer ein Krank-geworden-sein. Ohne die Begleitung in der Zeit wird man auch nicht therapieren können. Die Zeit also ist ein weiterer Gesichtspunkt unserer theoretischen Pathologie. Dazu kommt der Gesichtspunkt des Schmerzes – und zwar nicht die Schmerzforschung, sondern etwa eine Philosophie des Schmerzes, auch eine historische Darstellung von Schmerzerfahrung. Da gibt es eine Fülle von Landschaften, die man erst noch durchforsten muß. Der 4. Punkt war, daß wir glaubten, daß man in der Pathologie nichts komplett machen kann, ohne eine Thanatologie – eine Theorie des Todes und eine Praxis des Sterbens. Mit diesen 4 Punkten haben wir unsere theoretische Pathologie begründet.

Gernot Lorenz: Ich muß ehrlich bekennen, daß ich als schlichter Allgemeinmediziner überfordert bin angesichts der Kette der Perlen, die vor uns ausgebreitet wurde. Was mir dennoch Mut macht, hier etwas zu sagen, ist Herrn Gadamer zu verdanken, der meinte, das wichtigste sei, eine Frage zu haben. Auf meine Tätigkeit übertragen heißt das, daß ich nach jeder Begegnung mit einem Patienten mit einer Frage zurückbleibe, nämlich der: Wo ist denn das Ganze? Mit all den Systemen, die ausprobiert werden und die auch heute nachmittag in Ansätzen uns nahezubringen versucht wurden, stehen wir nachher in der Realität und erkennen sie in diesen Systemen nur teilweise. Selbst die physiologischen Dinge erkennen wir nur partiell. Wir sind ganz froh, wenn wir das eine oder andere erklären können. Und immer, wenn wir in Balint-Gruppen hören, daß ein Kollege einem Patienten etwas erklärt hat, fängt die Gruppe an zu frieren. Denn offensichtlich wurden mit dieser Erklärung auch gewisse Dinge übersehen. Ich muß sagen, ich habe an Mut gewonnen, Unvollkommenheiten zu belassen, und ich habe den Mut bekommen, manches einfach abzuwarten.

Joachim Buchmüller: Ich möchte an einen Satz von Herrn Schaefer erinnern, der sagte, daß wir auf der einen Seite die psychischen Phänomene haben, auf der anderen Seite die somatischen und daß eine Wechselwirkung zwischen beiden besteht, in der alle Modelle versagen müssen – also auch das, welches eben zur Sprache kam. Diese Versuche gab es in der psychosomatischen Medizin zuhauf. Jedesmal wenn versucht wurde, in diesem Bereich eine Systematik herzustellen, geriet man in eine Sackgasse, und ich bin Herrn Schaefer insofern dankbar, als er auf diesen Urkonflikt hinwies: daß nur das Individuum Erfahrungen machen kann. Sie haben ferner eingebracht, daß dieses Wort „Psychosomatik" etwas Mystisches, ein mystisches Phänomen in sich trägt. Das hat auch Wittgenstein sehr deutlich gemacht. Ich würde gerne auf dieses Individuelle eingehen – wir sind ja nach unseren Erfahrungen gefragt worden – und wieder weggekommen von der Systematisierung, weil ich denke, daß das immer eine Sackgasse war. Also: welche Erfahrungen haben wir Ärzte und Auszubildende, Praktikanten oder Studenten mit Patienten gemacht? Danach zu fragen, wäre mein Wunsch.

Hans Schaefer: Ich will verdeutlichen, was ich heute nachmittag habe sagen wollen. Ich bin von der Tatsache ausgegangen – die ich öfter erlebe als Sie –, daß in weiten Kreisen der Medizin die Psychosomatik selbst heute noch für einen Schmarren gehalten wird. Und ich wollte Ihnen darlegen, weshalb ich glaube, daß es eine Theorie der psychosomatischen Medizin gibt, daß diese Theorie des „Schmarren" eine nicht zu verantwortende Häresie innerhalb der Medizin ist, daß eine umfassende Medizin eben nur eine psychosomatische Medizin sein kann, und daß man das mit physiologischen Methoden beweisen kann.

Boris Luban-Plozza: Wenn wir hier diese wunderbare Brücke miterlebt haben zwischen Ratio und Emotio, fragen wir uns doch, ob es nicht so etwas wie eine Affektlogik gibt, die in der Praxis wichtig ist: Die Angst des Arztes, der Umgang mit dem Patienten, die Begegnung, die Beziehung – Beziehungsmedizin vielleicht. Wenn ich mich frage, was das Schwierigste zwischen Theorie und Praxis ist, möchte ich meinen, das Schwierigste ist die Nähe – die Nähe zu mir, die Nähe zum Patienten in der Praxis zu erleben. Das kann ich nur, wenn ich den Mut nicht nur zum

Wissenschaftlichen, zur Ratio habe, sondern auch den Mut zum Menschen gelernt habe. Und das versuchen wir miteinander.

Hans Schaefer: Luban-Plozza sagte, daß die Emotionen in der Medizin eine ungeheure Rolle spielen, und ein Diskussionsteilnehmer hob die Beziehung zwischen Arzt und Patient heraus. Genau das ist es. Die Medizin heilt durch die Korrektur der Emotionalität des Patienten. Diese Korrektur bekommen wir nur dadurch zustande, daß der Arzt sich in den Patienten hineinversetzt und versucht, ihn zu verstehen. Das ist das, was im Gespräch mit dem Patienten herauskommen kann und was man dann die Patient-Arzt-Beziehung nennt. Ich glaube aber, daß wir eines noch entwickeln müssen, auch in der psychosomatischen Medizin, nämlich die Rationalität der Emotionalität. Man muß über das Emotionale rational denken. Das geht. Ich habe versucht, Ihnen zu belegen, auf welchem Wege das möglich ist. Und nur wenn man eine solche Ratio der Emotio entwickelt, auf eine wissenschaftliche Weise, wird man die Vorwürfe gegen die psychosomatische Medizin beseitigen können. Das ist u. a mein Diktum gewesen. Die Verlorenheit des Diskussionsredners verstehe ich wohl, des Praktikus vor den Perlen, die wir hier – es wurde ja nicht direkt gesagt – vor die Säue geworfen haben. Vielleicht hat er es umgekehrt gemeint, daß die Säue dem Publikum, das etwas anderes erwartet hat, die Perlen vorgeworfen haben. Das ist möglich und das liegt daran, daß die Mißverständnisse zwischen den beiden Lagern der Medizin ungeheuer groß sind. Was ich heute hier sehe, ist doch schon ein ganz ermutigender Anfang eines Brückenschlages, denn es wird doch hier von einigen gestandenen Ordinarien der Schulmedizin einiges gesagt, was innerhalb der Schulmedizin sicherlich nicht allgemein akzeptiert wird. Wenn ich nicht ein so verhältnismäßig guter Physiologe gewesen wäre, meine Damen und Herren, hätte man mich zur Schnecke gemacht, das kann ich Ihnen offen sagen. Daß ich so etwas wie eine Sozialmedizin habe entwickeln können, verdanke ich lediglich dem Prestige, das ich als Autor der Physiologie erworben habe.

Dietrich Ritschl: Herr Schaefer, was die Perlen angeht, so fehlte nur noch die Schnur, auf die sie aufgereiht werden können. Sie haben sie uns geliefert.

N.N.: Die Allgemeinmedizin wurde charakterisiert als eine integrierende Tätigkeit. Daher ist die Tätigkeit des Allgemeinarztes schon ein Brückenschlag zwischen der wissenschaftlichen Medizin, die dem traditionellen Wissenschaftsbegriff entspricht und dem subjektiven Erleben, dem wir in der Praxis tagtäglich ausgeliefert sind. Die Psychosomatik wurde zwar auch definiert, aber vorhanden war sie in der Allgemeinmedizin wohl schon immer. Psychosomatik heißt, sich mit leib-seelischem Erleben zu befassen. Der Ausdruck der Seele ist das Gefühl, und ich meine, eine Wissenschaft oder eine Verwissenschaftlichung des Gefühls stößt an Grenzen. Gerade heute wurde ein sehr wichtiges Thema besprochen: Das Sinn-Erleben, der Sinn des Lebens schlechthin. Das ist auch etwas sehr Subjektives und wird mit subjektiver Emotionalität erlebt oder nicht erlebt. Wenn wir als Ärzte, Allgemeinärzte, Hausärzte unseren Patienten helfen wollen, dann müssen wir uns dieser Subjektivität stellen. Hier können uns wissenschaftliche Systeme und eine geistige Durchdringung, wie sie heute exemplarisch vorgestellt worden sind, sehr hilfreich sein. Aber es ist eben nur ein Teil, es ist nicht das Ganze. Das heißt, es ist auch hier eine Abgrenzung notwendig. Was ist wissenschaftsfähig im Sinne des traditionellen Wissenschaftsbegriffes, und was ist nicht wissenschaftsfähig, weil es dem subjektiven, emotionalen Erleben unterliegt? Ich meine, daß hier die Notwendigkeit des Brückenbaus sichtbar wird. Das habe ich heute erlebt, wofür ich sehr dankbar bin.

Dietrich Ritschl: Sie sehen, wie aus der Praxis heraus eine wissenschaftstheoretische Frage wachsen kann, wie der Kollege es gerade geschildert hat. Herr Schaefer hat in seinem Schlußsatz gesagt: daß man das physiologisch beweisen kann. Das ist eine kühne Aussage, die sicher nicht unumstritten ist.

Thomas Ripke: Ich bin Allgemeinpraktiker und, wie der Kollege, der vor mir gesprochen hat, habe auch ich große Schwierigkeiten mit den Vorträgen. Ich habe mich zeitweise für ziemlich dumm gehalten, weil ich nicht verstehe, was da gesagt wurde, höchstens noch die Hälfte davon. Ich habe Notizen gemacht, und sie kommen mir im Moment vor wie Mosaiksteinchen, die sich vielleicht später einmal zusammensetzen lassen, die aber bis jetzt so provisorisch sind, daß ich nicht behaupten kann, daß durch die Vorträge, die heute nachmittag gehalten wurden, ein echter Brückenschlag zur Allgemeinmedizin, zur praktischen Medizin stattgefunden hat. Es tut mir leid, daß ich das aussprechen muß. Es tut mir deswegen leid, weil ich nach 10 Jahren Praxis gemerkt habe, daß ich ohne eine ernsthafte Beschäftigung mit der Philosophie nicht auskommen kann, nicht ernsthafte Medizin betreiben kann.

Rita Otto: Wenn der Kollege das als Mosaik empfindet, auch wenn er sich im ganzen etwas überfordert fühlt, dann ist das doch schon etwas Phantastisches. Wir haben ja alle bemerkt, daß er tiefschürfend nachgedacht hat. Und ich denke, wenn es mehreren so gegangen ist, dann ist das Anliegen der Tagung erfüllt, nämlich die Brücke von der Allgemeinmedizin zur Psychosomatik zu schlagen. Wer praktisch tätig ist, der kommt zwangsläufig über die Versorgung der Patienten dahin, sich mit diesen Problemen, inklusive der Philosophie, zu beschäftigen. Das kann in der Praxis verschiedenen Niederschlag finden. Entweder will der Patient, daß ihm zur Sinnfindung verholfen wird, oder er kommt eben zum Kurieren von Symptomen, wobei dann das eine mit der Zeit aufgrund sich aufbauenden Vertrauens ins andere übergeht. Das bleibt dem Einfühlungsvermögen des einzelnen Praktikers überlassen. Ich glaube, die Tagung hat gerade bei dem Kollegen den Sinn erfüllt, der ihr zugedacht ist, und ich bin sicher, daß er ihn weiter sucht und finden wird.

Peter Novak: Wenn der Dialog das eigentliche Erkenntnis- und Handlungsmittel in der Allgemeinmedizin wie in der Psychosomatik ist, wieso brauchen wir dann einen Brückenschlag zwischen Allgemeinmedizin und Psychosomatik, und welche Rolle spielt dabei die übrige Medizin?

Ernst Petzold: Krehl soll einmal gesagt haben: Ich träumte den Traum des großen Magendie (1783–1855), und ich mußte am Ende meines Lebens oder zu einem späteren Zeitpunkt erkennen, daß er nicht zu realisieren war. Meine Antwort ist die: Ich glaube natürlich, daß dieser Traum des großen Magendie auch heute noch nicht ganz ausgeträumt ist und seiner Realisierung harrt. Dafür aber brauchen wir einen Brückenschlag nicht nur zwischen der Allgemeinmedizin und der Psychosomatik, sondern, wie wir heute gehört haben, genauso zwischen der Physiologie, der Pathologie und der Philosophie und all den anderen Bereichen.

Walter Pöldinger: Zu der Frage, ob wir eine Brücke brauchen: wir brauchen sie noch! Ich bin optimistisch.

Friedrich Schaeffer: Ich habe die Erfahrung gemacht, daß es eine elitäre Betrachtungsweise und einen praktischen Alltag in der Medizin gibt – und nicht nur dort. Diese 2 Bereiche derer, die kompetent informiert sind, und derer, die das Schicksal erleiden, nicht geholfen zu bekommen, klaffen auseinander, weil die Voraussetzungen nicht stimmen, und – wie auch Weizsäcker gesagt hat – Zeit und Geld fehlen. Wir haben eine Ärzteschwemme, aber in Wirklichkeit brauchen wir sehr viel mehr Ärzte, denn immer noch sterben Kranke in der Bundesrepublik ohne je psychosomatische Hilfe bekommen zu haben. Das empfinde ich als empörend. Ich wollte das nachdrücklich herausstellen, damit wir nicht den Eindruck bekommen, daß dies hier nur eine Veranstaltung ist, um uns zu erbauen, sondern um uns auch den dringenden sozialen Notstand bewußt zu machen, der draußen tagtäglich mit dem Tode bezahlt wird.

Helga Lechner: Ich gehöre der Interessengemeinschaft der Holzschutzmittelgeschädigten an. Wir haben im Verlauf unserer Tätigkeit immer wieder erfahren, daß wir als Menschen nicht ganzheitlich gesehen werden, sondern daß uns ein Wissenschaftsdenken übergestülpt wird, welches uns nicht gerecht wird. Wir sind eine Patientengruppe, die gekennzeichnet ist durch psychische Veränderungen aufgrund von neurotoxischen Einflüssen. Ich möchte die sehr vertrauenerweckende Gruppe der Spezialisten fragen, wie es mit der Neurotoxizität hinsichtlich psychischer Veränderungen steht?

Gisela Fischer: Es wurde vorhin davon gesprochen, ob es nicht möglich ist, eine Kategorisierung von Befindlichkeiten zu bilden. Das ist sicherlich ein weiter Weg, und mir sind auch keine direkten Ansätze bekannt, die das leisten. Aber es gibt doch immerhin – darauf sollte man hinweisen – Ansätze, die in diese Richtung gehen. Zum einen liefert die gerontologische Forschung ja sehr deutlich den Eindruck, daß das subjektive Wohlbefinden eines Patienten viel mehr von der Art des Krankheitserlebens abhängt als von dem vorhandenen objektiven Befund. Es ist eine uralte Praktikererfahrung, daß wir bei röntgenologisch darstellbaren, u. U. sehr ausgeprägten, z. B. degenerativen Veränderungen des Bewegungsapparats, ein fehlendes Beschwerdebild haben, hingegen andere Patienten mit minimalen objektiven Befunden als permanent klagend erscheinen. Dieses Mißverständnis weist schon auf die Bedeutung eines solchen Ansatzes hin. Es gibt von internationalen Organisationen der Allgemeinmedizin Ansätze, so etwas zu versuchen, indem man den funktionellen Status eines Patienten zu bestimmen versucht. Die dazu verwandten Kategorisierungen enthalten sehr wohl Kriterien, die die subjektive Befindlichkeit zu messen und einzuteilen versuchen. Amerikanische Public-health-Centers versuchen ja auch mehr und mehr, den Wert unserer medizinischen Interventionen nicht mehr in Mortalitäts- oder Morbiditätszahlen auszudrücken, sondern in dem, was sich wirklich für den Patienten aus den Möglichkeiten zur Gestaltung und Verbesserung seines Lebens ergibt. In diesem Zusammenhang ist zumindest ein gewisser Ansatz von seiten unseres Faches gesehen und gemacht worden, der die Bedeutung dessen klar erkennt.

Ich möchte noch auf eine Bemerkung eingehen, die an unser Fach gerichtet war. Sie haben recht, daß in dem Beziehungsproblem zwischen Arzt und Patient die Frage der Nähe eine entscheidende Rolle spielt. In diesem Zusammenhang stoßen wir – wenn wir nun die Philosophie zu Rate ziehen dürfen – noch auf ganz andere Probleme, die gerade auf unser Fach großen Einfluß haben. Sie ergeben sich einfach daraus, daß unsere Aktionen für den Patienten einen Sinn ergeben müssen. Sie müssen sich in der individuellen Wirklichkeit des Patienten, in seinem Lebenskonzept als ein erlebter Gesundheitsgewinn auswirken. Das scheint mir ein mindestens genauso großes, noch gravierenderes Problem zu sein als die Lösung von Problemen der Beziehungsebene. Niemand sagt uns, wann welche Patienten wie zu beraten sind. Die Balint-Gruppen aber sind ein hervorragendes Forum, um diese Dinge zu erlernen.

Teil IV: Einführung zu den Arbeitsgruppen

Wenn Philosophie bei aller gedanklich-logischen Brillianz nicht als lebensfremde Wortspielerei abgetan sein und dahingestellt bleiben möchte – ein Vorwurf, den man ihr mitunter entgegenbringt und nicht immer ersparen kann – muß sie auf die Fragen der menschlichen Belange und Lebensalltäglichkeiten verständlich eingehen. An diesem Punkt trifft sie sich mit der praktischen Medizin, die mit diesen Alltäglichkeiten zu tun hat; und dazu zählen auch Geburt und Tod.

Die Zeit zwischen Geburt und Tod nicht nur erträglich, sondern auch sinnvoll auszufüllen und zu gestalten, ist das Bestreben fast eines jeden. Hindernisse auf diesem Weg gibt es allerdings zur Genüge – tatsächlich wie vermeintlich. Wer wüßte nicht sorgenvoll von ihnen zu berichten? Partnerkonflikte, Familienzwist, Angst, Depression, Sucht, Selbstmord – um nur einige zu nennen – sind Ursache wie Folge. Mit diesen nur allzu häufigen Fragwürdigkeiten des Lebens sieht sich der hausärztlich tätige Praktiker mehrmals am Tage konfrontiert. Wieviele Erkrankungen, die nach den Regeln medizinischer Kunst nicht weiter zu erklären sind, entpuppen sich im nachhinein als biographisch durchaus verständlich? Und wenn modernste Therapeutika, mit allen Möglichkeiten unserer Wissenschaft versehen, nicht helfen, was bleibt dann zu tun?

Dies unter dem Gesichtspunkt hausärztlicher Praxis zu erörtern und im kleinen Kreis – wenn möglich – zu erproben, war Aufgabe der Arbeitsgruppen. Im Sinne des „Brückenschlagens" wurde jede Gruppe von je einem niedergelassenen Praktiker und einem theoretisch versierten Kliniker gemeinsam geleitet. Die Themen unterschieden sich hinsichtlich Problemstellung (A–D) und Arbeitsmethode (E–G). Zur besseren Übersicht sind sie an dieser Stelle zusammen aufgeführt:

(A) Depression,
(B) Abhängigkeit und Sucht,
(C) Partnerschaft, Sexualität und Aids,
(D) Fragen der Ethik,

(E) Balint-Arbeit,
(F) systemorientierte (Familien)therapie,
(G) autogenes Training.

Mit den nun folgenden Beiträgen führen einige der Gruppenleiter in die Themen der Arbeitsgruppen ein. Ihre Zuordnung ist aus den Buchstaben A bis G ersichtlich. Hinzugefügt wurde noch die Balint-Preisarbeit 1989.

Angst aus allgemeinmedizinischer Sicht (zu A)

Uwe Kleinschmidt

Als Arzt für Allgemeinmedizin, der fast 10 Jahre lang eine Landarztpraxis betrieb, kann ich Ihnen keinen wissenschaftlichen Vortrag halten. Ich kann Ihnen nur einige Erfahrungen mit Angst da draußen mitteilen und einige Gedanken zu dem Thema äußern.

Die vielen Gesichter der Angst – larviert, maskiert hinter Forschheit, Kosmetikpackungen und unaufhörlichem Lächeln oder erschreckend unübersehbar – kommen in der Praxis des Allgemeinarztes häufiger vor als in anderen Praxen oder in Kliniken. Aus dem völlig „unselektierten" Patientengut muß der Allgemeinarzt mit Sensibilität und Erfahrung diese besonders anspruchsvollen Patienten herausfinden und individuell angepaßte Behandlungsstrategien entwickeln, die sich an der Persönlichkeitsstruktur des Patienten orientieren. Der Allgemeinarzt erlebt die Angst des Patienten bereits bei der immer wieder verschobenen und abgesagten Anmeldung zur Konsultation, bei allerersten Arzt-Patienten-Kontakten in der Sprechstunde oder beim notfallmäßigen Hausbesuch, als periodische Wiederholungssituation oder als progredienten krisenhaften Verlauf in der horizontalen Beobachtung. Der Umgang mit Angst in der Allgemeinpraxis ist nicht standardisierbar. Der Hausarzt ist – zunächst – nicht an einer Klassifikation, an einer Differentialdiagnose interessiert. Der Patient erwartet unmittelbare Hilfe. Der Zugang zu den zugrundeliegenden Konflikten und Persönlichkeitsstörungen ist gerade durch die Angst des Patienten zunächst meist blockiert, erst recht, wenn diese Angst „organisiert" wurde und der Nebenkriegsschauplatz als Hauptkampfplatz empfunden und deklariert wird.

Die Hauptaufgabe des Arztes ist die „Entängstigung", die im reflektierten Umgang mit der eigenen und übertragenen Angst beginnt, dann eine Differentialdiagnose und Klassifikation anstrebt und schließlich eine angepaßte Behandlungsstrukturierung erfordert. Kann er es bei einer Akutbehandlung belassen? Oder muß er eine medikamentöse Therapie einleiten und/oder eine psychiatrische, psychosomatische, psychotherapeutische Mit- oder Weiterbehandlung veranlassen?

In der Bundesrepublik soll die Zahl der Suizidtoten noch immer höher sein als die der Verkehrstoten. Wieviele Menschen werden lediglich von einer Angst gehindert, ihren Selbstmordgedanken nachzugeben? Was hinderte die Gesellschaft bisher daran, ihr öffentliches Interesse von der Erforschung des Individualverkehrs auf die Erforschung der Depression und Angst zu lenken, wenn nicht Angst?

In der Psychoanalyse geht die Betrachtung immer mehr vom Individuellen hin zur Beziehungsdiagnostik im weiteren Sinne. Vielleicht sollten auch die Ursachen der Angst grundsätzlich nicht nur individuell, sondern als Beziehungsstörungen im weiteren Sinne verstanden und behandelt werden: Vom Untergang des Abendlandes munkelte Oswald Spengler 1918. Jean Gebser analysiert seit 1949 in *Ursprung und Gegenwart* die Krise des rationalen dualistischen Denkens, versteht die Angst als Ausdruck einer Chaotisierung vor einem Umbruch des Bewußtseins zum integrativen Denken. Julian Jaynes schließt sich 1976 in *Der Ursprung des Bewußtseins durch den Zusammenbruch des bikameralen Systems* (welch ein Titel!!) dieser Deutung an:

> Propheten, Poeten, Orakel, Mantiker, Götzendienst, Astrologen, inspirierte Heilige und Dämonenbesessene, Tarotkarten, Alphabettafeln, Päpste und Peyote – das alles ist Rückstand ..., der mit fortschreitender Zeit, während Ungewißheit sich auf Ungewißheit türmt, mehr und mehr zusammenschmilzt (Jaynes 1976).

Das also scheint die Lage zu sein. Soll man da keine Angst haben?! So unbestimmte Hoffnungen – so unbestimmte Ängste ...

Die Ursachen der Angst liegen also ganz offenbar tiefer, als uns die Alltäglichkeit weismachen will. Der Alltag weist uns zwar auf Probleme hin, durch die die Angstproblematik aktualisiert wird. Aber was erfahren wir über andere Ursachen der Angst, die sich in unserer eingeengten Beziehung zum „Gesprächspartner Patient" nicht repräsentieren kann, weil unser Betrachtungsstandpunkt (der nur ein einziger von unendlich vielen vorstellbaren ist) dies nicht zuläßt. Die „Welt" des Patienten ist ja unendlich viel größer als jene, die sich jeweils gerade in der aktuellen Gesprächssituation darstellt. Und sie ist unendlich viel größer als jene Welten, die sich in ebenfalls unendlichen Gesprächen darstellt ... Warum geht Woody Allen seit 30 Jahren jede Woche zu einem Analytiker? Was also ist Verstehen, Analyse? Ist „Empathie" ausreichend, dem Patienten eine Ahnung davon zu vermitteln, daß eine „Pars-pro-toto-Erkenntnis" in glücklichen Ausnahmefällen auch für ihn allgemeinere Gültigkeit haben könnte?

Der Analytiker ist auch Priester im Sinne seines Bewußtseins, seines Monotheismus. Und er ist nicht nur Priester, sondern auch Prophet, unmittelbarer Mittler zwischen dem Absoluten und dem Profanen. Wie soll der Klient das verstehen? Das 1. Gebot des Christentums: Du sollst keine anderen Götter haben neben mir! Selbst unser Moses-Gott hat also mit Konkurrenten zu kämpfen, die er kraft Gesetz abschaffen will ... Unser Bewußtsein ist zu einer Integration noch nicht fähig. Wenn wir über Religion reden als Ärzte: Helsinki und Tokio, das sind verzweifelte

Versuche, eine verbindliche Ethik einzuführen, weil diese vorbiblischen, mythischen, polytheistischen Idealisierungen keinen Hund mehr hinter dem Ofen ... Oder doch? Wer von uns handelt nicht täglich auch als Schamane, als Handaufleger mit Mesmerismus, als Placeboapostel mit Messianismus?

Unser weit fortgeschrittener Rationalismus als dualistische Welterfahrung, scheint's, scheint uns selbst nicht mehr so ganz glaubwürdig. Nur ein einziges Jahrhundert, wenn überhaupt, hat es gedauert, dieses technische Jahrhundert der Medizin. Nun kommen die Paramediziner, die Heilpraktiker und Gesundbeter wieder hervor, ignorieren die Laserkanonen, die Ultraschallsubaqualithotripter, die Kernspintomographen und die Ultramikroskope und fragen nach Lebensqualität statt nach Qualität der Krankheitsbehandlung, fragen nach dem Sein und dem Sinn. Sie haben so wenig Antworten wie die Schulmedizin, aber sie fragen. Sie sehen auch nicht dahinter, aber sie sehen hin. Sie hören auch nichts heraus, aber sie hören zu. Mit einer einzigen Frage kann man fast den gesamten Gesundheitsapparat der klassischen Medizin gegen sich aufbringen: mit der Frage, ob das, was sie tut, fortschrittlich sei. Wer am Fortschritt zweifelt, müßte ja zweifeln an sich und an sich selbst.

Wir sprechen also immer noch über Angst. Und die Frage hat zu lauten: wer über seiner wissenschaftlichen Neugier oder über seinem Fortschritts-, also Erfolgsstreben keine Angst empfindet, ist der noch der moderne Mensch? Keineswegs geht es um Regression: Wir können uns nicht wieder auf allen Vieren bewegen oder mit Facettenaugen die Welt besehen oder mit Kiemen ins Meer zurückkehren. Wir können nur – mit Horst E. Richter (1976) gesprochen – „flüchten oder standhalten". Vielleicht sind wir schon untergegangen als Gattung „homo sapiens sapiens", untergegangen als „homo ludens perpetuans" oder als flüchtiges Ereignis, Sauriererprobung. Diesem Stern ist das nun wirklich egal. Und wenn es uns auch egal ist, dann glaube ich endlich doch, daß es so etwas wie Angst gar nicht gibt.

Von all dem sind wir auch – und auch als Ärzte – betroffen, und manchen von uns macht es so schon verlegen, wenn er nicht mehr jeden Fortschritt – wie die Verlagerung eines Radikals an einer psychotropen Substanz, die zu noch besserer anxiolytischer Wirkung führen soll – vorbehaltlos bejubeln kann und sich eine endgültige Lösung all seiner therapeutischen Probleme davon verspricht. Thomas Sydenham, der „englische Hippokrates" (1624–1689): „Die Ankunft eines Hanswurstes in einem Städtchen ist nützlicher für die Gesundheit als die Ankunft von 20 mit Medikamenten beladenen Eseln" (zit. nach Benn 1926).

Die Brücke zwischen Angst und Depression soll hier geschlagen werden. Über was führt diese Brücke? Was gilt es da zu überbrücken? Tun sich beim Blick von der Brücke Abgründe auf? Können wir von dort den Zug der Lemminge beobachten, in auswegloser Situation vorwärtsdrängend in Panik und dann – nicht einem immanenten Todestrieb folgend – von immer nachdrängenden Massen gnadenlos über den Rand der Klippe gestoßen? Wollen wir also Agression überbrücken, lieber nicht hinabsehen?

Unser Umgang mit Angst offenbart sich auch in unserem Umgang mit Aids. Der Arzt als Wissenschaftler forscht verbissen über die sterbenden Opfer hinweg, damit es ihn nicht erwischt. Der Arzt als Moralist streckt der Seuche den über den Mittelfinger gekreuzten Zeigefinger entgegen. Der Arzt als rastloser Idealist im Dienste der Gesundheit findet nicht die Zeit, sich über die exponential wachsende Morbidität und Mortalität zu informieren. Der Arzt als Rufer in der Wüste erschreckt nur die Kostenträger. Und die Aktionäre der Kondomfabriken finanzieren ihren Sonderurlaub in Afrika aus der Dividende ... Keine Rede von Angst.

Zurück in die Praxis: Im Gegensatz zum Kliniker und zum Gebietsarzt mit Überweisungsschein verfügt der Allgemeinarzt als Haus- und Familienarzt in vielen Fällen bereits über Informationen über den Patienten aus früheren Behandlungen und aus dem sozialen Umfeld, wenn eine Behandlungsbedürftigkeit eintritt. Aus diesem Vorwissen, aus Erfahrung und aus dem reflektierten Umgang mit der übertragenen Angst ergeben sich für den Hausarzt unmittelbare Handlungsimpulse zur Behandlung. Ob er die Braut, die 1 h vor der kirchlichen Trauung in vollem Brautschmuck erstmals unbedingt eine Beruhigungsspritze verlangt, wiedersehen wird? Soll er in dieser Situation „verbal intervenieren"? Oder soll er verständnisvoll seine grundsätzliche Abneigung gegen Beruhigungsmittel überwinden und eine Akutsituation so meistern? Es handelte sich bei dieser Patientin keineswegs um eine Hysterika. Ein Patient mit einem Magengeschwür wich ein ganzes Jahr lang jedem Angebot zu einem Gespräch über die klinischen Beschwerden hinaus hartnäckig aus. Sein gesamtes Verhalten war von hintergründiger Angst geprägt, die mich zu immer neuen Gesprächsangeboten veranlaßte. Nach einem Jahr heilte das Ulkus ab. Der Patient bedankte sich ausdrücklich für die hilfreichen Gesprächsangebote: er habe sein Problem selbst lösen wollen. Um welches Problem es sich handelte, habe ich als behandelnder Arzt nie erfahren. Dies sind 2 typische leichte Fälle aus der Allgemeinpraxis, die ich hier bewußt wählte, weil solche leichten Fälle die Mehrzahl der Behandlungsfälle in der Allgemeinmedizin ausmachen.

Noch ein Wort zu der Angst des Arztes und der Angst des Arztes vor dem Patienten. Er steht dem Patienten allein gegenüber, er ist alleinige Instanz, muß z. T. weitreichende, wissenschaftlich und forensisch abgesicherte Entscheidungen treffen. Er kann sich hinter keiner

Institution verstecken. Selbst eine Krankenhauseinweisung, nicht nur eine Zwangseinweisung nach dem Psychiatrie-Katalog kann verhängnisvolle Folgen für ihn und für den weiteren Krankheitsverlauf haben.

Aus meiner Erfahrung mit Balint-Gruppen habe ich den Eindruck – vielleicht ist das nur in meinen Gruppen so –, daß Angst und Schuldgefühle die meisten Referenten im Innersten bewegen. Wenn ich die Dinge auf der Selbsterfahrungsebene des vortragenden Kollegen betrachte: Angst vor Schuldgefühlen, Schuldgefühle wegen Angst, Angst vor Aggression, vor Unzulänglichkeit, Hilflosigkeit, Versagen: Dissoziation zwischen rationalem Anspruch und emotionaler Wirklichkeit beim Arzt wie beim Patienten.

Gottfried Benn schreibt in „Medizinische Krise" (1926):

> Der elfjährige Knabe Ignaz Peczély aus Niederungarn fing eine Eule. Diese wehrte sich, schlug ihre Krallen in die Hände des Knaben, und er vermochte sich nicht anders zu befreien als dadurch, daß er der Eule das Bein abbrach. In diesem Augenblick hatte er die Übersicht zu bemerken, wie in der Regenbogenhaut des Vogels in schwarzer Strich entstand ... So entstand die Diagnose aus der Iris ... Trotzdem hätte wohl diese Eule des Knaben Peczély keine weitere Bedeutung bekommen, wenn nicht eine andere Eule, nämlich die der Minerva, in einer bestimmten Richtung so ratlos herumgeflogen wäre.

So ratlos fliegen auch wir Allgemeinmediziner herum – und nicht einmal alle in einer bestimmten Richtung –, wenn wir uns nicht den Wahrgebungen unserer forschenden klinischen Kollegen aussetzen. Mit Erfahrung allein ist es nicht getan, und die Forschungskonzepte der Allgemeinmedizin sind bisher nicht viel weiter gediehen als bis zu dem Augenblick, in dem sich sozusagen nach dem Startschuß der Läufer eben aus den Startblöcken zu erheben beginnt.

Meine Herren von den anderen Fakultäten, die Sie sozusagen schon die Hälfte der Strecke hinter sich gelassen haben, ich darf Ihnen an dieser Stelle einmal danken für Ihre hilfreichen, erhellenden Mitteilungen, die Sie uns da draußen so bereitwillig geben.

Literatur

Benn G (1926, 1968) Gesammelte Werke 3: Essays und Aufsätze. Limes, Wiesbaden. Verlag der Arche, Zürich, S 596f

Gebser J (1949, [3]1988) Ursprung und Gegenwart. Deutsche Verlagsanstalt, Stuttgart

Jaynes J (1976) The origin of consciousness in the breakdown of the bicameral mind. [Dtsch Übers.: Der Ursprung des Bewußtseins durch den Zusammenbruch der bikameralen Psyche. Rowohlt, Reinbek]

Richter HE (1976) Flüchten oder Standhalten. Rowohlt, Reinbek

Spengler O (1918, 1980) Der Untergang des Abendlandes. Beck'sche Verlagsbuchhandlung, München

Depression aus allgemeinmedizinischer Sicht (zu A)

Helmut A. Zappe

Etwas über das Thema *Depression* vorzutragen, ist kein leichtfüßiges Unterfangen, denn es ist im Sinne des Wortes niederdrückend. Es darf den Leser daher nicht verwundern, wenn es ihm nicht ohne weiteres leichtfällt, sich diesem Thema zu widmen. Die Bürde des Stoffes (zumindest) lastet auf ihm. Die natürliche Scheu, die das Thema *Depression* zunächst hervorruft, weicht jedoch einer eigenen Anziehung, beschäftigt man sich mit dem Phänomen der Depression näher. Denn, so schreibt Arieti:

> Im Grunde unseres Herzens sind wir wohl immer empfänglich für das Leiden des depressiven Patienten, das uns ja nicht völlig unbegründet erscheint, sondern unseren eigenen Leiden ähnlich ist und eine Wahrheit enthält, die im Dilemma des Menschen beschlossen ist (Arieti 1978).

Der ärztliche Stand bringt zudem eine Besonderheit mit sich. Das liegt vielleicht daran, daß wir Ärzte nicht noch jene Halbgötter in Weiß zwischen Himmel und Erde vorfinden können, an die wir uns nur allzu gerne vertrauensvoll wenden. So nimmt es nicht wunder, daß die Depressions- und Selbstmordrate der Ärzte (und Ärztinnen) deutlich – genauer: 2,5mal (Ringel 1984) – über der der Gesamtbevölkerung liegt.

Gesicht der Depression

Überlassen wir den ersten Blick auf unser Thema dem Künstler, den wir ja gerade deshalb bewundern, weil sein Talent und seine Einfühlsamkeit das Wesentliche erfaßt. Von Ferdinand Hodler stammt das Gemälde „Die Lebensmüden" (Abb. 1). Darin erkennen wir die erschlaffte Körperhaltung, die starre Mimik, den grüblerischen, nach innen gewendeten Blick, die einem depressiven Menschen eigen sind. Wie einem solch lebensmüden Menschen zumute sein mag, ahnt vielleicht Rainer Maria Rilke in dem Gedicht „Der Panther": „Ihm ist, als ob es tausend Stäbe gäbe / und hinter tausend Stäben keine Welt" (Rilke 1903). Daß die Gedankenwelt eines derart am Leben Erkrankten unverständlich, gelegentlich sogar an Wahnsinn grenzend anmuten kann, hat uns William Shakespeare mit der

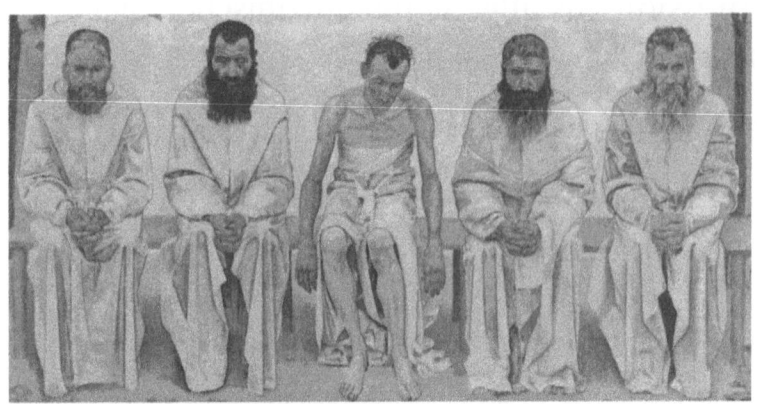

Abb. 1. Ferdinand Hodler: Die Lebensmüden (1892)

Tragödie des Prinzen Hamlet vor Augen geführt. So zweifelt Polonius, der Kämmerer in *Hamlet,* an dem Gemütszustand des melancholischen Helden: „Ist es schon Tollheit, hat es doch Methode" (Shakespeare 1603).

Doch lassen wir Betroffene des täglichen Lebens selbst zu Wort kommen:

> Ich hab' so gut wie nicht mehr denken können. Das war ... entsetzlich. Ich bin zwar noch arbeiten gegangen, aber es ging weiter abwärts, bis ich überhaupt nicht mehr konnte. Ich konnte kein Telefon mehr abnehmen ... Ich fühlte mich sehr schlecht, ich hatte Todesängste. Ich hatte das Gefühl, etwas ist sehr bedrohlich, etwas schneidet mir das Leben ab ... Ich hatte keine Verbindungen mehr mit der Welt, ich saß dann da, die anderen unterhielten sich, und ich brachte keine Gedanken und kein Wort mehr zusammen ..." (Wagner u. Cimander 1988).

Wie es dem Arzt ergehen kann, schildert mein verehrter Lehrer Hansjakob Mattern. Er berichtet folgende Begebenheit aus seiner Praxis:

> Die heute 45jährige Patientin, mir als Hausarzt der Familie seit 20 Jahren bekannt, kam in eine stark besuchte Abendsprechstunde. Zur Sprechstundenschwester meinte die Patientin, ob sie mich wegen einer Durchfallerkrankung kurz sprechen könne. Nach kurzer Information gab ich eine Verordnung. Zwei Tage später ... bat mich die Schwester der Patientin telefonisch dringend um einen Besuch in der Wohnung meiner Patientin. Ich fand die Patientin bewußtlos ... nur die Seitenlage hat sie vor dem Erstickungstod bewahrt ... Mein Fehlurteil in der damaligen Abendsprechstunde hätte der Patientin durch ihre suizidale Handlung fast das Leben gekostet (Mattern 1988).

Und wenn jede Hilfe zu spät kam, wie sieht dies ein Angehöriger?

> Was mich so traurig macht, ist, daß Horst oft sagte, er habe das Gefühl, er lebe am Leben vorbei oder er habe keine richtige Identität. Er wisse nicht richtig, wer er eigentlich sei, was er eigentlich solle. Er flippe zwischen vielen verschie-

denen Sachen herum, fange tausend Dinge an und mache nie mal etwas richtig zu Ende ... das einzige Mal, wo er wirklich voll in etwas hineingegangen ist, das war dann eben, als er sich das Leben nahm.

Dies berichtet die Freundin von Horst. Er war nach einem Selbstmordversuch in ein Krankenhaus eingeliefert worden. Von dort flüchtete er noch in derselben Nacht und erhängte sich (Heilbronn-Maurer u. Maurer 1988).

Dies sind Schicksale, die nach Hilfe und Abhilfe verlangen bzw. verlangt hätten. Wir, die „professionellen Helfer", stehen nur allzu oft selbst betroffen und hilflos vor dieser Aufgabe. Kann uns der als Wissenschaftler ausgewiesene, neutrale (?) Experte helfen? Entsprechend seiner Arbeitsmethode benötigt dieser zunächst mehr als nur eine, wenn auch teilnahmsvolle, Beschreibung von Einzelschicksalen. Er benötigt die Zahlen größerer Fallstudien. Dieser Forderung müssen wir auch hier genügen, wenn wir die Bedeutung abschätzen wollen, mit der sich die Depression unter die Erkrankungen reiht.

Epidemiologische Situation der Depression

Die Weltgesundheitsorganisation (WHO) schätzte in den 70er Jahren den Anteil der Weltbevölkerung, der an der einen oder anderen Form klinisch erkennbarer Depression litt, auf 3% (Sartorius 1974). Sie nahm gleichzeitig an, daß dieser Anteil noch wachse. Zum einen wegen einer weiteren Erhöhung der Lebenserwartung, zum anderen wegen eines immer rasanteren Wandels unserer psychosozialen Umwelt und der nur zögernden (wenn überhaupt möglichen) Anpassung des Menschen und schließlich auch wegen einer Verbesserung der Gesundheitsdienste und der damit verbundenen Verbesserung der Diagnose- und Behandlungsmöglichkeiten. Tatsächlich nimmt heute die WHO eine Prävalenz der Depression von bis zu 5% in der Weltbevölkerung an (Kielholz 1986). Dies sind etwa 200 Mio. an Depressionen leidende Menschen – und ihre Zahl wächst weiter. Sie liegt in der Größenordnung der weltweit an Bluthochdruck oder Malaria erkrankten Menschen (Gastpar 1986). Eine beachtliche Zahl, die es fürwahr rechtfertigt, sich mit unserem Thema eingehender zu beschäftigen.

Wir wollen dazu den Blickwinkel einengen und die Situation in der Bundesrepublik unter die Lupe nehmen. In einer aufwendigen Feldstudie des Mannheimer Zentralinstitutes für seelische Gesundheit wurden in den Jahren 1975 bis 1977 1536 Bundesbürger nach statistischen Kriterien zufällig ausgewählt und von geschulten Fachkräften interviewt. Die Studie ergab, daß 18,6% der Bevölkerung an behandlungsbedürftigen psychischen Erkrankungen leiden (Weyerer u. Dilling 1984), darunter 10–15% an Erkrankungen des depressiven Formenkreises (Dilling et al. 1984). Die

Depression macht demnach den weitaus größten Teil der psychischen Erkrankungen in unserer Bevölkerung aus. Nur etwa die Hälfte dieser Erkrankten aber begibt sich in ärztliche Behandlung (Angst et al. 1983). Aus der Sicht sozialer Gegebenheiten ist das durchaus verständlich. Denn in unserer auf Vitalität und strotzende Jugendlichkeit ausgerichteten Gesellschaft ist mit der Diagnose „Depression" nun mal kein besonderer Staat zu machen.

Wie sieht es daher in unseren Praxen aus? Eine Umfrage unter niedergelassenen Ärzten in mehreren europäischen, vorwiegend deutschsprachigen Ländern, ging dieser Frage nach. Die Mehrheit der befragten Ärzte schätzt den Anteil ihrer depressiven Patienten auf etwa 10% (Pöldinger 1974). Um hierbei sicherzugehen, müssen wir uns noch vergewissern, ob die Hausärzte die „richtigen" Patienten meinen. „Richtig" im Sinne der Fachleute, also der Psychiater. Auch dazu gibt es eine Untersuchung, und diese belegt eine Übereinstimmung des hausärztlichen mit dem fachärztlichen Urteil zu 70% (Weyerer u. Dilling 1984). Das ist beachtlich, bedenkt man, daß selbst Fachleute oft uneins sind und der Hausarzt in der Regel auf keine psychologische oder psychiatrische Schulung zurückgreifen kann. Offenbar ist die Praxis selbst ein guter Lehrmeister.

Tabelle 1. Die Verordnungen von Psychopharmaka, Hypnotika und Sedativa zusammen übertreffen zahlenmäßig die zweitstärkste Verordnungsgruppe (Antitussiva und Expektorantia), nicht mit eingerechnet Selbstmedikation, Ärztemuster und Krankenhausbedarf (Schwabe u. Paffrath 1988)

Die verordnungsstärksten Indikationsgruppen 1987

Indikationsgruppe	Verordnungen [Mio.]
1) Analgetika/Antirheumatika	80,2
2) Antitussiva und Expektorantia	50,7
3) Magen-Darm-Mittel	39,9
4) *Psychopharmaka*	*36,8*
5) Dermatika	35,6
6) Ophthalmika	24,9
7) Kardiaka	24,5
8) Durchblutungsfördernde Mittel	22,0
9) β-Rezeptorenblocker und Kalziumantagonisten	21,3
10) Antibiotika	20,5
11) Venenmittel	20,1
12) Bronchospasmolytika	18,7
13) Koronarmittel	17,2
14) *Hypnotika/Sedativa*	*16,8*
15) Antihypertonika	16,5
Summe 1)–15)	445,7
Alle Indikationsgruppen	700,1

Die Zahl von 10% depressiv Erkrankter in der Allgemeinarztpraxis scheint noch vorsichtig geschätzt, gemessen an einer 2. Probe auf das Exempel: Rechnen wir die Verordnungen an Psychopharmaka, Hypnotika und Sedativa aller niedergelassenen Ärzte der Bundesrepublik zusammen – das sind laut einer Umfrage die Medikamente, mit denen niedergelassene Ärzte Depressionen am häufigsten be-„handeln" (Pöldinger 1974) –, so erhalten wir 53,6 Mio. Verordnungen im Jahr 1987. Ihre Zahl ist größer als die der Verordnungen von Antitussiva und Expektorantien (Tabelle 1). Mit dieser Größenordnung stimmt daher eher das Ergebnis einer Studie aus dem Jahr 1978 überein, die bei einer repräsentativen Auswahl von Patienten niedergelassener, nicht psychiatrisch praktizierender Ärzte einen Anteil von 18% an behandlungsbedürftigen Depressionen leidenden Patienten feststellte (Hauswirth 1979).

Eine weitere Zahl verdeutlicht noch die Größenordnung unseres Themas. Laut Statistischem Bundesamt haben im Jahr 1987 11599 Menschen in der Bundesrepublik Hand an sich gelegt. Diese Zahl übertrifft die der Verkehrstoten (7763). Die nicht erhebbare, aber erhebliche Dunkelziffer der Selbstmorde bleibt dabei (selbstverständlich) noch im Dunkeln. Unter jungen Menschen ist der Selbstmord sogar die häufigste Todesart. Und zu alledem kommen laut einer Schätzung der WHO auf einen vollendeten Selbstmord noch 7–10 Selbstmordversuche (Schmidtke 1988).

Bedeutung des Hausarztes

Kein Wunder, daß dem Hausarzt – nicht nur dem Allgemeinarzt – angesichts dieser Situation eine bedeutende Aufgabe zugeschrieben wird. Der Hausarzt kann sich dieser Aufgabe auch nicht entziehen, denn Selbstmordgefährdete konsultieren ihn weit häufiger als spezielle Einrichtungen zur Selbstmordverhütung oder ambulant tätige Psychiater: 16–25% der späteren Selbstmordopfer suchen in der Woche vor der verhängnisvollen Tat den Hausarzt auf, weitere 25% während des vorangegangenen Monats und 4% noch am gleichen Tag (Demling 1988). Psychisch Kranke konsultieren im Laufe eines Jahres den Hausarzt etwa 2mal so häufig wie psychisch Gesunde (Weyerer 1985). Es ist nicht zu bestreiten, daß der Experte für die Diagnose und die Therapie einer spezifischen Erkrankung besser geeignet scheint als jeder andere. Unbestreitbar ist aber auch, daß der Hausarzt zunächst der erste und meist auch – nach dem Gang durch die Fachwelt – der letzte Ansprechpartner des Patienten ist. Neben der Erstbetreuung und der Nachsorge fällt dem Hausarzt zusätzlich die Koordinierung medizinischer, psychotherapeutisch-psychiatrischer, sozialer oder auch nur familiärer Hilfen zu. Nicht zu unrecht spricht man daher von der Schlüsselstellung des Hausarztes in der medizinischen und psychosozialen Versorgung der Bevölkerung.

Doch damit nicht genug! In der eingangs erwähnten Studie des Mannheimer Zentralinstitutes für seelische Gesundheit werden 3/4 der behandlungsbedürftigen seelischen Störungen als durch einen Allgemeinarzt behandelbar eingestuft (Weyerer u. Dilling 1984). Dem Allgemeinarzt wird also von vornherein ein gehöriges Maß an psychotherapeutischer Kompetenz zugebilligt. Ja, sie ist notwendig, um eine psychosomatische Grundversorgung der Bevölkerung sicherzustellen – trotz der Tatsache, daß mit einem „Nervenarzt" auf rund 22500 Einwohner inzwischen ein wesentlich besseres Zahlenverhältnis erreicht ist, als 1975 von einer Expertenkommission des Deutschen Bundestages mit 1:50000 gefordert wurde (Rössler et al. 1989). Denn nicht jeder betrachtet sich sogleich als nervenkrank oder möchte so betrachtet werden, wenn ihn der Schuh drückt (Helmich 1988). Daher verbirgt sich ein beträchtlicher Teil seelischer Erkrankungen hinter körperlichen Krankheitsangeboten der Patienten, so z. B. bei der Hälfte aller Depressionen (Kielholz u. Adams 1983). Da der Umgang damit das tägliche Brot des Hausarztes ist, wächst u. U. nach einigen Jahren Praxisalltag sein selbstkritisches Bestreben, seine psychosomatische Kompetenz – oft autodidaktisch erworben – auf Lehrveranstaltungen zu fundieren (Zappe et al. 1988). Offenbar aber kommt er ganz gut zurecht, denn der Anteil seiner Überweisungen zu niedergelassenen Psychiatern beziffert sich auf lediglich 3,3% seiner Klientel in der Stadt und 1,6% auf dem Land (Weyerer et al. 1987).

Diagnose der Depression in der Praxis

Bemüht man sich redlich und liest in der einschlägigen Literatur nach, so verwirren zugegebenermaßen die vielfältigen Versuche, die Depression als Krankheitseinheit von einer „normalen" Traurigkeit oder Niedergeschlagenheit abzugrenzen. Sieht man von dieser Schwierigkeit einmal ab, unterteilen die Fachleute die Depression darüber hinaus in 4 hauptsächlich vorkommende Formen: die reaktive, neurotische, endogene und organische Depression. Dem Praktiker entgegenkommend räumen die gleichen Experten allerdings ein, daß eine Zuordnung nach einer ersten Begegnung zwischen Arzt und Patient in der Regel nicht eindeutig und selbst nach mehreren Konsultationen oft nur schwer möglich ist. Insofern kann für den Hausarzt eine genaue Zuordnung der Depression nicht unbedingt nötig sein, und sie ist meist für seine ersten therapeutischen Schritte auch nicht entscheidend. Für ihn ist nur wichtig: Leidet der Patient an einem behandlungsbedürftigen „depressiven Zustand", und wenn ja, kann er es sich zutrauen, diesen zu behandeln?

Somit bleibt dem Hausarzt nichts anderes übrig, als sich – wie auch sonst – zunächst an den augenfälligsten Symptomen zu orientieren. Das „depressive Syndrom" – welcher Couleur auch immer – läßt sich nach

Peter Kielholz auffächern in 3 Grundsymptome und 2 begleitende Symptome (Kielholz u. Adams 1983).

Diese sind:

1) eine depressive Grundstimmung, die auch mit „vitaler Traurigkeit" oder dem „Gefühl der Gefühllosigkeit" umschrieben wird, vergesellschaftet mit einer Angst, die dem Außenstehenden motivlos oder hypochondrisch erscheint,
2) eine Denkhemmung, die die Gedanken verlangsamt, verarmt und um pessimistische Inhalte kreisen läßt,
3) eine psychomotorische Hemmung oder Agitiertheit, wobei letztere in eine qualvolle Getriebenheit münden kann.

Diese 3 Grundsymptome können begleitet werden von

4) wahnhaften Ideen, insbesondere Verarmungs- oder Versündigungsideen und
5) psychosomatischen Beschwerden, die fast jede andere Erkrankung nachzuahmen und vorzutäuschen vermögen.

Wie handhabbar dieses Schema des „depressiven Syndroms" ist, können wir durchaus nachvollziehen, indem wir die genannten Symptome in unseren eingangs zitierten Beispielen aufspüren und diese dort leicht, teilweise sogar expressis verbis vorfinden.

Zwei Gesichtspunkte sind für den Praktiker von besonderer Bedeutung, zumal er in beiden Fällen etwas Wichtiges übersehen kann: Wie im obigen Schema beschrieben, kann sich zum einen hinter der Vielfalt psychosomatischer Beschwerdebilder eine Depression verbergen. Diese wird dann als „larvierte Depression" bezeichnet (Kielholz u. Adams 1983). Sie kann aber, eben weil sie „larviert", d.h. verdeckt ist, nur vermutet werden. Und das auch nur dann, wenn eine ausreichende körperliche Untersuchung keinen anderweitigen Befund ergibt. Als ein unverzichtbares „somatisches" Basisprogramm werden daher vor der Diagnosestellung einer Depression die folgenden Untersuchungen empfohlen (Faust 1989):

Anamnese, körperliche internistisch-neurologische Untersuchung, Puls, Blutdruck, Labor: BKS, Blutbild, Harnstatus, Leber- und Nierenwerte, Elektrolyte (K, Ca), Blutzucker, Luesreaktion, evtl. Serumeisenspiegel und Schilddrüsenparameter. Bei über 50jährigen oder bei einschlägiger Vorerkrankung zusätzlich: EKG, EEG, ggf. Röntgen des Thorax und Schädels sowie u. U. Computertomogramm.

Der 2. Gesichtspunkt ist die Beachtung des Risikos, mit dem der Patient unter dem Eindruck seiner depressiven Stimmung möglicherweise Selbstmord begeht. Walter Pöldinger hat, um bei der Einschätzung des Suizidri-

Tabelle 2. 16 typische Fragen zur Abschätzung der Suizidalität (Pöldinger 1968)
Je mehr Fragen im Sinne der angegebenen Antwort beantwortet werden, umso höher muß das Suizidrisiko eingeschätzt werden.

1. Haben Sie in letzter Zeit daran denken müssen, sich das Leben zu nehmen?	ja	
2. Häufig?	ja	
3. Haben Sie auch daran denken müssen, ohne es zu wollen? Haben sich Selbstmordgedanken aufgedrängt?	ja	
4. Haben Sie konkrete Ideen, wie Sie es machen würden?	ja	
5. Haben Sie Vorbereitungen getroffen?	ja	
6. Haben Sie schon zu jemanden über Ihre Selbstmordabsicht gesprochen?	ja	
7. Haben Sie einmal einen Selbstmordversuch unternommen?	ja	
8. Hat sich in Ihrer Familie oder in Ihrem Freundes- und Bekanntenkreis schon jemand das Leben genommen?	ja	
9. Halten Sie Ihre Situation für aussichts- und hoffnungslos?	ja	
10. Fällt es Ihnen schwer, an etwas anderes als an Ihre Probleme zu denken?	ja	
11. Haben Sie in letzter Zeit weniger Kontakte zu Ihren Verwandten, Bekannten und Freunden?	ja	
12. Haben Sie noch Interesse daran, was in Ihrem Beruf und in Ihrer Umgebung vorgeht? Interessieren Sie noch ihre Hobbies?		nein
13. Haben Sie jemand, mit dem sie offen und vertraulich über Ihre Probleme sprechen können?		nein
14. Wohnen Sie zusammen mit Familienmitliedern oder Bekannten?		nein
15. Fühlen Sie sich unter starken familiären oder beruflichen Verpflichtungen stehend?		nein
16. Fühlen Sie sich in einer religiösen bzw. weltanschaulichen Gemeinschaft verwurzelt?		nein
Anzahl entsprechend beantworteter Fragen		

Endzahl = max. 16

sikos die Fehlerquellen zu verringern, für den Praktiker 16 typische Fragen zusammengestellt, welche – vom Patienten entweder mit ja oder mit nein beantwortet – ein gewisses Risiko bedeuten (Tabelle 2). Diese Fragen sind zweifellos eine große praktische Hilfe, auch wenn man nicht mehr wie früher glaubt, das Suizidrisiko mit Zahlen messen zu können (Pöldinger 1985).

Therapie der Depression in der Praxis

Ähnlich wie bei der Diagnose ergeht es dem Praktiker bei der Therapie der Depression. Er muß sich auf das für ihn Mögliche beschränken. Zweierlei steht ihm hauptsächlich zur Verfügung: das Gespräch und Medikamente. Was taugt das ärztliche Gespräch als Mittel der Therapie? Wir kennen vermutlich alle das Gefühl der Erleichterung, das uns einnimmt, wenn wir über ein schwieriges Problem mit einem vertrauten Menschen sprechen konnten. Wir haben „das Herz ausgeschüttet" oder „die Seele freigeredet" und sind so das Problem mehr oder weniger losgeworden. Diese allen bekannte kathartische Wirksamkeit des Gesprächs sollte daher auch das ärztliche Gespräch entfalten können, sind die Voraussetzungen gegenseitigen Vertrauens erst einmal erfüllt und die allgemein gepflegte Unverbindlichkeit überwunden. Doch es ist Vorsicht geboten. Das Wort des Arztes wiegt doppelt schwer. Nichts könnte beispielsweise einen deprimierten Menschen noch stärker deprimieren, als wenn Sie – in bester Absicht – versuchten, ihn aufzumuntern, oder – nur allzu natürlich – ihm seine Probleme auszureden. Denn gerade das verfestigt in dem depressiv Erkrankten die Annahme, daß er keinen Grund hat, deprimiert zu sein, und erzeugt so zusätzliche Schuldgefühle. Die Grundlosigkeit seines Bedrücktseins bedrückt den Depressiven und läßt sie ihm – nur folgerichtig – als bodenlos erscheinen. Überdies erfährt er gut gemeinte Ratschläge dieser Art zur Genüge von seiner nächsten Umgebung, und dies offenbar ohne großen Erfolg. In seinem Aufsatz „Trauer und Melancholie" stellt Siegmund Freud bereits fest, daß es „wissenschaftlich wie therapeutisch gleich unfruchtbar [ist], dem Kranken zu widersprechen" (Freud 1917). Man wird also die Besorgnis eines depressiven Menschen ernst nehmen müssen, so unberechtigt sie erscheinen mag – was freilich wie eine Binsenweisheit klingt, aber die allererste und allgemeinste Regel ist.

In manchen Fällen ist es sogar eine Erleichterung für den Patienten, wenn der Arzt sich verwundert darüber zeigt, daß dieser nicht *noch* deprimierter ist – angesichts seiner Situation. Denn damit scheint es einen Grund zu geben, und das Leiden ist für ihn nicht völlig sinnlos. Und zudem dreht diese therapeutische Haltung die Richtung der Gedankenwelt des depressiven Patienten um, ähnlich wie die Frage Viktor Frankls an den Lebensmüden, warum er nicht schon längst Selbstmord begangen habe (Frankl 1975). Er wird also darüber nachzudenken aufgefordert, was an lebenswerten Dingen in seinem Leben noch vorhanden ist.

Die meist quälende Unsicherheit des Patienten läßt es kaum zu, ihn der Verantwortung größerer Entscheidungen des beruflichen wie privaten Lebens auszusetzen. Vor Veränderungen ist insofern zu warnen. Auch Ablenkungsmanöver wie Urlaubsreisen oder Kuraufenthalte bringen in der Regel nicht den gewünschten Erfolg. Was aber nicht besagen will, daß nicht kleinere und kleinste Änderungen des Verhaltens anzustreben wären. Sie fallen nicht sogleich der Mutlosigkeit und dem Widerstand des Patienten zum Opfer. Sie können sogar überraschende Erfolge zeitigen (Fisch et al. 1982). Diese kleinsten Änderungen, insbesondere in der sozialen Welt des Patienten, zu bewirken, ist ein therapeutischer Ansatz systemischer Therapieschulen (Watzlawick u. Coyne 1979).

Es versteht sich von selbst, daß der Arzt Zeit für ein Gespräch hat, zumindest sollte er diesen Eindruck erwecken. Eine genaue Absprache über regelmäßig wiederkehrende Besuche und ein gemeinsam aufgestellter Tages- und Wochenplan sind eine hilfreiche Richtschnur gegen die angstvolle Ziellosigkeit des Patienten. Sie kommt sowohl der typischen Gewissenhaftigkeit des depressiv Erkrankten entgegen wie auch der sorgenvollen Ungewißheit des Arztes über die Wirksamkeit seiner Therapie und das weitere Schicksal des Patienten.

Was der Patient dringend von seinem Arzt erwartet, ist die Prognose. Hier empfiehlt es sich, ein zuversichtliches Bild zu entwerfen, und zwar wie dem Patienten zu versichern – aufgrund der zuverlässigen Kenntnis zahlreicher Krankheitsverläufe. Wenn auch die Gründe individuell und schwerwiegend seien, sei doch die durch sie ausgelöste Erkrankung der medizinischen Wissenschaft bekannt und der Verlauf in (fast) allen Fällen gutartig und zeitlich begrenzt. Hier könnte je nach Notwendigkeit eingeflochten werden, daß Medikamente eine Heilung begünstigen.

Man wird in vielen Fällen nicht umhin können, Medikamente bei der Therapie der Depression einzusetzen, obwohl „eine klare und umfassende Hypothese der biologischen Depressionsentstehung und eine entsprechende rational begründete Behandlung noch nicht möglich sind" (Heimann 1987). Auf keinen Fall ist die medikamentöse antidepressive Therapie eine „einfache" Behandlungsmethode, da ihre Nebenwirkungen und Spätschäden zunehmend deutlicher gesehen und kritischer beurteilt werden (Müller-Oerlinghausen 1985). Bei 65–70% der mit trizyklischen Antidepressiva behandelten Patienten wird zwar eine wesentliche Besserung bis hin zu einer Vollremission der depressiven Symptome festgestellt (Wolfersdorf u. Witznick 1985), der Vorteil trizyklischer Standardpräparate (und damit aller anderen an ihnen gemessenen Präparate) gegenüber der Gabe von Placebos gilt jedoch nicht unter allen Bedingungen als ausreichend belegt (Maier u. Benkert 1986). Als „Prädiktor" für einen therapeutischen Erfolg wird dem Allgemeinarzt das Vorhandensein eines avital-apathischen, depressiven Syndroms genannt; hingegen scheinen neurotische, hypochondrische, hysterische Persönlichkeitszüge oder Wahnideen des Patienten prognostisch ungünstig für ein Ansprechen auf trizyklische Antidepressiva zu sein (Wolfersdorf u. Witznick 1985). Zur Auswahl des Präparates wird empfohlen, sich an dem Dreikomponenten-Schema nach Peter Kielholz (Kielholz 1971) zu orientieren, das auf klinischer Beobachtung beruht. Dieses vergleicht die Antidepressiva hinsichtlich ihrer 3 hauptsächlichen Wirkungen: psychomotorisch aktivierend, stimmungsaufhellend und psychomotorisch dämpfend. Modifizierungen und Erweiterungen dieses Schemas versuchen das Wirkungsprofil neuerer Präparate miteinzubeziehen (Faust 1989). Dasjenige Präparat ist vorzuziehen, das dem im Vordergrund stehenden „Zielsymptom" entgegenwirkt. Präparate aus der Gruppe der Monoaminoxidasehemmer werden in der allgemeinmedizinischen Praxis kaum noch verwendet wegen z. T. gefährlicher Nebenwirkungen und ihrer schwierigen Handhabung. Zur Prophylaxe manisch-depressiver Episoden stehen ferner Behandlungskonzepte mit Lithiumsalzen zur Verfügung, die in Absprache mit einem geschulten Experten eingesetzt werden können. Im übrigen sei für eine eingehende und angemessene Beschreibung der medikamentösen Therapie auf die einschlägige Literatur verwiesen (z. B. Arzneimittelkommission der deutschen Ärzteschaft 1988 oder ausführlicher: Wolfersdorf u. Witznick 1985).

Der Erwähnung wert und für den Allgemeinarzt durchaus als Empfehlung für eine begleitende Therapie wertvoll sind noch einfache, althergebrachte Methoden antidepressiver Therapie. So sorgen Wasseranwendungen, z. B. kalte und heiße Güsse, für eine zumindest augenblickliche Umstimmung des Körpers und mithin auch der Seele. Auch wirkt sich jede Art körperlicher Bewegung günstig auf eine seelische „Verstimmung" aus – eine Beobachtung, die Goethe immerhin veranlaßt haben soll zu bemerken, beim „Fortschreiten" entstünden die „fortschrittlichsten Gedanken"; und unter einer Denkhemmung (2. Grundsymptom nach Kielholz, s. oben) leidet der depressiv Erkrankte ja.

Literatur

Angst J, Dobler-Mikola A, Binder J (1983) Zur Diagnostik der Depression – epidemiologische und genetische Aspekte. In: Pöldinger W (Hrsg) Aktuelle Aspekte der Depressionsbehandlung. Huber, Bern, S 68–81

Arieti S (1978) Grundsätzliche Überlegungen und der psychologische Ansatz. In: Arieti S, Bemporad J (1983) Depression: Krankheitsbild, Entstehung, Dynamik und psychotherapeutische Behandlung. Klett-Cotta, Stuttgart, S 25

Arzneimittelkommission der deutschen Ärzteschaft (1988) Arzneiverordnungen. Deutscher Ärzte-Verlag, Köln

Demling J (1988) Die Erkennung und Abschätzung des Suizidrisikos. Presseinformation des ZÖWMF (Düsseldorf) 24:1–4

Dilling H, Weyerer R, Castell R (1984) Psychische Erkrankungen in der Bevölkerung. Enke, Stuttgart
Faust V (Hrsg) (1989) Depressionen. Hippokrates, Stuttgart, S 15, 81
Fisch R, Weakland JH, Segal L (1982) The tactics of change. Jossey-Bass, San Francisco
Frankl VE (^{8}1975) Ärztliche Seelsorge. Kindler, München, S 65–68
Freud S (1917) Trauer und Melancholie. In: Studienausgabe, Bd III (1975). Fischer, Frankfurt am Main, S 200
Gastpar M (1986) Epidemiology of depression (Europe and North America). Psychopathol 19 (suppl 2): 17–21
Gelzer J (1986) Limits to chemotherapy of depression. In: Latest findings on the aetiology and therapy of depression. Psychopathol 19 (suppl 2): 108–117
Hauswirth R (1979) Psychische Störungen in der nichtpsychiatrischen Praxis. Z Allg Med 32:1827–1836
Heilbronn-Maurer U, Maurer G (1988) Nach einem Suizid. Gespräche mit Zurückbleibenden. Fischer, Frankfurt am Main, S 26
Heimann H (1987) Psychiatrie. In: Kleinsorge H, Schölmerich P (Hrsg) Arzneimitteltherapieforschung. Fischer, Stuttgart, S 160
Helmich P (1988) Herr Doktor, ich bin doch nicht nervenkrank! In: Zappe HA, Mattern Hj, Petzold E (Hrsg) Brücken von der Allgemeinmedizin zur Psychosomatik. Springer, Berlin Heidelberg New York Tokyo, S 86–91
Hodler F (1892) Die Lebensmüden. Neue Pinakothek, München
Kielholz P (1971) Diagnose und Therapie der Depressionen für den Praktiker. Lehmanns, München
Kielholz P (Hrsg) (1974) Die Depression in der täglichen Praxis. Huber, Bern
Kielholz P (1986) Foreword. In: Sartorius N, Ban TA (eds) Assessment of depression. Springer, Berlin Heidelberg New York Tokyo, pp V–VI
Kielholz P, Adams C (1983) Die larvierte Depression. In: Luban-Plozza B, Mattern Hj, Wesiack W (Hrsg) Der Zugang zum psychosomatischen Denken. Springer, Berlin Heidelberg New York Tokyo, S 13–35
Krebs-Roubiak E, Pöldinger W (1988) Notfallpsychiatrie. Hospitalis 10:562–572
Maier W, Benkert O (1986) Placeboeinsatz bei Antidepressivaprüfungen. In: Hippius H, Überla K, Laakmann G, Hasford U (Hrsg) Das Placebo-Problem. Fischer, Stuttgart, S 133–150
Mattern Hj (1988) Die „banale" Erkrankung – eine Herausforderung an den Hausarzt. Hospitalis 10:594–596
Müller-Oerlinghausen B (1985) Nutzen und Risiko neuerer Antidepressiva. Arzneimittelverordnung 4:37–43
Pöldinger W (1968) Die Abschätzung der Suizidalität. Huber, Bern
Pöldinger W (1974) Umfragen zum Thema „Die Behandlung der Depression in der täglichen Praxis". In: Kielholz P (Hrsg) Die Depression in der täglichen Praxis. Huber, Bern, S 123–139
Pöldinger W (1985) Beurteilung des Suizidrisikos. MMW 124:833–837
Rilke RM (1903) Der Panther. In: Gesammelte Gedichte (1962). Insel, Frankfurt am Main, S 261
Ringel E (1984) Der Arzt und seine Depression. Fakultas, Wien, S 4
Rössler W, Riecher A, Häfner W (1989) Psychisch Kranke in Allgemeinpraxen und Nervenarztpraxen. MMW 131:41–44
Sartorius N (1974) Depressive Erkrankungen als weltweites Problem. In: Kielholz P (Hrsg) Die Depression in der täglichen Praxis. Huber, Bern, S 17

Schmidtke A (1988) Suizidhäufigkeit in der BRD. Presseinformation des ZÖWMF (Düsseldorf) 22:1–2

Schwabe U, Paffrath D (1988) Arzneiverordnungsreport '88. Fischer, Stuttgart, S 3

Shakespeare W (1603) The tragedy of Hamlet, Prince of Denmark. In: Klose D (Hrsg) (1969) Hamlet, Übersetzung von Schlegel AW. Reclam, Stuttgart, 2. Aufzug, 2. Szene, S 41

Wagner W, Cimander KF (1988) Gesichter der Depression – Auszüge aus einem Gespräch zwischen Betroffenen und Ärzten. In: Zappe HA, Mattern Hj, Petzold E (Hrsg) Brücken von der Allgemeinmedizin zur Psychosomatik. Springer, Berlin Heidelberg New York Tokyo, S 79

Watzlawick P, Coyne JC (1979) Problemzentrierte Kurzbehandlung einer Depression. Familiendynamik 4:148–157

Weyerer S (1985) Die Bedeutung des Hausarztes im Rahmen der psychiatrisch-epidemiologischen Forschung. Z Allg Med 61:1019–1024

Weyerer S, Dilling H (1984) Prävalenz und Behandlung psychischer Erkrankungen in der Allgemeinbevölkerung. Nervenarzt 55:30–42

Weyerer S, Dilling H, Zintl-Wiegand A, Krumm B (1987) Psychische Erkrankungen und psychiatrische Überweisung in Hausarztpraxen. Fundamenta Psychiatrica 1:217–222

Wolfersdorf MG, Witznick G (1985) Therapie mit Antidepressiva. Fischer, Stuttgart, S 44, 50

Zappe HA, Mattern Hj, Petzold E (1988) Brücken von der Allgemeinmedizin zur Psychosomatik. Springer, Berlin Heidelberg New York Tokyo

Der Alkoholkranke in der ärztlichen Praxis (zu B)

Wolf-Rüdiger Weisbach

Das Problembewußtsein der Ärzteschaft im Hinblick auf die Alkoholkrankheit ist unterentwickelt. Eine Bewußtseinsänderung gegenüber dem Abhängigen hat sich nicht durchsetzen können. Wie in der Öffentlichkeit, so gilt auch bei vielen Ärzten der Alkoholkranke als Charakterschwächling. Diese Einstellung verhindert, daß sich der Alkoholkranke als krank begreift und einer Behandlung unterzieht. Die Zahl von 2–3 Mio. Abhängigen und sicher noch einmal die gleiche Zahl indirekt im Umfeld dieser Menschen Betroffene zwingen den niedergelassenen Arzt, diesen Problempatienten mehr Aufmerksamkeit zu widmen.

Diagnostische Probleme

Die Alkoholkrankheit ist ein Chamäleon der Medizin. Sie paßt sich den klassischen Krankheitsbildern, z. B. des Magen-Darm-Kanals, des Herz-Kreislauf-Systems oder des Stoffwechsels an. Der Arzt und auch die Familie gehen bewußt oder unbewußt auf dieses Ablenkungsmanöver ein und unterstützen den Kranken bei seinem Versteckspiel. Beide, Arzt und Familie, machen sich auf diese Weise zu „Koalkoholikern". So schafft die Gabe von „Beruhigungsmitteln" nicht selten eine zusätzliche Abhängigkeit.

Ist der Hausarzt überzeugt, daß eine Alkoholabhängigkeit vorliegt, sollte er den Kranken mit seinen körperlichen Befunden konfrontieren. Je mehr Symptome zusammentreffen, um so leichter kann der Kranke von seiner Problematik überzeugt werden. Dabei kann der Münchener Alkoholismustest (MALT I/II) eine große Hilfe sein. Eine erhöhte γGT sollte immer zum Anlaß genommen werden, auf die Gefahren des Alkohols hinzuweisen, auch dann, wenn kein direkter Verdacht auf eine Abhängigkeit besteht. Wichtig ist auch, den potentiellen Alkoholkranken darauf hinzuweisen, daß eine stationäre Behandlung nicht unbedingt mehrere Monate dauern muß und daß auch ambulante Möglichkeiten einer Therapie bestehen. Oft sind die Kranken dann schon aufgeschlossener. Die Angst vor einer lang dauernden stationären Behandlung ist einer der

Hauptgründe, warum Alkoholabhängige sich nicht zu ihrer Krankheit bekennen. Auch sollte immer wieder der Vorschlag gemacht werden, 6 Wochen abstinent zu leben. Ist dies nicht möglich, besteht immer der Verdacht einer Abhängigkeit.

Therapeutische Probleme

An der Bereitschaft, sich einer Selbsthilfegruppe anzuschließen, ist der Motivationsgrad des Abhängigen zu erkennen. Ist er zu diesem Schritt nicht bereit, ist die Therapie wenig erfolgversprechend. Der Arzt sollte immer wieder klar machen, daß er lediglich Hilfe zur Selbsthilfe vermitteln kann. Die eigentliche Therapie hat der Abhängige selbst zu übernehmen und zu steuern. Auch mit den Familienangehörigen sollten Gespräche über den psychischen Hintergrund des Abhängigen, sein Trinkverhalten und die Reaktionen seiner sozialen Umwelt geführt werden. Diese drehen sich allerdings oft im Kreise: Ich trinke, weil du mir Vorwürfe machst; ich mache dir Vorwürfe, weil du trinkst. Oder: Ich trinke, weil du mich zurückweist; ich weise dich zurück, weil du trinkst. Daraus ergibt sich die Kybernetik des Alkoholismus (Bateson 1971): Der Alkoholkranke versucht, die Flasche zu besiegen. In seiner geistigen Hybris versucht er zu beweisen, daß er stärker ist als seine Abhängigkeit. Er glaubt, „Kapitän seiner Seele" zu sein. Diese Formulierung gebrauchen die Selbsthilfegruppen der „Anonymen Alkoholiker" (AA), um den Alkoholkranken zu verspotten, der versucht, mit aller Willenskraft gegen die Flasche anzukämpfen. Die AA formulieren weiter: Der Versuch, die Willenskraft anzuwenden, gleicht dem Versuch, sich selbst an den Schuhriemen hochzuheben (Anonyme Alkoholiker 1983).

Erst wenn der Alkoholabhängige den Alkohol als eine stärkere Macht anerkennt, entsteht eine komplementäre Beziehung, und der Abhängige kann seinen unterbewußten Kampf gegen den Alkohol aufgeben (Bateson 1971). Aus dieser Überlegung ergeben sich die beiden ersten „Schritte" der AA:

1) Wir geben zu, daß wir gegenüber dem Alkohol machtlos waren, daß unser Leben nicht mehr kontrollierbar war.
2) Wir gelangten zu der Überzeugung, daß eine Macht, die größer ist als wir selbst, uns wieder gesund machen könnte.

Die AA messen dem Tiefpunkt einer Alkoholikerkarriere, dem „Am-Ende-Sein", eine überragende Bedeutung zu. Sie gehen sogar so weit, daß sie den Alkoholiker, der nicht „am Ende" ist, als einen aussichtslosen Anwärter auf Hilfe ansehen. Die Tiefpunkte können sein: Unglücksfälle, epileptische Anfälle, Delirium tremens, „Filmriß", Eheprobleme, Verlust der Arbeitsstelle, aussichtslose Diagnose. Solange der Alkoholkranke einen solchen Tief- oder Endpunkt nicht erlebt hat, wird er die Notwendigkeit für eine Therapie nicht erkennen, und eine Motivation wird nicht vorhanden sein. Für den Hausarzt hat es daher wenig Zweck, den Patienten ständig mit Behandlungsvorschlägen zu bearbeiten. Der Betreffende wird ausweichen oder den Arzt wechseln. In solchen Situationen kann man leider häufig nur abwartend für den Kranken da sein. Jedoch sollte der Arzt zu erkennen geben, daß Hilfe möglich ist, aber eben nur Hilfe zur Selbsthilfe. Der „Erkenntnisschritt" bis hin zur Akzeptanz der eigenen Abhängigkeit muß von dem Patienten selbst vollzogen werden. Es gilt, dem Abhängigen die Verantwortung für sein eigenes Leben zurückzugeben.

Literatur

Anonyme Alkoholiker (1983, ^{5}1986) Anonyme Alkoholiker – Ein Bericht über die Genesung alkoholkranker Männer und Frauen. Alcoholics Anonymous World Services Inc., New York

Bateson G (1971) Die Kybernetik des „Selbst": Eine Theorie des Alkoholismus. In: Bateson G (1985) Ökologie des Geistes. Suhrkamp, Frankfurt am Main, S 400

Selbsthilfegruppen für Alkoholkranke – die Wege zu ihnen (zu B)

Georg Weiss

Nicht jeder, der trinkt, muß Alkoholiker werden. Aber jeder, der trinkt, kann Alkoholiker werden. Das zeigen die 1,5–1,8 Mio. behandlungsbedürftigen Alkoholkranken in der Bundesrepublik. Hinzu kommen Millionen dauerhaft Alkoholgefährdete. So ist nach Angaben der Deutschen Hauptstelle gegen die Suchtgefahren jeder 7. Mann und jede 20. Frau gefährdet.

In jeder 10. Familie ist ein Suchtkranker. Nichts wird von den Angehörigen den Mitmenschen gegenüber mehr verheimlicht als die Alkoholabhängigkeit (Koalkoholiker). Überhaupt wird nur jeder 14. behandlungsbedürftige Alkoholiker beim Arzt erkannt und behandelt. Zwischen Ärzten und Alkoholikern besteht ein tiefer Graben. Sie gehen sich aus dem Wege, was es zu verbessern gilt.

Warum und wie entstanden Selbsthilfegruppen für Alkoholkranke?

Sie entstanden aus der Notwendigkeit, absolute Abstinenz erzielen zu müssen, außerdem wegen der begrenzten Erfolge, die die professionellen Helfer – Ärzte, Psychologen und Sozialarbeiter – in Klinik, Praxis und Beratungsstellen bei den Alkoholkranken hatten.

Den Wert der Selbsthilfe in der Alkoholikertherapie durch Erfahrungsaustausch im Gespräch unter Betroffenen ohne Experten entdeckten 2 von den Ärzten als hoffnungslos und therapieresistent beurteilte Alkoholiker.

Entstehungsgeschichte der Gemeinschaft AA

1935 entstand die Gemeinschaft Anonyme Alkoholiker (AA) in Akron, Ohio, aus einer Begegnung zwischen einem bekannten Chirurgen, Bob S., und einem New Yorker Börsenmakler, Bill W. Beide litten schwer unter der Krankheit Alkoholismus. Bob konnte nicht mehr operieren, und Bill war bereits zigmal zum Alkoholentzug zwangseingewiesen wor-

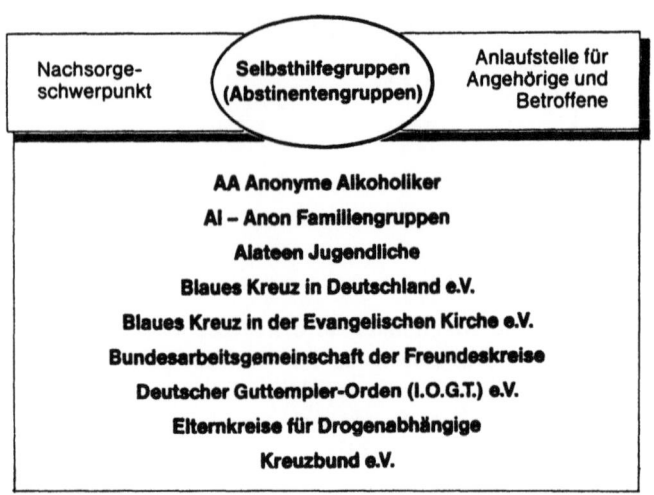

Abb. 1. Selbsthilfegruppen für Alkoholkranke in der BRD

den. Sie stellten gemeinsam fest, daß ihr Zwang zu trinken schwand, wenn sie sich offen über ihre Krankheit unterhielten. Sie brauchten sich nicht mehr voreinander zu verstecken. Endlich konnten sie ehrlich über ihre Nöte und Ängste sprechen. Bill W. und Bob S. erkannten dieses Genesungsprinzip und suchten weitere Alkoholiker, um es anzuwenden und neue Erkenntnisse zu sammeln (Anonyme Alkoholiker 1983).

1939 stellten sie ihr Genesungsprogramm (12 Schritte) zusammen. Eine ungeheure Kettenreaktion folgte, als die ersten durch dieses Programm nüchtern gewordenen Alkoholiker begannen, ihre Botschaft an andere weiterzugeben. So entstanden 58000 AA-Gruppen in ca. 110 Ländern der westlichen Welt mit über 1 Mio. Mitgliedern. 1953 gründeten amerikanische Soldaten die erste deutsche AA-Gruppe in München. Heute stehen über 4000 Selbsthilfegruppen in der Bundesrepublik als Hilfe für Suchtkranke zur Verfügung (Abb. 1). Herzstück der AA-Gruppen sind die regelmäßigen Zusammenkünfte, *geschlossene Meetings* (Gruppengespräche) genannt. Sie finden meist einmal wöchentlich statt und dauern 2 Stunden. An diesem Erfahrungsaustausch nehmen nur Alkoholiker teil, denn der Schlüssel zur Genesung ist das Gespräch zwischen Alkoholikern, die sich gegenseitig Kraft und Hoffnung geben, das gemeinsame Problem zu lösen, „heute das erste Glas" stehenzulassen. Keinesfalls erfolgt eine Einschaltung in die medizinischen Belange. Das Wirken der Gruppe nach innen (Selbstveränderung) besteht im Zuhören, ohne den anderen zu unterbrechen. Selbst zu sprechen, sich aussprechen und seine Gefühle damit ausdrücken zu können, löst Ängste, stärkt das Vertrauen zur Gruppe und erhöht die Selbstachtung.

Gibt es auch für Nichtalkoholiker einen Zugang zu AA?

Wer die Gruppenwirklichkeit der AA erleben möchte, kann sie auch als Nichtalkoholiker in den *offenen Meetings* und *öffentlichen Informationsmeetings* – also in der Wirkung nach außen (Sozialveränderung) – erleben.

Vor Ort stehen für die Angehörigen die „Al-Anon-Familiengruppen", für die Jugendlichen die „Alateen" zur Verfügung; denn die Alkoholkrankheit ist eine Familien- und Beziehungskrankheit (Abb. 2a)[1].

Die weitere Arbeit der Gruppe nach außen führt vom 1. Bereich, der Hauptaufgabe der AA: „nüchtern zu bleiben", zum 2. Bereich: anderen Alkoholikern zur „Nüchternheit" zu verhelfen. Mitgliedsbeiträge oder Gebühren gibt es nicht. Die AA-Gemeinschaft erhält sich durch eigene Spenden.

Wege der Betroffenen und deren Angehörigen zu den Selbsthilfegruppen

Sie kommen von allein, ohne Empfehlung von Ärzten (Abb. 2a)

Wichtig für den Therapieplan ist die neue Erkenntnis, daß es viele Alkoholiker in den Selbsthilfegruppen gibt, die vorher nicht in der Klinik oder zur Langzeitkur waren oder ihr Alkoholproblem bei einem niedergelassenen Arzt aufdeckten. Sie kommen von allein aufgrund von Informationen aus den Medien oder auf Empfehlung von Angehörigen, Freunden, Betriebsangehörigen (Daunderer 1981). Auch aus Angst vor einer Registrierung meiden sie offizielle Stellen. Die Selbsthilfegruppen bieten ihnen die niedrigste Barriere, zu ihrer Krankheit zu stehen, weil sie in der Gemeinschaft der Anonymen Alkoholiker (AA-Gemeinschaft) anonym bleiben. Der Name Anonyme Alkoholiker signalisiert schon diese Anonymität und erleichtert so den 1. Schritt.

Sie kommen vom niedergelassenen Arzt, ohne vorherige stationäre Therapie (ambulante Primärbehandlung) (Abb. 2b)

Da bei 70 % aller Alkoholkranken eine alleinige ambulante Therapie möglich ist, gilt es besonders, den Hausarzt in diese therapeutischen Bemühungen mit einzubeziehen. Er ist die erste Kontaktstelle für

---

[1] Al-Anon – Familiengruppen, Interessengemeinschaft e.V., Literatur bei: Zentrales Dienstbüro, Postfach 100192, 5000 Köln. Alateen, Literatur bei: Alateen-Kontaktstelle, Altstadthaus, Rottstr. 9, 4300 Essen.

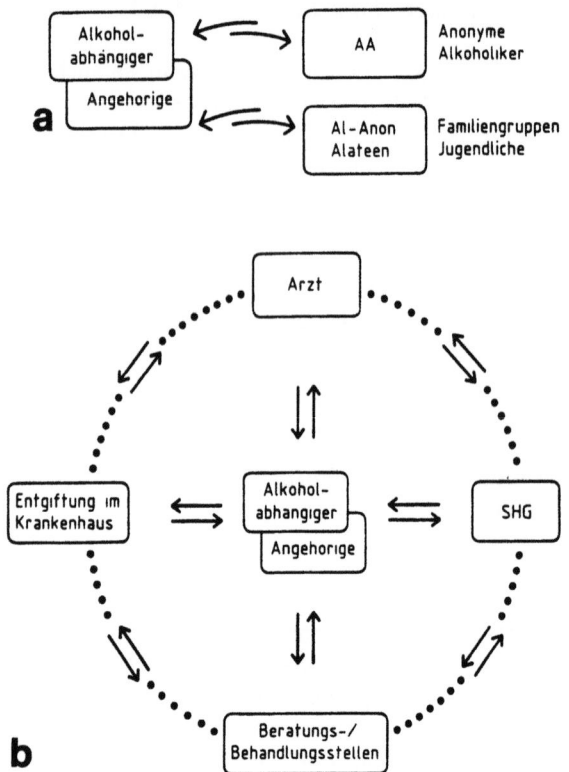

Abb. 2 a, b. Die Wege der Alkoholkranken zu den Selbsthilfe-Abstinenten-Gruppen

den hilfesuchenden Alkoholiker, bespricht doch der größte Teil der Suchtkranken vor der Klinikeinweisung das Problem mit dem Hausarzt. In einem Drittel der Fälle aber reagiert der Hausarzt auf diese Mitteilung nicht (Schmidt 1986). „Der Arzt und der Süchtige gehen sich aus dem Wege" (Kruse 1985). Auch hat fast jeder zweite Alkoholkranke, der zu den AA geht, wegen des Trinkens einen Arzt um Hilfe gebeten. Gerade die Kontakte des Hausarztes zu seinen Patienten und deren Angehörigen über Jahre geben ihm häufig die Gelegenheit zu einer frühzeitigen Diagnosestellung, und Alkoholismus kann regelmäßig in die differentialdiagnostischen Überlegungen mit einbezogen und im Gespräch immer wieder angesprochen werden. Deshalb hat der niedergelassene Arzt bei entsprechender Fachkenntnis und Motivation einen wichtigen Platz sowohl in der Früherkennung als auch in der Behandlung der körperlichen Folgeschäden. Mit Hilfe immer wieder stattfindender Einzelgespräche wird er zum Begleiter und leitet die Stabilisierungsprozesse ein, für die der vielseitig geschädigte Kranke ein therapeutisches Gruppenfeld benötigt. Hierfür kann der Hausarzt die ihm bekannten Selbsthilfegruppen vor Ort empfehlen. Er vermag somit durch seine therapeutische Begleitung die Motivation des Alkoholikers zur Krankheitseinsicht und Behandlungsbereitschaft zu wecken und zu vertiefen, die dann in der Gruppenarbeit mit den AA in den wesentlichen Reifungsprozeß einmündet.

Der Alkoholkranke benötigt ein breites Therapieangebot. Es reicht wegen der Verschiedenartigkeit des Krankheitsbildes und der unterschiedlich vorhandenen Folgeschäden von der ambulanten über die kurz- und mittel- bis hin zur langfristigen stationären Behandlung. Dabei stellt aber jede klinische Behandlung unabhängig von ihrer Dauer nur eine Initialbehandlung dar. An sie muß sich eine ambulante Behandlung über Jahre anschließen (ambulante Sekundärbehandlung). Auch hier haben sich die im Hinblick auf die Umstrukturierungsprozesse notwendigen Gruppen bei den AA und den sonstigen Selbsthilfegruppen bewährt, neben denen der Beratungsstellen und Fachambulanzen für die Zusammenarbeit der niedergelassenen Ärzte und den Alkoholkranken und deren Angehörigen. Es ist somit eine wichtige Aufgabe der Ärzte, Ängste ihrer alkoholkranken Patienten vor der Gruppenhilfe zu vermindern und Hilfestellung auf dem Weg zur Gruppenhilfe zu geben.

Alkoholkranke und Medikamente

Die Selbsthilfegruppen klären intensiv über die ärztliche Verordnung von Medikamenten an Alkoholkranke und/oder Medikamentenabhängige auf und fordern den Auf- und Ausbau einer vertrauensvollen Arzt-Patienten-Beziehung. Ein Dauerthema in den Selbsthilfegruppen, besonders bei den AA, ist daher: „Pulle und/oder Pille!"

Immer häufiger kommt der Wechsel von Alkohol (Pulle) auf Tranquilizer (Pille) vor. Besonders Frauen sind davon betroffen, und die Zweigleisigkeit Pulle und Pille nimmt weiter zu. Die AA begegnen diesem ernsten Thema mit einem 12seitigen Faltblatt über Alkohol und Medikamente, in dem schwerpunktmäßig die Pharmakagruppen Barbiturate, Amphetamine und Tranquilizer behandelt werden.

Einige Empfehlungen für den Alkoholkranken lauten:

– Verordne niemals dir selbst oder anderen Medikamente.
– Suche dir einen Arzt aus, der etwas von Alkoholismus und von dem damit verbundenen Medikamentenproblem versteht!

- Sage deinem Arzt, daß du Alkoholiker bist und daß du ein Medikamentenproblem hast; wenn es ein guter Arzt ist, wird er von dir mehr wissen wollen. Lade ihn zum Informationsmeeting ein, gib ihm AA-Literatur!
- Informiere deinen Arzt sofort, wenn du irgendwelche Schwierigkeiten oder Nebenwirkungen durch die Einnahme von Medikamenten spürst!
- Sei absolut ehrlich gegenüber deinem Arzt, deinem Sponsor, v. a. aber zu dir selbst!
- Zögere nicht, den Arzt zu wechseln, wenn er deinem existenziellen Problem gegenüber nicht das notwendige Verständnis aufbringt. Dieser Arztwechsel ist auch unumgänglich, wenn dir trotz der entsprechenden Hinweise Medikamente aus der Gruppe der Sedativa, Tranquilizer oder Stimulanzien verordnet werden!
- Gib deinem Arzt ein Exemplar dieser AA-Broschüre[2].

Es gibt Medikamente und Stärkungsmittel, die Alkohol enthalten. Diese Mittel kommen für den Alkoholiker von vornherein nicht in Frage. Dazu gehören auch Hustensäfte, Herz-Kreislauf-Stärkungsmittel, Lezithinpräparate und ähnliche Arzneimittel, v. a. auch Melissengeist. Überhaupt ist bei Medikamenten in flüssiger Form besondere Vorsicht geboten. Ein Großteil von ihnen enthält, schon aus Gründen der Konservierung, Alkohol.

Alle Patienten mit Abhängigkeitsanamnese sind von einer Behandlung mit Benzodiazepinen und Barbituraten auszuschließen. Die orale und/oder ambulante Verabreichung eines Benzodiazepintranquilizers an einen Patienten mit starker Bindung an Alkohol, Schlafmittel, Analgetika, Stimulanzien ist ein besonders schwerer Kunstfehler. Nicht jedes Entzugssymptom benötigt ein Medikament, das zum „Alkohol essen statt zum Trinken" führen kann.

Bei starken Angstzuständen mit Schlafstörungen und innerer Unruhe in der Entzugsphase ist jedoch der Einsatz von Doxepin sinnvoll (Daunderer 1981). Dieses initial sedierende, trizyklische Antidepressivum hat sich seit 17 Jahren in der Behandlung von Entzugssymptomen bewährt. Ein Abhängigkeitsrisiko von Antidepressiva besteht bei Alkoholabhängigen nicht (Langer u. Heimann 1983).

---

[2] „Alkohol und Medikamente", zu bestellen bei: Anonyme Alkoholiker, Literaturvertrieb, Postfach 422, 8000 München 1.

Wie und warum Ärzte mit Selbsthilfegruppen zusammenarbeiten

Bei der Diskussion mit Ärzten aus Klinik und Praxis, die schon lange mit Selbsthilfegruppen für Alkoholkranke erfolgreich zusammenarbeiten, wird besonders die persönliche Kontaktaufnahme vor Ort zu entsprechenden Selbsthilfegruppen seines Praxisgebietes empfohlen. Durch persönliche Gespräche mit den Kontaktstellen und in den Gruppen kommt es zur echten Wechselbeziehung, denn der Kontakt zwischen Arzt und Selbsthilfegruppen ist keine Einbahnstraße. Der Arzt erhält viele neue Einsichten und Impulse für sein ärztliches Handeln und seine Person. Durch Teilnahme an den erwähnten offenen Meetings der AA lernt der Arzt den der Gruppe eigenen Stil kennen. Dies erfolgt auch auf den gemeinsamen Fortbildungsveranstaltungen und Seminaren von Ärzten mit Selbsthilfegruppen. Im Zusammenwirken der 3 Partner Alkoholkranker, Anonyme Alkoholiker und Arzt liegen die größten Möglichkeiten auf dem Weg aus der Alkoholkrankheit (Pleitgen 1986).

Gerade aus den Begegnungen zwischen „nassen" und „trockenen" Alkoholikern und Ärzten, die eng mit den AA zusammenarbeiten, bestätigt sich, daß die Selbsthilfegruppen für Alkoholabhängige sich besonders für schwerer gestörte Alkoholiker eignen (Rost 1986). Sie haben aber auch ihre Grenzen. Sie sind keine Trockenlegeanstalten oder Verschiebebahnhöfe für sog. hoffnungslose Fälle. Sie erfassen nur einen bestimmten Kreis von Süchtigen. Heute werden die Alkoholiker in allen Selbsthilfegruppen auf 60000–70000 Teilnehmer geschätzt (Deutsche Hauptstelle für Suchtgefahren, DHS, telefonische Auskunft).

Ein Jahr nach stationärer Behandlung in den Fachkrankenhäusern für Suchtkranke nehmen nur 38,6% bis 44,5% an Selbsthilfegruppen teil. Da es erwiesen ist, daß der Anschluß an Abstinenzgruppen stabilisierend und rückfallverhütend wirkt, sollten hier besondere Anstrengungen unternommen werden, diese Quote zu verbessern (Keup 1983).

Für alle an seiner Behandlung und Begleitung Beteiligten empfiehlt sich: Alles *mit* dem Alkoholkranken, möglichst wenig *für* den Alkoholkranken, *nichts ohne* oder gar gegen den Alkoholkranken zu tun (Weiss 1985, 1986).

Erinnerungen an meine ersten Erlebnisse bei Gruppengesprächen der AA

Seit 7 Jahren besuche ich als Betroffener Meetings. Durch meine Reisetätigkeit lernte ich viele Gruppen in Deutschland kennen. Oft fragte ich mich am Anfang der Meetings, bin ich im falschen Raum, bei einer anderen Gruppe, denn die Anwesenden sehen alle so gut aus, sind ordentlich gekleidet, diszipliniert, freundlich. Es sind junge Frauen und Männer, dies können doch keine Menschen mit Alkoholproblemen oder gar Penner sein?

Jede Gruppe ist anders. Jedes Meeting läuft anders ab. Doch jede Gruppe eröffnet ihr Meeting durch den Gruppensprecher mit der Präambel, die mir immer wieder das Gefühl gab, hier bin ich richtig:

> Anonyme Alkoholiker sind eine Gemeinschaft von Männern und Frauen, die miteinander ihre Erfahrung, Kraft und Hoffnung teilen, um ihr gemeinsames Problem zu lösen und anderen zur Genesung vom Alkoholismus zu verhelfen.
> Die einzige Voraussetzung für die Zugehörigkeit ist der Wunsch, mit dem Trinken aufzuhören. Die Gemeinschaft kennt keine Mitgliedsbeiträge oder Gebühren; sie erhält sich durch eigene Spenden.
> Die Gemeinschaft AA ist mit keiner Sekte, Konfession, Partei, Organisation oder Institution verbunden; sie will sich weder an öffentlichen Debatten beteiligen, noch zu irgendwelchen Streitfragen Stellung nehmen.
> Unser Hauptzweck ist, nüchtern zu bleiben und anderen Alkoholikern zur Nüchternheit zu verhelfen.

Jeder Teilnehmer stellt sich mit seinem Vornamen vor und sagt danach: „Ich bin Alkoholiker!" Das schockierte mich anfangs immer wieder, dieses „Mein Name ist ... Ich bin Alkoholiker!" Ich hatte doch nur ein Alkoholproblem und wollte hier nur kontrolliert trinken lernen. Prüfen Sie doch selbst einmal, wie es auf Sie wirkt und wie unterschiedlich Sie sich fühlen, wenn Sie sagen: „Ich *bin* Alkoholiker!" oder: „Ich *habe* ein Alkoholproblem!"

Mich beeindruckte der disziplinierte Verlauf der Gespräche, der über die zwei Stunden des Meetings anhielt und mich zum Zuhören und zum Aussprechen der eigenen Probleme und Gefühle führte. Jeder, der sprechen wollte, gab dem Gruppensprecher ein Zeichen. Er sorgte nur dafür, daß die Gespräche in der angemeldeten Reihenfolge abliefen.

Jeder sprach von sich und redete nicht über andere. Jeder erzählte aus seinem Leben, seiner Alkoholkarriere. Welche Lebensgeschichten, welche Tiefpunkte! So weit brauche ich es nicht kommen zu lassen, tauchte es in mir auf und konnte ich in vielen Gesichtern der Betroffenen lesen. Hier wird erzählt und nicht gezählt, nicht gemessen oder gar bewertet.

Sprache der Betroffenen unter Betroffenen

Ein Erlebnis für mich war der Umgang miteinander. Wenn mal ein Teilnehmer dazwischenredete, sagte z. B. der Gruppensprecher: „Nimm doch die Watte aus Deinen Ohren und steck sie in Deinen Mund. Hör' doch erst mal zu. Gib mir ein Zeichen, wenn du sprechen willst. Du kommst dann schon dran. Dann kannst du sprechen, solange du willst."

Für Teilnehmer, die gerade einen Rückfall hatten, gab es keinen erhobenen Zeigefinger, keine Vorwürfe von der Gruppe. Vielmehr sagte der Gruppensprecher: „Wie schön, daß du wieder da bist, daß du den Mut hattest, zu kommen. Du weißt ja, der Alkoholismus ist eine tödliche Krankheit mit Krankenhaus, Knast, Klopsen oder ‚Einmeterachtzig unter der Erde'. Fang wieder von vorne an, laß *heute* das *erste* Glas stehen."

Spiritus contra Spiritum

Über eine „höhere Macht", von Gott, wie ihn jeder versteht, wird praktisch in jedem Meeting geredet. Ausführungen von Teilnehmern, die schon längere Zeit in der AA-Gemeinschaft waren, wie z. B. „Ich habe ein rotes Telefon zu meinem Gott" oder „Ich bete jeden Morgen, lieber Gott, laß mich heute nicht saufen", waren mir unverständlich und schockierten mich anfangs so sehr, daß ich die Gruppen nicht mehr besuchen wollte. Erst die Beachtung der Ergänzung „Gott, wie ihn jeder versteht und ohne konfessionelle Bindungen" mit einem intensiven Lesen der AA-Literatur, beruhigten mich immer wieder so, daß ich durchhielt.

Am Schluß jedes Meetings stehen die Teilnehmer auf, reichen sich die Hände und sprechen gemeinsam laut und deutlich: „Gott, gebe mir die Gelassenheit, Dinge hinzunehmen, die ich nicht ändern kann, den Mut, Dinge zu ändern, die ich ändern kann, und die Weisheit, das eine vom anderen zu unterscheiden." Dieser Gelassenheitsspruch bildet für mich die Brücke vom Gruppengespräch zum Alltag. Er begleitet mich als Kernsatz von heute zu heute bei meiner Gegenwarts-, Vergangenheits- und Vergänglichkeitsbewältigung.

Heute, nach kontinuierlicher Teilnahme über Jahre, steht für mich fest: die AA-Gemeinschaft wirkt durch die Gruppendynamik der Betroffenen *und* durch die religiöse Dimension. Diese Zweigleisigkeit kann zum Auffinden neuer Lebenssinnperspektiven, zur Persönlichkeitsnachreifung und damit zur Abstinenz führen.

Bedeutung des Telefons außerhalb der Meetings

Zu einer wichtigen Erfahrung wurde für mich der freiwillige Austausch der Telefonnummern untereinander. Er gibt jedem AA-Mitglied die Gewißheit: Ich steh' draußen nicht mehr allein! Ich kann anrufen, wenn ich Probleme mit dem Trinken bekomme. So fragt heute immer wieder mal ein AA-Freund, der Vertrauen zu mir gefunden hat: „Kann ich Deine Telefonnummer haben?" Oder ich ermutige einen „Neuen", dem vielleicht noch der Mut zum Fragen fehlt, wie vor einigen Tagen:

Der Neue:	Ich hab' doch deine Nummer nicht.
Ich:	Schreib sie dir doch auf einen Zettel auf, damit du sie bei dir hast. 0621 – die Vorwahl von Mannheim – dann 791479.
Der Neue:	Wer meldet sich da?
Ich:	Wenn ich nicht da bin, meine Frau oder mein Sohn.
Der Neue:	Und dein Name?
Ich:	Die wissen dann schon Bescheid, wenn du sagst, du willst den Georg sprechen!

Nun haben auch Sie meine Telefonnummer.

Literatur

Anonyme Alkoholiker (Hrsg) (1983) Anonyme Alkoholiker deutscher Sprache, 4. Aufl. Bestellung für AA-Literatur an: Anonyme Alkoholiker, Literaturvertrieb, Postfach 422, 8000 München

Daunderer M (1981) Toxikologische Enzyklopädie: Klinische Toxikologie, Bd II. Ecomed, Landsberg, S 40

Keup W (1983/1985) Jahresstatistik 1983 der Fachkrankenhäuser für Suchtkranke (DOSY 82). Katamnesen, Jahrbuch zur Folge der Suchtgefahren 1985 in Verbindung mit der Deutschen Hauptstelle gegen die Suchtgefahren. Neuland-Verlagsgesellschaft, Hamburg

Kruse W (1985) MMW 127:279–281

Langer G, Heimann H (Hrsg) (1983) Psychopharmaka. Grundlagen und Therapie. Springer, Berlin Heidelberg New York Tokyo

Mammele C (1985) Aus Manuskript eines Vortrags, gehalten auf dem Baden-Württemberg-Landestreffen der Anonymen Alkoholiker, 21.9.1985

Pleitgen W (1986) Erfahrungen aus dem Umgang mit alkoholkranken Patienten aus der Praxis eines niedergelassenen Arztes. 25 Jahre Chronik der Karlsruher AA-Gruppe, 21. Januar 1986. Anonyme Alkoholiker, Postfach 1124, 7500 Karlsruhe

Rost W-D (1986) Konzeption einer psychodynamischen Diagnose und Therapie der Alkoholabhängigkeit. Suchtgefahren, Forschung, Therapie, Prophylaxe, Heft 4. Neuland-Verlagsgesellschaft, Hamburg

Schmidt L (1986) Alkoholkrankheit und Alkoholmißbrauch. Definition – Ursachen – Folgen – Behandlung. Kohlhammer, Stuttgart

Troschke J von (1984) Möglichkeiten und Grenzen der Kooperation zwischen Laien und medizinischen Experten (Seminar Ärzte in der gesundheitlichen Selbsthilfe, Freiburg, 10. November 1984). Bundeszentrale für gesundheitliche Aufklärung, Köln

Weiss G (1985) Compliance-Probleme bei Drogenabhängigkeit. (3. Internationales Kolloquium über Patienten-Compliance der Bayer AG, Wiesbaden, 16. und 17. Mai 1985). Bayer AG, Sparte Pharma, Leverkusen

Weiss G (1986) Compliance-Probleme bei Alkoholabhängigen: Pulle – Pille – Beipackzettel. Pharm Ind 48: 8

Aids – und viele Fragezeichen (zu C)

Thomas Amon

Etwa 200000 Aids-Kranke waren Ende 1989 gemelet. Tatsächlich sollen 3mal soviele an Aids erkrankt sein auf der ganzen Welt. Die Schätzungen, wieviele vom HIV-Virus infiziert sein könnten, liegen bei 1–2 Mio.

Gemessen an den Zahlen unserer „Volkskrankheiten" spielt damit das Krankheitsbild Aids in den meisten Praxen keine Rolle. Dennoch gehört Aids zu den praxisrelevanten Themen. Oder muß man inzwischen sagen, es gehörte dazu?

Das Interesse an Aids hat nämlich erkennbar nachgelassen, zumindest in dem Teil der Bevölkerung, der unsere Praxen aufsucht. Warum das so ist, ist eine der neuen Fragen, die sich im Zusammenhang mit Aids stellen.

Daneben bleiben die vielen Fragezeichen wissenschaftlicher, ethischer, ja eigentlich philosophischer Art, die durch die Existenz der HIV-Viren (und die durch sie hervorgerufene Krankheit Aids) unserem ärztlichen Handeln und unserem Alltag gesetzt wurden. Mit einigen dieser Fragezeichen will ich mich befassen, nicht mit Antworten darauf, denn die habe ich nicht.

„Macht euch die Erde untertan"?

Aus Gedankenlosigkeit (und Überheblichkeit?) haben wir uns angewöhnt, Evolution als eindimensionalen Vorgang zu betrachten, als Vorgang, der zu immer komplexeren Organismen, letztlich zu uns geführt hat, als „Krone der Schöpfung". Wie ernüchternd, jetzt durch das HIV-Virus zu erleben, daß auch wir nur ein Partikel im großen „Evolutionsspiel" sind, daß der „Egoismus der Gene", die uns werden ließen, in diesem Spiel nicht mehr wiegt als der „Egoismus der Gene" eines „einfachen" Virus.

Ungerührt von den Folgen für uns hat evolutionäre Anpassung einem Virus zu Techniken verholfen, der Immunabwehr des in diesem Bereich hochgerüsteten Menschen die Effizienz zu nehmen und uns damit schutzlos den daraus Nutzen ziehenden „opportunistischen Infektionen" auszusetzen. Nicht genug damit, für seine Weiterverbreitung nutzt es auch noch unsere Art uns weiterzuverbreiten: den Geschlechtsverkehr.

Da kann für uns kein Trost darin liegen, daß sich das Aids-Virus (oder seine Varianten) keines bleibenden evolutionären Vorteils erfreuen kann, sich mit seiner (gegen uns überaus wirksamen) Doppelstrategie selbst den Lebensraum entzieht.

Für uns als Individuen (und als Spezies) ist das völlig unerheblich, wir haben – erkrankt oder nicht – nur Nachteile davon.

Auf einmal sind wir alle zusammen, mal nicht durch uns selbst und unsere fatalen Aktivitäten, bedroht – man denke nur an die vorhandenen Mittel zum mehrfachen atomaren Overkill – sondern von „außen" durch ein „einfaches", aber todbringendes Virus; ist ein Erwachen vorstellbar, eine neue Bescheidenheit, auch eine neue Solidarität angesichts einer Natur, die ganz offenbar auch auf uns verzichten könnte? Oder werden wir immer weiter davon ausgehen, daß die Wissenschaft, unsere Wissenschaftler, das schon in den Griff bekommen – bis zur nächsten ultimativen Herausforderung?

Aids-Behandlung – auch ein „Prinzip Hoffnung"?

Wir verfügen heute weder über ein sicher wirksames Mittel gegen die einmal erfolgte Infektion noch über eine Schutzimpfung vor Aids. Das Medikament, auf das sich derzeit die meisten Hoffnungen richten (AZT = Azido(desoxy)thymidin, Handelsname: Retrovir), kann offensichtlich (unspezifisch) die Virusvermehrung behindern. Dadurch werden längere Überlebenszeiten erreicht, eine Verringerung der Häufigkeit opportunistischer Infektionen, auch eine (vorübergehende) Besserung des subjektiven Befindens, jedoch keine Ausheilung der Krankheit. Zynisch formuliert: ein „Aufschub der Hinrichtung", möglicherweise bis zu dem Zeitpunkt, zu dem eine wirksamere, evtl. sogar heilende Behandlung zur Verfügung steht.

Die Experten betonen jedoch, daß dieses nicht schnell der Fall sein kann, da das Virus *in* der menschlichen Zelle schwer angreifbar ist, ohne daß die Zelle selbst Schaden leidet. Die jüngst erfolgte Meldung einer (für die Wissenschaft, weniger für den Patienten?) erfolgreichen Aids-Behandlung mag illustrieren, welcher Art heute Fortschritte der Aids-Therapie noch sind: Ein Aids-Kranker überlebte eine massive Chemotherapie um 6 Wochen, starb dann aber „aus anderer Ursache". Immerhin konnte nachgewiesen werden, daß er tatsächlich von Aids geheilt war, da im Leichnam keine Aids-Erreger mehr nachgewiesen werden konnten.

Kennen wir solche „Erfolge" nicht bereits aus der Krebsbehandlung aus den Anfängen der Transplantationschirurgie?

Neigen wir nicht dazu, unsere (ärztliche) Hoffnung, etwas gegen eine Krankheit tun zu können, dem Kranken und dessen Angehörigen aufzudrängen, mit allen zur Verfügung stehenden Mitteln um eine Verlängerung seiner Leidensdauer zu kämpfen, Überlebenszeiten zu zählen und darüber die Lebensqualität des Patienten gering zu achten? Bis zu welchem Punkt würden wir denn für uns selbst, die schlußendliche Vergeblichkeit aller Bemühungen kennend, eine Behandlung um jeden Preis akzeptieren? Was würden wir von dem uns behandelnden Arzt erwarten?

Dürfen wir Patienten mit Hoffnung vertrösten, wissend um unsere eigene Hoffnungslosigkeit?

Aids-krank – der Aussatz unserer Zeit oder: „gib Aids keine Chance"

Die Irrationalität des Umgangs mit der Infektionskrankheit Aids, mit dem Aids-Kranken als möglichem Überträger, war erschreckend, wenn auch nicht unerwartet. Die Hysterie, die Furcht vor Ansteckung, nahm aus Unsicherheit, wodurch und wodurch nicht eine Übertragung zustande kommen kann, groteske Züge an.

Wir haben es in den Zeitungen lesen können, daß Schulstreiks organisiert wurden wegen eines HIV-infizierten Klassenkameraden, daß Entfernung eines Mitarbeiters vom Arbeitsplatz gefordert wurde, weil Zusammenarbeit den „Gesunden" nicht zumutbar sei ... Und wir haben lesen können, wie mit der Fähigkeit/Behauptung, Aids übertragen zu können, auch räuberische Erpressung versucht wurde.

Aids, das bedeutet Aussatz, nur lange Zeit nicht offensichtlich, der Umgebung des Infizierten nicht, oftmals auch ihm selber noch nicht. Um so schlimmer, der Verdacht kann sich gegen jeden richten. Der beste Schutz vor Aids ist somit, wie plakatiert: „Gib Aids keine Chance!" – vermeide jede Gefahr! Aids-Kranke, HIV-Positive, Angehörige der Risikogruppen („Schwule", „Fixer", „Prostituierte") sind aber nunmal eine Gefahr! Selbst Personen, von denen man gar nichts weiß, können dann eine Gefahr sein!

Ein Patient berichtete mir von einem (Extrem?)fall. Auf der Heimfahrt kam er an einem brennenden Auto vorbei, in dem sich noch der bewußtlose Fahrer befand. Die Anwesenden (Zuschauer) lehnten eine Hilfeleistung ab: „der könnte ja Aids haben ..."

Forderungen nach Quarantäne/Internierung (schlimmere Worte will ich vermeiden) wurden laut, um die Infektion einzugrenzen ... „Gib Aids keine Chance!" – heißt das nicht vielleicht auch: gib Aids-Kranken keine Chance?

Heiliger Sankt Florian, verschon mein Haus ...

Waren/sind wir Ärzte denn frei von solcher Abgrenzungshaltung? Oder nicht doch zumindest erleichtert, wenn wir keine Aids-Kranken, keine HIV-Positiven, keine Drogenabhängigen, keine Homosexuellen, keine (Beschaffungs)prostituierten, in Behandlung haben?

Was riet ein Aids-Experte seinen Zuhörern – alle ebenfalls Aids-Experten? „Wenn Sie erfahren, daß Ihre Freundin irgendwann einmal etwas mit Drogen zu tun hatte, dann geben Sie ihr den Abschiedskuß – auf die Wange!" So einfach ist das.

Zahnärzte (die selbst möglicherweise jahrelang Hepatitis B weitergegeben haben) lehnten die Behandlung von Aids-Patienten, die sich ihnen zu erkennen gaben, ab – und schickten sie in die Zahnkliniken.

Warum sind nicht alle Ärzte bereit, Aids-Kranke, die sich ihnen anvertrauen, auch zu behandeln/mitzubehandeln? Warum der Verweis aufs Zentrum der und der Klinik? Kennen wir dieses Verhalten nicht bereits aus anderen Bereichen? Warum verweisen wir Drogenabhängige gern auf die Drogenberatung, Alkoholiker an die entsprechende Beratungsstelle, Krebskranke ins onkologische Zentrum? Wo wir uns doch sonst für alles zuständig fühlen und ja bloß keine Ambulatorien an den Krankenhäusern wünschen!

Wenn's um unangenehme Patienten oder Krankheiten geht, wenn Frust droht, wenn wir auch menschlich gefordert wären, reagieren wir dann anders als die, die sich nicht auf Hippokrates berufen? Sind Selbsthilfegruppen nicht auch Ausdruck für ärztliches Versagen?

HIV-positiv: das Damoklesschwert?

Wir haben dem manifest Aids-Kranken nicht viel Trost anzubieten, und dementsprechend ähnelt die Mitteilung eines positiven HIV-Testergebnisses der Verkündung eines Todesurteils. So empfanden es jedenfalls in Fallschilderungen die Betroffenen.

Viele Gedanken sind darauf verwandt worden, wie wir mit dem Test, mit dem Testergebnis, mit dem vom Testergebnis Betroffenen umgehen sollten/müßten, mit dem Damoklesschwert am seidenen Faden ... Wie werden die Betroffenen das aufnehmen, verarbeiten, weiterleben können? Welche Phasen werden vom Patienten durchlaufen, bis er sich einem Test unterwirft/einen Test durchführt? Kann man, muß man darauf einwirken?

Wenig wurde darüber nachgedacht, wie wir uns dazu stellen können, daß die freie Marktwirtschaft, den Marktwert Aids erkennend, (streiten sich doch Forscherteams auch um Patentrechte!) einen Schnelltest auf Aids, jedermann zum eigenen Gebrauch anbieten wird? (Dupont hat sowas, wie *L'Espresso* berichtete, bereits in Erprobung!). Nicht der Arzt, der Patient wird dann „sachkundig" sein, wie vielleicht heute schon die Frau, deren Regel ausblieb, sich eigene Gewißheit verschafft durch einen selbst durchgeführten Schwangerschaftstest. Wir werden dann vor der Situation stehen, daß nicht wir den Patienten, sondern diese uns mitteilen, daß der (von ihnen) durchgeführte „Aids-Test" positiv war. Nicht mehr unser Verdacht, der Wunsch des Patienten, wird Anlaß für den Test sein. Er wird sich sein „Urteil" selbst bilden, nicht mehr von uns mitteilen lassen. Und er wird dabei allein sein.

Sind wir darauf vorbereitet, daß wir (wie bereits heute schon!) davon abhängig sind, daß sich HIV-Positive auch offenbaren? Wie können wir dazu beitragen?

Der Test – und nichts Genaues weiß man!

Die langen Latenzzeiten zwischen nachweisbarer Infektion und Ausbruch des Krankheitsvollbildes, die Ungewißheit, ob überhaupt aus allen Infizierten auch Aids-Kranke werden, ob alle Zwischenstufen auch in das Vollbild übergehen, läßt eine sichere Prognose nicht zu, läßt Hoffnung auf Revision in höherer Instanz (dem tatsächlichen Verlauf). Der Ausgang des „Verfahrens" jedoch bleibt ungewiß.

Ungewißheit aber ertragen für lange, lange Zeit?

Ist das nicht die Situation, in die uns „verbesserte" Diagnostik versetzen wird, wenn z.B. ein einfacher Bluttest mitteilen können wird: In diesem Körper steckt Krebs, möglicherweise in diesem oder jenem Organ, aber noch nicht wirklich greifbar, und was weiter daraus wird, ist noch ungewiß? Genauso ungewiß wie das weitere Schicksal eines HIV-Positiven. Sollen wir solche Tests durchführen (lassen), empfehlen, akzeptieren, wenn wir danach doch nur die Hände in den Schoß legen können? Wem dient das wirklich? Dem medizinischen Fortschritt, dem Patienten?

Wie läßt sich die ärztliche Kunst erlernen, aus den uns zur Verfügung stehenden diagnostischen Möglichkeiten auszuwählen?

Zumindest für die Zeit, in der unsere Therapiemöglichkeiten nicht Schritt halten mit den diagnostischen? Nicht nur bei Aids, auch bei anderen Krankheiten?

Und in der Praxis: Desinteresse

1989 wurde ich von Patienten 9mal auf Aids angesprochen: 6 Patienten wünschten, einen „Aids-Test" vornehmen zu lassen (2 heterosexuelle und 1 homosexuelles Paar wollten sich und dem Partner Sicherheit vor Aids geben. Die Tests waren negativ!), ein Kegelbruder erkundigte sich, welche Schutzmaßnahmen für den Clubausflug nach Thailand angezeigt wären, ein Patient berichtete mir, wie bei einem Verkehrsunfall Aids als Begründung für unterlassene Hilfeleistung dienen durfte, und bei einer Patientin forderte die Lebensversicherung einen HIV-Test vor Abschluß des Vertrags. (Von mir aus habe ich bei keinem Patienten einen Grund gesehen, Aids diagnostisch in Erwägung zu ziehen.)

Genaugenommen also 7 Patienten, die von sich aus Auskunft über Aids haben wollten.

Malaria, Gelbfieber, Cholera waren 10mal häufiger gefragt!

Weshalb, bei der Publizität, die Aids hatte, weshalb ist das für meine Patienten kein Thema – zumindest nicht in der Praxis? Jedenfalls viel seltener als andere, in unseren Breitengraden überhaupt nicht zu erwerbende Infektionen. Macht es die berühmte Dunkelziffer möglich, daß jeder um eine furchterregende Infektionskrankheit namens Aids weiß, aber außer den bedauernswerten Erkrankten (und denen, die privat oder berufsmäßig mit ihnen Umgang haben) kaum einer Aids als Teil seiner realen Welt ansehen muß/will?

Ist es Ausdruck dafür, daß Aids nur als Angelegenheit der Risikogruppen: „Schwule", „Fixer", „Prostituierte" (und bedauerlicherweise auch der „Bluter") angesehen wird? Wer Aids bekommen hat, hat eben Aids eine Chance gegeben! Sein Problem, nicht unseres.

Wird die Gefahr nur verdrängt von der Vorstellung eigener Unverletzlichkeit, der wir unbewußt alle anhängen sollen? Warum dann Vorsorge vor Malaria?

Liegt es daran, daß Aids-Vorsorge eindeutig im sexuellen Bereich angesiedelt ist, *der* Tabusphäre überhaupt? Doch bitte nicht darüber sprechen! Auch die Jungen nicht, die angeblich sexuell so aktiven. Ist's vielleicht gar nicht so weit her mit der Promiskuität?

Hat das Bewußtsein, daß für Aids keine Heilung möglich ist, das Thema zum Tabu gemacht? Ähnlich dem (unheilbaren) Krebs: Das gibt's zwar, aber es ist besser, nichts davon zu wissen! Man könnte selbst betroffen sein.

Für Krebsvorsorge lassen sich Patienten deutlich weniger motivieren als für die jetzt eingeführte Gesundheitsuntersuchung.

Liegt es an den Gegebenheiten einer/meiner Landpraxis? Kleine, überschaubare Ortschaften mit relativ unproblematischem sozialem Umfeld. Keine „Szene", keine Prostitution – nicht mal Gerüchte davon ... Und hier weiß man noch viel vom Mitbürger, vom Nachbarn ... Zu denken gibt mir allerdings, daß „mein" einziger Aids-Patient etliche Dörfer weiter wohnte und der Diskretion halber lieber von mir als von dem in seinem Ort ansässigen Arzt behandelt werden wollte, auch, daß „meine" einzige HIV-Test-Positive seit Testergebnis nicht mehr bei mir war ...

Oder ist es so, wie meine Arzthelferin meinte: „Was soll man fragen, man weiß doch alles über Aids, es ist doch alles oft genug gesagt worden."

Und wie ist das bei mir?

Wie habe ich auf Aids, auf Bernhard, der durch Vermittlung einer Bekannten in meine Praxis kam, reagiert? Ein junger Schauspieler, etwas ausgeflippt (wie könnte es denn anders sein?), bisexuell und eben, wie von 2 aufgesuchten Zentren bestätigt: Aids-krank. Gut, ich hatte mich schon theoretisch mit dieser Krankheit befaßt, aber nun saß sie leibhaftig vor mir. Ich fühlte mich etwas hilflos, war sehr erleichtert, daß die hauptsächliche Betreuung, wie Bernhard mir erklärte, weiterhin am Zentrum in X erfolgen würde.

Die körperliche Untersuchung ergab außer ein paar Effloreszenzen am rechten Unterschenkel (die ganz und gar nicht den Lehrbuchbildern vom Kaposi-Sarkom entsprachen) und einem diskreten Mundsoor nichts Auffälliges.

Vielleicht stimmte das ja alles nicht, begann ich zu verdrängen! Es ging ihm, wie er bestätigte gut, er brauchte nur ein paar Verschreibungen.

Unsere weiteren Begegnungen, auf seinen Wunsch (wieder war ich erleichtert) zumeist außerhalb der Sprechstunden, verliefen korrekt, ohne wirkliche Anteilnahme meinerseits. Wenn ich ehrlich sein soll, mir war nicht wohl dabei. Berhard mag dazu beigetragen haben, wirkte bei aller Bestimmtheit mit der er seine „Wünsche" vortrug, immer unstet, gehetzt, sah mir kaum je in die Augen – aber es war vielleicht auch meine distanzierte Haltung, die mich das so wahrnehmen ließ.

Es blieb immer eine Barriere zwischen uns. Auch als es ihm schlechter ging, die Klinikaufenthalte häufiger und länger wurden, konnte ich die Verbundenheit nicht empfinden, wie sie sich bei der Betreuung von Krebskranken im Endstadium einstellt. Ich habe ihn wohl immer abgelehnt, innerlich abgelehnt, auch wenn ich seine Behandlung nicht abgelehnt habe. Es war mir unheimlich, daß nichts zu machen war gegen seine Krankheit und daß er der einzige mir bekannte Mensch war, von dem zwar theoretisch, aber halt auch praktisch die Ansteckungsgefahr mit „Aids" ausging.

Krankheit als Herausforderung? (zu D)

Ernst Petzold

„Daß ich meine Krankheit nicht nur bekomme, sondern auch mache und gestalte, daß ich meine Leiden nicht nur dulde und fortwünsche, sondern auch brauche und will" – dieser Satz von Viktor v. Weizsäcker soll uns bei unserem Thema „Krankheit als Herausforderung" begleiten als Motto und Leitmotiv und als eine Art „innere Herausforderung". Ich werde in meinem Beitrag die inneren Herausforderungen auf innere Formeln beziehen und auf implizite Axiome. Ich will damit den Hintergrund ausleuchten, vor dem sich unser Thema sozusagen wissenschaftlich abspielt, um dann über Konflikte zu sprechen, Vorstufen der Krankheit und über Heilung, d. h. auch Neubewertung von Beziehungen – als Möglichkeit der Heilung. Dazu zähle ich auch den Sinn des Leibes und des Schattens, der dazugehört und den anzunehmen die Krankheit lehren mag.

Mit innerer Herausforderung meine ich Leitsätze, die in der modernen Psychotherapie einen hohen Stellenwert haben. Sie sind so etwas wie ein Extrakt. Annemarie Dührssen gebraucht in der „dynamischen Psychotherapie" den Ausdruck „innere Formeln" und beschreibt damit ein umfassendes Konzept von subjektiver Selbsteinschätzung, Zukunftserwartung und Umgangsstil mit anderen. Das läßt an Bateson (1981) denken, der davon überzeugt war, daß die Welt eine Welt der Kommunikation ist, in der alles auf Information angelegt ist. Gesundheit, Krankheit, Krebs, Herzinfarkt, Leben, Tod – alles ist Information – nicht positiv, nicht negativ.

Albert Ellis (1982) bezieht sich in seiner rational-emotionalen Therapie (RET) auf innere Formeln. Hier sind es irrationale Annahmen oder Wertsysteme, die oft selbstschädigende Bedeutung haben. Die Krankheit als Herausforderung dient in diesem Konzept der Dekodierung dieser irrationalen Annahmen.

Frank Farrelly hat in seiner „provokativen Therapie" die Formel verwendet:

(1) Ich funktioniere nicht,
(2) weil
(3) ich es nicht kann,   (4) ich es nicht will.

Provokativ heißt direkt übersetzt herauslocken, herausrufen. Der provokative Therapeut versucht den Patienten aus seiner selbstgewählten Unmündigkeit herauszulocken. Wenn der Patient sagt, er könne nicht, stimmt ihm der Therapeut humorvoll zu und betont Schicksal und Abhängigkeit usw. Damit versucht er den Patienten zu provozieren. Dieser soll von sich aus an den Punkt kommen, daß sein Nichtkönnen eigentlich ein Nichtwollen ist, aber er soll dabei seine persönliche Entscheidung fällen und diese nicht von außen aufgedrängt bekommen.

Innere Formeln sind natürlich sehr viel länger bekannt und erprobt als es nach diesen Bemerkungen den Anschein haben mag. Wir kennen sie schon vom autogenen Training und von der funktionellen Entspannungstherapie und selbstverständlich auch aus der Hypnose. Berühmt geworden ist das Wort aus der Aeneis von Vergil, das Freud (1901) als Motto seinem Buch über die Traumdeutung voranstellte: „Flectere si nequeo superos acheronta movebo". Also: „Wenn ich die Oberen nicht bewegen kann, werde ich die Unterwelt bewegen."

Das heißt und wurde auch so verstanden: „Wenn das offizielle Gewissen" sich nicht erreichen läßt, mahnt das Verdrängte an. Krankheit kann ein Indikator (d.h. Anzeiger – nicht Herausforderer!) für die gesellschaftliche Situation sein, die wir von oben nicht bewegen können und die wir deswegen von dem Verdrängten her – „von unten" ist ja nur eine sprachliche Metapher – anzusehen haben.

Weiter als die bisher Genannten geht Dietrich Ritschl in seinem Konzept. Er spricht nicht mehr von inneren Formeln, sondern von impliziten Axiomen und versteht darunter „Konstrukte des menschlichen Geistes unter den Bedingungen der Natur. Sie sind verdichtete Erfahrungen mit dem Leben und mit Gott im Leben. Sie sagen uns – salopp ausgedrückt – ‚ja, so geht es', ‚so gelingt das Leben'" (Ritschl 1989).

Die impliziten Axiome stellen so etwas wie Regulatorien dar, die unser Denken und Handeln steuern. Sie sind z.T. im sprachlichen, z.T. aber auch schon im vorsprachlichen Raum angesiedelt (weshalb er nicht mehr von Formeln spricht). Sie können uns helfen, zwischen gut und böse zu unterscheiden, zwischen krank und gesund, zwischen richtig und falsch, zwischen normal und pathologisch, zwischen „mit dem Leben vereinbar" und „mit dem Leben nicht vereinbar".

Unterschiede zu erkennen kann eine heilende Funktion haben. Was könnte sein, wenn die Krankheit nicht mehr ist? Implizit heißt: all dies ist noch nicht entfaltet. Man kann die Axiome mit einem Samenkorn vergleichen, in dem alles verdichtet ist, einschließlich der Kraft und der Energie, die eines Tages die Entfaltung antreibt und die Explikation bewirkt. Auch die Krankheit kann so etwas bewirken. Ich denke dabei an Kinder, die bei jeder ernsthaften Kinderkrankheit einen Wachstumsschub haben. Ich denke aber auch an eine Anorexiepatientin, durch die wir einen „Schub" hatten. In einer Gruppensitzung berichtete sie von ihren nächtlichen Spaziergängen und Schaukeleien auf öffentlichen Spielplätzen. In einer gezielten Übung wurde sie veranlaßt, das kleine Mädchen, das sie ja auch einmal war, in die eigenen Arme zu nehmen und zu wiegen, wie eine Amme ein Kind wiegt, und plötzlich wurde uns klar: Anorexia-nervosa-Patienten muß man wiegen – nicht wiegen (d. h. nicht ständig auf die Waage stellen). Die geheilten oder deutlich gebesserten Anorexiepatientinnen, die wir in den 70er Jahren in der Krehl-Klinik behandelten und die jetzt nachuntersucht werden (Herzog u. Deter, in Vorbereitung) haben uns deutlich bestätigt, wie wichtig für sie die Erfahrung war, angenommen und verstanden zu werden. Auf die Reorientierung in der Familie und Neubewertung von Beziehungen für den Heilungsprozeß werde ich gleich noch einmal zurückkommen.

Wir gehen über den umschriebenen Therapiebereich hinaus und weiter zurück. Unsere heutige Medizin, d. h. unser heutiges Krankheitsverständnis, hängt entscheidend von den Erkenntnissen des 17. und 18. Jahrhunderts ab. Ich möchte 2 Männer und ihre Formeln erwähnen, die das ganze wissenschaftliche Denken der Neuzeit entscheidend verändert haben. Während man vor ihnen in ziemlich festgefügten Positionen und nach vorformulierten Theorien dachte (Aristoteles, Thomas von Aquin) und nach diesen Programmen dann die Welt erfuhr, kam es zu Beginn des 17. Jahrhunderts zu fundamentalen Zweifeln. René Descartes Formel „cogito ergo sum", „ich denke, also bin ich", begründete das neue Denken (zit. nach Wilber 1988).

Mit Descartes begann der berühmt-berüchtigte Kartesianismus – die sog. Subjekt-Objekt-Spaltung, die die Philosophen bis in unsere Tage bewegt. Zum Beispiel deutete Habermas in einer „Theorie des kommunicativen Handelns" eine mögliche Überwindung an, indem er den Ort der Vernunft in das kommunikative Handeln selbst verlegt (Habermas 1989).

Descartes präzisierte „wir sollten uns nie gestatten, von irgend etwas überzeugt zu sein, außer die Vernunft erweise uns seine Evidenz". Er meinte die aus unserer „Vernunft" und nicht aus den Sinnen stammende Evidenz. Er starb trotzdem – und wie Sie vielleicht wissen, weil eine Königin seine Lebensgewohnheiten mißachtete. Christiane von Schweden bestellte ihren Gast frühmorgens zum Gespräch. Er aber als Langschläfer holte sich bei diesen zugigen Morgenbesprechungen, die seinen Lebensgewohnheiten nicht gemäß waren, eine Lungenentzündung und verstarb.

Galileo Galilei (1564–1642) ging über René Descartes hinaus. Er hatte den genialen Einfall, experimentell das zu überprüfen, was er nicht von vornherein als wahr annehmen konnte: Was fällt schneller, ein schwerer oder leichter Gegenstand? Vom schiefen Turm in Pisa aus unternahm er seine revolutionären Experimente und beantwortete damit eindeutig seine Frage: Beide Gegenstände fallen gleich schnell.

Die Verwicklung

In dem Moment, als das revolutionäre Vorgehen Galileis bekannt wurde, wurde ihm der Prozeß gemacht. Die Argumente der Inquisition waren andere als seine. Seine Überlebenschancen schienen gesichert, wenn er sich den Mächtigen unterwarf. Er tat dies, und das war klug. Sein „und sie bewegt sich doch" danach, auch eine innere Formel, war trotzig wie von dem kleinen Pfiffikus oder Destrusor, wie es in der Transaktionsanalyse heißt. Seine Bemerkung ist wahrscheinlich erfunden, trifft aber einen Kern, der zeigt, daß auch große Leute bei der Auseinandersetzung mit Über-Ich-Formationen mitunter kindliche Waffen einsetzen. Genauer: Es zeigt den Konflikt zwischen den Gesetzen der alten Ordnung (dem ptolemäischen Weltbild) und den Gesetzen der neuen Ordnung (dem kopernikanischen). Beide Bereiche werden durch wissenschaftliche Methoden abgesichert. Der alte Bereich durch das, was man „Dogmatismus"[1] nennt, der neue durch die empirische Analytik, die entscheidende Methode der folgenden Jahrhunderte, deren Entartung und Perversion im Szientismus[2] zu dem geführt hat, an dem wir heute alle kranken: die Zerstörung der Umwelt.

Fassen wir (die Einfälle) zusammen: Descartes und Galilei haben intuitiv ihren Einfällen vertraut. Sie fielen ihnen möglicherweise über eine kontemplativ-meditative Methode ein (von Descartes ist es belegt). Wenn wir Krankheit als Herausforderung ganz ernst nehmen, dann können wir diese Herausforderung eben nicht nur mit der rationalen Methode von Descartes, also mit der Vernunft angehen und nicht nur mit einer empi-

---

[1] Verdeckt bewahrt der Dogmatismus Erinnerungen an menschliches Vorwissen auf, das erst wieder in unseren Tagen ausgeleuchtet wurde. Ich denke an die Arbeit von T.W. Dowling, der den Lebensbaum mit der pränatalen Situation des Menschen verglich und erstaunliche Parallelen gefunden hatte. Die pränatale Situation ist eine ptolemäische – ein geschlossenes Weltbild. Die Nabelschnur – mitunter gewunden –, die den Fetus mit der Plazenta verbindet, wird wie ein Baum wahrgenommen, der sich in den Himmel wölbt. Ein geschlossenes System, das nur über die Mutter mit der Außenwelt verbunden ist – wovon der Fetus aber nichts weiß. Die Geburt ist wie eine echte kopernikanische Wende und wird mit Entborgenheit bezahlt (Dowling 1988).

[2] Philosophisch ausgedrückt: „Das infolge des Kartesianismus hochentwickelte szientistische Paradigma ist weder für den ärztlich-medizinischen noch für den anthropologischen Bereich ausreichend. Phänomenologische und hermeneutische Ansätze müssen ebenso wie dialektische nicht nur einbezogen, sondern auch spezifisch weiterentwickelt werden" (Hahn 1989). Hahn erwähnt hier als Beispiel die Weiterentwicklung der Psychoanalyse in eine „Tiefenhermeneutik", wie das Habermas schon 1973 angeregt hat. Heftige Kritik an dieser Tiefenhermeneutik von Habermas erhebt der Pittsburgher Wissenschaftsphilosoph und Psychiatrieprofessor Grünbaum in seinem Buch *Die Grundlagen der Psychoanalyse* (1988).

risch-analytischen Methode, wie das Galilei tat, sondern durch einen weiteren Prozeß der kontemplativ-meditativen Methode. Die Vermischung dieser Methoden hat zu manchen kardinalen Irrtümern geführt (Wilber 1988). In dem erwähnten Prozeß von Galilei hätte das Urteil anders ausfallen können, wenn die Richter selbst durch das Fernrohr geschaut hätten. Sie taten es nicht, sie gebrauchten ihre Macht in anderer Weise. Krankheit ist auch eine Herausforderung an die Macht.

Andererseits ist Krankheit ein Ausdruck von Konflikten. In dem genannten Buch von Annemarie Dührssen (1989) werden 4 Konfliktformen unterschieden, die alle zu Krankheiten führen können: normale, antinomische, tragische und neurotische. Normale Konflikte gibt es in jedem Leben. Bei jeder Entscheidung sind widerstreitende Gedanken, Gefühle und Impulse implizit. So ist es im Beruf, im Studium und in der Familie.

Bei antinomischen Konflikten ist das Gegensätzliche stärker, praktisch unvereinbar. Tag und Nacht, hell und dunkel, gut und böse, zeitlich–ewig. Sie erinnern sich, daß Kant versuchte, Antworten auf ewige Fragen zu finden. Die Fragen nach Antinomien – also Gegensätzlichkeiten und ihre Verbindung – sind ewige Fragen. Kant selbst mag sicher an ein Numinosum geglaubt haben, an eine Transzendenz, an Gott. Er schien auch überzeugt gewesen zu sein, daß es sich dabei um etwas handelt, das jenseits des Physischen lag, jenseits dessen, was man mit den Sinnen wahrnehmen kann. Aber er zeigte, daß wir bei jedem Versuch, dieses vernunftsgemäß in den Griff zu bekommen, scheitern müssen. Das liegt an den Antinomien. Für entgegengesetzte Ansichten gibt es gleichermaßen plausible Argumente wie dafür. Kants Urteil: Die reine Vernunft ist einfach nicht fähig, transzendente Wirklichkeiten zu begreifen. Stoßen wir durch Krankheit oder auch auf anderen Wegen (z. B. in der Meditation) auf transzendente Wirklichkeiten, kann uns eine Erinnerung an Kants „Kritik der reinen Vernunft" nur dienlich sein.

Manche Menschen haben die Hoffnung, ohne Verzicht zu leisten, alles zu bekommen, was sie möchten. Das kann nicht nur andere, sondern auch sie selbst krank machen. Heilung geschieht durch Verzicht. Erst wenn wir grundsätzlich *erfühlen* und verstehen, daß wir mitunter zwischen unvereinbaren Plänen, Zielen und Wünschen zu entscheiden haben, werden wir Wissende. Krankheit ist somit auch eine Herausforderung, zu entscheiden und unrealistisches Wunschdenken aufzugeben, also zu verzichten.

Beim tragischen Konflikt denke ich z. B. an den Richtplatz von Aitmatow oder an Hamlet oder Orest. Der Mensch, der vor solchen Entscheidungen steht wie diese Menschen, weiß, daß durch seine Entscheidung ein Unglück oder eine Katastrophe herbeigeführt wird und unvermeidlich ist. Es gibt auch ärztliche Entscheidungen, denen dieses Konfliktpotential innewohnt – z. B. wenn man pathologische, d. h. selbst- oder familienschädigende Verhaltensmuster zu respektieren hat und nicht unterbrechen kann. Ich denke z. B. an die Dramen, die aus der Alkoholkrankheit entstehen.

Ödipus steht für den nächsten Konflikt, für den neurotischen. Sein Schuldigwerden hängt mit seinem Verhaftetsein an einem infantilen Muster zusammen oder – nach Ellis (1982) – an irrationalen Annahmen bzw. daraus resultierenden Verblendungen gegenüber der Realität. Zum Umgang mit diesen Konflikten gelten alle Regeln, die auch sonst im Umgang mit neurotischen Reaktionsmustern sinnvoll sind. Man muß die Eigenart des Konfliktes für sich selbst klären und zu verstehen versuchen (Selbsterfahrung). Erst dann, und erst wenn man eine therapeutische Beziehung hat, sollte man dem Patienten seinen Konflikt aufzeigen und die Möglichkeiten, diese auszuschalten. Entscheidungshilfen sind dann nicht mehr nötig. Ein Mensch mit einem neurotischen Konflikt muß lernen, sich selbst zu entscheiden.

Wie ist das im psychosomatischen Bereich?

In der klinischen Psychosomatik versuchen wir, die 3 Grundfragen des Menschen – woher komme ich? wo stehe ich? wohin gehe ich? – sehr viel stärker vom Körper her – dem beseelten Körper (Leib) – zu beantworten, als das beispielsweise in den anderen Disziplinen und Grundlagenwissenschaften geschieht. Die Ausgangsfragen jedoch sind dieselben: Krankheitsentstehung (Ätiopathogenese), Krankheitsverhalten (Compliance) und Krankheitsverarbeitung (Coping).

Wie sieht das nun konkret aus? Ich will ein Beispiel geben, das auf den Umgang eingeht (Krankheitsverhalten) und auf die Krankheitsverarbeitung. Die Krankheitsentstehung kann nur andeutungsweise skizziert werden, gerade soviel, um Grundüberlegungen eines klinischen Psychosomatikers zu verdeutlichen. Die Unfähigkeit zum Weinen ist oft Ausdruck einer Depression. Eine fast 50jährige Patientin kam zu mir, weil sie nicht mehr weinen konnte. Sie war vor einigen Jahren an einer akuten Leukämie erkrankt und hatte alles erfahren und erlebt, was unsere heutige Medizin zur Erhaltung des Lebens tun kann, einschließlich der Ganzkörperbestrahlung vor einer Knochenmarktransplantation. Sie hatte die diversen Eingriffe tapfer über sich ergehen lassen. Für jemanden, der wie sie seit Jahren an einer ausgeprägten Klaustrophobie litt, ist der Weg zur Ganzkörperbestrahlung wie der Weg in eine Gaskammer (so ihr eigener Vergleich). Wie sie diesen Weg gehen konnte, will ich kurz erzählen.

> Als sie nach der Diagnosestellung völlig apathisch war, half ihr der Onkologe, sich zu entscheiden. Sie erzählte mir, wie er sich selbst bei der Visite dekodierte, was ich sehr mutig fand. Er stand vor ihr und sagte mit lauter Stimme: „Nimm dein Herz in deine Hand und wirf es weit, weit von dir. Wirf es mit all dem fort, was du dir wünschst, mit all deinen Hoffnungen. Denn du stehst an der Grube,

bist praktisch schon drin. Wenn du dein Herz jetzt wirfst, paß auf, daß es über die Grube fliegt und nicht hineinfällt. Wir werden alles tun, um dir zu helfen. Aber du mußt kämpfen!" Diese Worte trafen sie tief und rüttelten sie auf. Sie bewirkten, daß sie ihm ihr Leben übergab. Später wurde aus dem kleingeschriebenen „ihm" das großgeschriebene. Wer wird heute noch durch eine Krankheit herausgefordert zu beten?

Krankheitsentstehung

In der Therapie, besonders in der Psychotherapie, verfolgen wir die Entstehung einer Krankheit mitunter weit zurück bis in die Kindheit – ja bis in den prä- und perinatalen Bereich und selbstverständlich auch in den familiären Kontext der Eltern und Großeltern. Zur Erschließung der Lebensgeschichte im Hier und Jetzt gebrauchte Viktor von Weizsäcker aber 3 ganz aktuelle und aktualisierende Fragen, nämlich: Warum gerade jetzt? Warum gerade hier? Warum gerade so? (1956).

Gar nicht so selten kommen wir an frühe Traumata – einmalige oder permanente –, die Ausgangspunkte für die inneren Formeln sind, z. B.: Das und das darfst du dir nie, nie wieder erlauben. Der Riß des Urvertrauens, beispielsweise in die Eltern, ist ein Riß, der nicht leicht geheilt werden kann. Manche tragen ihr Mißtrauen und den Vorwurf gegen ihre Eltern in sich bis an das Ende ihrer eigenen Tage. „Weil Vater oder Mutter sich so oder so verhalten haben, darum konnte aus mir nichts werden" – ein langer, frustraner Kampf um Autonomie, der sich in diesen Formeln verfängt. Eine Auflösung haben in unseren Tagen die AA wieder entdeckt, als sie den ersten der 12 Schritte formulierten „wir übergeben unser Leben einer Macht, die größer ist als wir selbst" (also auch größer als die Eltern) – in der Interpretation von Bateson (1981) größer als die grandiose Idee, „wir selbst könnten die Flasche, sprich die Alkoholkrankheit überwinden". Die Verknüpfung des eigenen Lebens mit jener Macht außerhalb ist das Geheimnis, um das es hier geht.

Bei unserer Patientin war die Krankheit eine Herausforderung, sich mit der transzendenten Wirklichkeit auseinanderzusetzen. Dies geht weder mit der reinen Vernunft noch mit analytischen Methoden. Es wird erfahren und erlebt, und – was mir außerordentlich wichtig erscheint – es wird bezeugt, in aller Entschiedenheit, in aller Bescheidenheit. Ohne Bereitschaft und ohne die Offenheit dieser Patientin und auch ohne ihr Vertrauen in den großgeschriebenen „Ihn" wäre die Leistung jenes Onkologen und seines Teams, das diese Knochenmarktransplantation durchgeführt hat, nicht möglich gewesen. Gab es eine Begleitung auf dem Wege? Diese Frage führt in das Zentrum: Wie gehen wir im Krankenhaus mit der Herausforderung Krankheit um? Die klinische Psychosomatik ist an diesem Punkt in den letzten Jahren zunehmend mehr gefragt worden, und ähnlich wie andere Berufsgruppen, z. B. Seelsorger, stoßen wir auf große organisatorische Mängel, pathologische Strukturen und an die Grenze des Machbaren. Wir wissen alle, daß wir das Rad der Geschichte nicht zurückdrehen können und ohne die Knochenmarktransplantation jene Frau sicher nicht mehr leben würde. Das Dilemma ist, daß wir, ähnlich wie die Patientin, inzwischen längst an der Grube stehen und unser Herz mit all unseren Wünschen weit, weit fortwerfen müßten. Das Mißlingen vieler der bisherigen „Reparaturversuche" spiegelt die chronische Erkrankung unserer Kliniken wider (Gemeint ist der Pflegenotstand, der 1989 zum Schließen verschiedener Stationen in unserer Klinik geführt hatte). Es ist ein Indikator für die gesellschaftliche Situation, in der wir stehen, in der das Wort „Dienen"[3] zu einem Fremdwort zu werden scheint. Wir wollen ja nicht ausgenutzt werden. Unsere inneren Formeln und Werte kollidieren mit gesellschaftlichen Ansprüchen und Forderungen.[4]

„Schuld und Unschuld werden in Beziehungen erfahren" schreibt A. S. Hellinger (1990), ein Psychotherapeut:

> Jedes Handeln, das auf andere wirkt, wird von einem wissenden Gefühl der Unschuld und der Schuld begleitet. Wie das Auge hell und dunkel unterscheidet, so weiß dies wissende Gefühl in jedem Augenblick, ob unser Handeln der Beziehung schadet oder nützt. Und was ihr schadet, erleben wir als Schuld und was ihr dient, als Unschuld.

Besonders stark sind die Bindungen in der Ursprungsfamilie und an deren Wertesysteme. Krankheit fordert diese Loyalität heraus, und jeder Therapeut ist gut beraten, diese zu kennen und zu respektieren. Seine Chancen verschlechtern sich nicht, wenn es ihm gelingt, den einzelnen Familienmitgliedern den Respekt vor dem Wertesystem der jeweiligen Ursprungsfamilien zu vermitteln. Es gilt, was Hellinger das Axiom der Ebenbürtigkeit genannt hat. Der andere ist ebenbürtig. Ein anderes Axiom, das dem ersten scheinbar widerspricht, besagt: Was früher kommt, hat Vorrang vor dem, was später kommt. Zum Beispiel in Familien die Partnerschaft vor der Elternschaft, der Erstgeborene vor dem Zweitgeborenen. Wird das beachtet, herrscht Frieden, wenn nicht, droht Scheitern und Gefahr. Das 3. Axiom von Hellinger macht die Dinge rund: Erst die Vergäng-

---

[3] Das griechische „therapeuein" hat im Deutschen verschiedene Bedeutungen: a) Diener sein, dienen, bedienen, freundlich behandeln, verehren, hochachten, Rücksicht nehmen auf jemanden, zu gewinnen suchen; b) für etwas (gut oder gehörig) sorgen, etwas besorgen, behandeln, warten, (ver)pflegen, heilen, kurieren, beachten, im Auge haben, auf etwas bedacht sein (vgl. Menge u. Güthling 1954).

[4] Ein Diskussionsteilnehmer nahm diese Bemerkung auf und schlug als Alternative für das Wort „dienen" „partnerschaftliches Miteinanderumgehen" vor. Er meinte, die Alternative würde das gegenseitige Ernstnehmen besser fassen als das Wort „dienen". Auch wenn ich dem zustimmen möchte, frage ich mich, ob man durch die Semantik alle Probleme lösen kann.

lichkeit gibt allem Maß und Grenze. Die Anerkennung dieser Grenze – oft erfahren durch die Krankheit – macht weise. Die Anerkennung führt zu dem Sinn, zu dem Sinn des Leibes, der man ist. Das ist etwas ganz anderes, als der Körper, den man hat und der funktionieren soll. Und die Anerkennung der Grenzen führt auch zu dem Schatten, der zu uns gehört.

Graf Dürkheim (1983) sprach von der „Transparenz für die innere Transzendenz". Er meinte mit dem Leib so etwas wie ein Gesamtorgan zur Erfassung der Transzendenz, die sich auch in Numinosen äußert. Das klingt sehr anspruchsvoll. Er meint das Durchlässigwerden für das eigentliche Wesen des Menschen. Durchlässig werden, das meint auch das Hindurchtönenlassen. Das ist uraltes abendländisches Wissen – „personare": hindurchtönen. Unser Wort „Person" ist davon abgeleitet. Krankheit – so könnte man formulieren – ist die Blockade dieses Klangs.

Die Atmung, die den Klang erzeugt, um diesen Gedanken am Leitfaden des Leibes zu verdeutlichen, ist ein hervorragendes Beispiel: ein und aus. Das Entscheidende ist das Ausatmen. Im Ausatmen geschehen die großen Dinge: der Diskus, die Kugel, der Speer. Ja, selbst beim Tennisspielen: jeder Erfahrene weiß und kennt den Schrei des Akteurs im Moment der Aktion. Mütter und Geburtshelfer den des Neugeborenen, Schreien kann er nicht beim Einatmen. Das Einatmen ist das Geschenk für das große Ausatmen – so Graf Dürkheim.

In der Therapie setzen wir den Atem gezielt ein. Zum Beispiel bei der funktionellen Entspannung. Diese, ganz ähnlich wie das autogene Training, wurde von einer Heidelberger Krankengymnastin entwickelt, in Zusammenarbeit mit Viktor von Weizsäcker. Marianne Fuchs beobachtete bei einem asthmatischen Kleinkind das Bemühen, das explosive Ausatmen der Mutter nachzuahmen, und löste damit das Problem des Kindes, den Atem loszuwerden – wie Sie wissen ein Kernproblem des Asthmakranken.

Über den Schatten

Der Begriff stammt in diesem Zusammenhang von C. G. Jung, bei dem er für das persönliche Unbewußte steht, gefühlsbeladene Komplexe, die vom Bewußtsein abgespalten sind. Damit erweist sich Krankheit als Herausforderung, den eigenen Schatten zu suchen.

Meine Würfelmetapher, das Gefängnis, steht für Platons Höhlengleichnis, und dieses wiederum steht in Verbindung mit dem Mythos von Prometheus. Wie denn? Manche Forscher meinen, daß das Feuer behilflich gewesen war, die Sprache zu entdecken. Erst als die Menschen in der Höhle um das Feuer herumsaßen, konnten sie miteinander in Kontakt treten und sprechen. Dann aber geschah das Unfaßliche, daß einer den großen schwarzen Mann oder eine Frau an der Wand entdeckte und einen Schrei ausstieß und alle davonstürzten. Der Schatten natürlich hinterher. Erst als sich einer umdrehte und beherzt auf den Schatten zuging, ja, sogar wagte, den immer kleiner gewordenen Schatten anzufassen, war der Bann gebrochen.

Dies ist der eine Aspekt, auf den ich aufmerksam machen will. Den anderen hat Graf Dürkheim sehr schön formuliert:

> Der Sinn der Psychotherapie ist die Wiederherstellung der natürlichen Weltsicht, und das hat sehr viel mit diesen Kräften des Schattens zu tun. Jeder Schatten ist ein verhindertes Licht. Zum Beispiel ist der Schatten, den der Baum auf die Erde wirft, das verhinderte Licht der Sonne. Auch der Schatten in der Psychotherapie ist ein verhindertes Licht. Es kommt darauf an, das Licht zu entdecken und im richtigen Augenblick herauszulocken. Der Weg zum Heil ist nicht der Weg weg von den Schmerzen und nicht der Weg, den Tod weit, weit hinauszuschieben, sondern der Weg zum Heil heißt Schritt für Schritt über Schmerzen und Leiden hin zu dem Leib zu gelangen, der man ist, und weit über den Körper hinaus, den man hat. Schmerzen und Leiden sind notwendige Bestandteile des Seins und des Prozesses der Selbstwerdung. Die Sinnfindung ist nicht mit einem kräftigen gesunden leistungsfähigen Körper allein abgetan" (Dürkheim 1983).

„Es gibt keine Krankheiten, sondern nur kranke Menschen." Dieser Satz von Ludolf v. Krehl (1932) wurde zur „inneren Formel" der anthropologischen Medizin der sog. Heidelberger Schule. Das bedeutet, daß neben dem Arzt auch der Kranke steht, neben der Wissenschaft auch das Persönliche, neben der empirisch-analytischen Methode und der rational-emotiven auch die kontemplativ-meditative. Gesundheit und Krankheit fordern ein höheres Gesamtsystem heraus, in dem die Fragen „krank woran – gesund wozu?" zusammenklingen. In der Tat kann man weder Gesundheit noch Krankheit isoliert verstehen und begreifen, sondern nur „von einer Erfahrung des Lebens aus". Oder, wie Viktor v. Weizsäcker sagte: „Gesundheit hat mit Liebe, Werk, Gemeinschaft und Freundschaft die *Bejahung* gemeinsam, die eindeutige Richtung, die nicht umgekehrt werden kann" (v. Weizsäcker 1927).

Krankheit fordert uns heraus, über die Gesundheit nachzudenken, beide zusammen aber fordern uns heraus, über das Leben *und* den Tod nachzudenken.

Oder – wie es der Dichter-Arzt Gottfried Benn einmal sagte:

> Erkenne die Lage
> Rechne mit Deinen Defekten
> Gehe nicht von Deinen Parolen aus,
> sondern von Deinen Beständen.

Zusammenfassende Thesen

1) „Es gibt keine Krankheiten, sondern nur kranke Menschen" (Krehl).
2) „Daß ich meine Krankheit nicht nur bekomme, sondern auch mache und gestalte, daß ich meine Leiden nicht nur dulde und fortwünsche, sondern auch brauche und will" (v. Weizsäcker).
3) Krankheiten können zu inneren Herausforderungen und zu Leitsätzen des Lebens werden.
4) Sie sind Ausdruck eines Konzeptes für die subjektive Selbsteinschätzung, Zukunftserwartung, gemeinsamen Umgangsstil (Dührssen 1989).
5) Sie sind als Informationen, die nach Bateson (1981) immer auch einen Unterschied machen, nicht positiv, nicht negativ.
6) Sie dekodieren irrationale Annahme und Wertsysteme (vgl. Ellis 1982).
7) Sie verbergen ein Nichtwollen hinter einem Nichtkönnen (vgl. Farrelly 1974).
8) Sie sind Ausdruck von persönlichen Entscheidungen und Proteste gegen Unterdrückung.
9) Krankheiten lassen nach impliziten Axiomen fragen und nach Unterschieden: ist es mit dem Leben vereinbar, ist es das nicht? (vgl. Ritschl 1989).
10) Krankheiten können Wachstumsschübe auslösen.
11) Krankheiten können Lernprozesse anregen.
12) Krankheiten lehren: annehmen und verstehen.
13) Sie lehren Reorientierungen in Familien und Neubewertung von Beziehungen.
14) Krankheiten spiegeln das wissenschaftliche Paradigma ihrer Zeit.
15) Die Krankheiten im 20. Jahrhundert spiegeln die Wissenschaftsgeschichte der Neuzeit, insbesondere die Erkenntnisse, die sich aus der empirischen Naturwissenschaft ergeben.
16) Die Verdrängungen oder Verleugnungen anderer wissenschaftlicher Methoden, wie z.B. der rational-emotionalen oder kontemplativ-meditativen, haben ihren Preis.
17) Die moderne Umweltzerstörung ist Ausdruck für den Konflikt zwischen den Gesetzen alter Ordnung (Dogmatismus) und den Gesetzen neuer Ordnung (empirische Analytik).
18) Krankheit ist Ausdruck für die Vermischung unterschiedlicher Methoden.
19) Krankheit ist die Herausforderung der Macht.
20) Krankheit ist Ausdruck von Konflikten.
21) Krankheiten lehren uns, nach ihrer Entstehung zu fragen (Ätiopathogenese), wie wir mit ihr umgehen (Krankheitsverhalten = Compliance), wie wir sie verarbeiten (Coping).

22) Krankheiten sind Herausforderungen, sich mit transzendenten Wirklichkeiten auseinanderzusetzen.
23) Krankheit ist Indikator für eine gesellschaftliche Situation, in der das Wort „dienen" zu einem Fremdwort zu werden scheint.
24) Krankheit weist darauf hin: das Ich *und* die Umwelt ist die Überlebenseinheit.
25) Krankheit weist auf das Prinzip Verantwortung (vgl. Jonas 1987).
26) Krankheit ist wie Streß Teil eines Kreisprozesses, der sich spiralförmig weiterentwickelt.
27) Krankheit ist eine Herausforderung, sich den kranken Menschen zuzuwenden (z. B. als Gesprächspartner, z. B. als Zuhörender).
28) Krankheit ist eine Herausforderung des Kontextes, in dem wir arbeiten. Das Schließen von Stationen in unseren hochmodernen Krankenhäusern ist Ausdruck für den Hexenschuß der Klinik.
29) Krankheit ist Herausforderung die Würde des einzelnen wieder zu beachten und nicht durch sog. Sachzwänge zu verletzen.
30) Krankheit fordert uns auf, eigene Positionen zu bedenken, eigene Haltungen, eigene Konflikte (z. B. mit Autoritäten, z. B. mit Autonomie, z. B. über Antriebe und Motivationen).
31) Krankheit fordert auf, Antworten und Entscheidungen zu suchen – auch über Entwicklungen in modernen Krankenhäusern, auch über Möglichkeiten der Hege und Pflege von Apparaten, auch über die Möglichkeit des Mit-dem-Patienten- und des Miteinander-Umgehens.
32) Krankheit kann einen Verzicht auf eine große Lösung darstellen und eine Aufforderung für die Politik der kleinen Schritte.
33) Krankheit ist eine Herausforderung der Vergangenheit zur Neugestaltung von Beziehungen in der Zukunft.
34) Krankheit ist eine Herausforderung zur Offenheit, um nicht zu sagen zur Wahrheit.
35) Sie ist eine Herausforderung, Grenzen zu akzeptieren.
36) Sie ist eine Aufforderung, nicht nur die biopsychologischen, sondern auch die sozialen Regeln und Muster zu studieren.
37) Sie ist eine Herausforderung von Schuld und Unschuld, die nur in Beziehungen zu erfahren sind (vgl. Hellinger 1990).
38) Krankheit macht implizite Axiome explizit: Die Ebenbürtigkeit des anderen, den Vorrang des zuerst gewesenen, die Vergänglichkeit als Maß für Grenzen (Hellinger 1990).
39) Krankheit fordert das Durchlässigwerden für das eigentliche Wesen des Menschen (Dürkheim 1983).
40) Krankheit ist die Herausforderung, den eigenen Schatten zu suchen.
41) Krankheit transformiert den Körper, den man hat, mit Leid und Schmerz zu dem Leib, der man ist.
42) Krankheit fordert uns heraus, über Gesundheit nachzudenken.
43) Krankheit und Gesundheit fordern uns heraus, über Leben und Tod nachzudenken.

Literatur

Bateson G (1981) Ökologie des Geistes. Form, Substanz und Differenz. Suhrkamp, Frankfurt am Main
Christian P (1989) Anthropologische Medizin. Springer, Berlin Heidelberg New York Tokyo
Descartes R (1949) Briefe 1629–1650 (hrsg von Max Bense). Staufen
Deter HC, Herzog W, Manz R, Petzold E, Schepank H (1989) Heidelberg-Mannheim-Follow up of A.n. Psychological und Socialstate – 10.10. 1989 10th World Congress (ICPM) Madrid
Dowling TW (1983) Die Bedeutsamkeit der plazentosen Symbolik. In: Schusser G (Hrsg) Das Leben vor und während der Geburt. Universitätsdruck, Osnabrück
Dührssen A (1989) Dynamische Psychotherapie. Springer, Berlin Heidelberg New York Tokyo
Dürkheim K Graf (1983) Der Körper, den ich habe, der Geist, der ich bin. (Vortrag Lindau, 27.4. 1983)
Ellis A (1982) Die rational-emotive Therapie. In: Leben lernen, 26. Pfeiffer, München
Farrelly F (1974) Provocative therapy [hier: dtsch Übers: Petzold E, Schneider-Gramann G (1986) Provokative Therapie. Springer, Berlin Heidelberg New York]
Freud S (1901) Die Traumdeutung. Über den Traum. Gesammelte Werke, Bd II/III. Fischer, Frankfurt am Main
Galbraith JK (1988) Die Entmythologisierung der Wirtschaft. Grundvoraussetzungen ökonomischen Denkens. Zsolnay, Wien Darmstadt
Galilei G (1637) Discorsi (dtsch Untertitel: Unterredungen und mathematische Demonstrationen über zwei neue Wissenszweige, die Mechanik und die Fallgesetze betreffend. Meyers Großes Universal Lexikon (1981) Bd 4, S 606
Grünbaum A (1988) Die Grundlagen der Psychoanalyse. Reclam, Stuttgart
Habermas J (1973) Erkenntnis und Interesse. Suhrkamp, Frankfurt am Main
Habermas J (1989) Untiefen der Rationalitätskritik. Die Zeit Nr 33 (10.8. 1989)
Habermas J (1989) Theorie des kommunicativen Handelns. Neue Ärztl Z (16.6. 1989)
Hahn P (1988) Ärztliche Propädeutik – Gespräch, Anamnese, Interview – Einführung in die anthropologische Medizin. Wissenschaftstheoretische und praktische Grundlagen. Springer, Berlin Heidelberg New York Tokyo
Hellinger AS (1990) Zur Phänomenologie des Gewissens. In: Huber W, Petzold E, Sundermann T (Hrsg) Implizite Axiome, Tiefenstrukturen des Denkens und Handelns. Kaiser, München
Herzog W, Manz R, Petzold E (1989) FKS ratings in a long-term follow-up of anorexia nervosa. 10.10. 1989 10th World Congress (ICPM), Madrid
Herzog W, Manz R, Deter HC, Petzold E (1989) The Heidelberg-Mannheim follow-up of anorexia nervosa – somatic findings – 10.10. 1989 10th World Congress (ICPM), Madrid
Jonas H (1987) Prinzip Verantwortung. Suhrkamp, Frankfurt am Main
Krehl L (1932) Entstehung, Erkennung und Behandlung innerer Krankheiten. Bd 1, 2. Berlin
Menge/Güthling (1954) Enzyklopädisches Wörterbuch der griechisch-deutschen Sprache. Langenscheidt, Köln
Ritschl D (1986) Die Erfahrung der Wahrheit. Die Steuerung von Denken und Handeln durch implizite Axiome. Konzepte, Ökumene, Medizin, Ethik. Gesammelte Aufsätze, München

Ritschl D (1989) Heil und Heilung. Vortrag im Rahmen der Vorlesungsreihe „Dimensionen der Heilung" am 24. 10. 1989
Weizsäcker V von (1927, Ausg 1987) Medizinische Anthropologie. Arzt und Kranker. Gesammelte Schriften, Bd 5. Suhrkamp, Frankfurt am Main, S 241
Weizsäcker V von (1956, Ausg 1987) Pathosophie. Gesammelte Schriften Bd 10. Suhrkamp, Frankfurt am Main, S 241
Wilber K (1988) Die drei Augen der Erkenntnis. Kösel, München

Balint-Arbeit: warum?! (zu E)

Uwe Kleinschmidt

Nach allgemeinem, auch ärztlichem Verständnis beginnt die Medizin mit der Begegnung zwischen Arzt und Patient.
Auf welcher Ebene treffen sich Arzt und Patient bei dieser 1. Begegnung – und später dann? Was geschieht bei dieser 1. Begegnung, und welche Auswirkungen hat es auf spätere Begegnungen im Arzt- und auch im Patientenverhalten?
Aus der Balint-Forschung wissen wir, daß bei der 1. Arzt-Patient-Begegnung es zu fast endgültigen Festlegungen für die weitere gemeinsame „Karriere" kommt. Aus der psychologischen Beziehungsforschung ist bekannt, daß das „Erkennen" des anderen innerhalb von Sekunden geschieht. Allgemein ausgedrückt: offensichtlich wird in Erstbegegnungen unmittelbar eine Mindestdistanz festgelegt. Über die Strukturierung dieser jeweiligen Konstellation gibt es über die empirische Erfahrung hinaus keine gesicherten Erkenntnisse außer vielleicht den Beobachtungen des „baby watching". Mit diesen Hinweisen ist in der Praxis jedoch noch nicht unmittelbar zu arbeiten.
In der Arztpraxis, am Krankenbett in der Klinik, am Bett des kranken Kindes, am Pflegebett des alten Menschen – das Erkennen zwischen Arzt und Patient geschieht zunächst auch auf einer ganz personalen Ebene, es wird ganz unmittelbar vom noch unreflektierten Gefühl her jene Mindestdistanz festgelegt, die jeweils nicht überschritten werden soll. Auf der Arzt-Patient- bzw. Patient-Arzt-Ebene benennen wir die Beziehung dann als Vertrauensverhältnis, einigen uns also in einem 2. Schritt sozusagen über das „Rollen"verständnis in der Beziehung. Störungen in der Beziehung (unter Nahe Distanz-Aspekten) können also entstehen, wenn die Mindestdistanz von den Beteiligten unterschiedlich empfunden wird, wenn die Mindestdistanz unterschritten werden soll (etwa im Rahmen einer mißverstandenen psychotherapeutischen Intervention) und wenn die Distanz zu groß, zu unpersönlich wird. Weitere Störungen sind natürlich denkbar durch Mißdeutungen verbaler und averbaler Äußerungen, durch unverstandene Übertragungen/Gegenübertragungen usw. Die Balint-Arbeit soll für derartige Vorgänge und Befindlichkeiten sensibilisieren, um die Gründe für aufgetretene Verständigungsschwierigkeiten zu erkennen.

Dieses angesprochene Thema wäre zu vertiefen, wenn hier nicht nur eine Einführung, ein hinweisendes Aufzeigen erwartet würde.

Medizin als Gebäude

Mit einem architektonischen Begriff könnte die Medizin als ein Riesengebäude mit Stilelementen der Baukunst aller Menschheitsepochen beschrieben werden. Das Fundament dieses Riesenkomplexes ist nach der Erstbegegnung die Beziehung zwischen Patient und Arzt. Alles andere ist Überbau, wird also auf diesem Fundament errichtet.

In diesem durchaus berechenbaren und komfortablen Überbau, in seinen Etagen, Wohnungen, Räumen fanden und finden ständig Umbau-, Reparatur-, Anbau- und Abrißmaßnahmen statt. Altes wird abgerissen, Neues errichtet, vieles einfach liegengelassen oder vergessen.

Auf ein bemerkenswertes Phänomen muß bei diesen Vorgängen allerdings hingewiesen werden: alle diese Arbeiten finden über einem Fundament statt, das nicht ständig daraufhin überprüft wird, ob es den Änderungen, die es zu tragen haben wird, standhalten kann. Kein Architekt käme auf den Gedanken, einen Bau auf einem alten Fundament zu errichten, ohne statische Berechnungen durchzuführen und ggf. notwendige Veränderungen an diesem Fundament vorzunehmen. Wie weit reichen unsere Verständnismöglichkeiten oder auch unsere Interessen an den ja ganz unaufhebbaren Abhängigkeiten zwischen Fundament und Überbau?

Sind die allgemein verstärkten Fortschrittsforderungen vielleicht Ausdruck einer zunehmenden Wahrnehmung für Risse im Mauerwerk und abbröckelnde Fassaden – wegen einer gestörten Grundstatik? Stehen uns in der Medizin Möglichkeiten zur Verfügung, derartige Wahrnehmungen zu verwissenschaftlichen?

Die psychosomatische Medizin rückt in das Blickfeld bzw. den Betrachtungshorizont (unmittelbares Verständnis also für die unmittelbare Reaktion des Patienten und die darin enthaltene pathogene Dynamik in seinen Beziehungen zur Welt!).

Das Fundament Patient-Arzt-Beziehung als menschliche Beziehung ist mit naturwissenschaftlichen Mitteln nicht erfaßbar, auch nicht mit künstlerischen, auch nicht, wenn Medizin eine Kunst ist.

Erfahrbar werden z. Z. diese Beziehungen sicher durch Erfahrung. Umfassend erfahrbar werden sie noch nicht deshalb, weil die Beziehungsdiagnostik inzwischen von Tiefenpsychologen und Analytikern als integrativer Bestandteil des Überbaus in unseren Modellvorstellungen verstanden und angewendet wird. Dies kann auch nicht anders sein. Denn sobald aus einer individuellen Beziehungserfahrung eine Modellvorstellung mit allgemeinerer Gültigkeit abgeleitet wird, muß dies Überbau sein – zumindest solange, wie wir uns in der Medizin nicht darauf verständigen können, was nicht nur „Menschsein" sein soll, sondern, was es ist. Davon hat (noch) schon jedes Fachgebiet eigene Vorstellungen – und jede mutet natürlich dem Fundament eine absolute Tragfähigkeit seiner Theorie und Praxis zu.

Das Fundament ist z. Z. nur individuell und methodenfrei begreifbar und beschreibbar, jeweils nur bezogen auf einen einzigen Arzt mit einem einzigen Patienten – ganz relationell. Jeder Versuch, diesen Rahmen zu verlassen, ist ein Ausflug in den Überbau, Verwechslung von Ursache und Wirkung.

Balint-Arbeit

Ein ganz unprätentiöser Versuch, eine Patient-Arzt-/Arzt-Patient-Beziehung verstehen zu wollen, darauf eine Gesamtdiagnose aufzubauen und eine Ganzheitstherapie zu entwickeln, ist die Balint-Arbeit.

Die Balint-Arbeit, genauer die ärztliche Balint-Arbeit fragt in praxi nicht nach Methodik, sie fragt jedesmal neu und unbefangen nach einer einzigen Arzt-Patient-Beziehung mit ihren ganz einmaligen Besonderheiten.

Jedem Teilnehmer an einer Balint-Gruppe ist es völlig unbenommen, aus diesen einmaligen Beziehungen für sich eine grundsätzliche Erfahrung, ein Modell abzuleiten, mit dem er arbeiten will (patientenzentrierte Selbsterfahrung), er sollte sich nur immer bewußt bleiben, daß er damit auch wieder am Überbau arbeitet und hier im Bereich der psychologisierenden Medizin. Dieses Bewußtbleiben ist allerdings dadurch erschwert, daß in der praktischen Balint-Arbeit tatsächlich auch die Nomenklatur der tiefenpsychologisch orientierten und rein analytischen Medizin verwendet wird – eine ständige Quelle des Mißverständnisses über das eigentliche Ziel der Arbeit. Natürlich ist dies historisch daraus erwachsen, daß Michael Balint als Analytiker diese Nomenklatur als Verständigungsebene wählen mußte.

Balints immer wieder wiederholte Forderung nach Fortsetzung seiner Forschungen ist inzwischen gehört und umgesetzt worden. Es wird auf breiter Front geforscht über Beziehungsdiagnostik von der Zweierbeziehung bis hin zu Großgruppen mit mehreren hundert Teilnehmern. Nur eben: es wird im Überbau geforscht, und erneut geht der Blick auf das Fundament verloren.

Zur Beschreibung dieses Fundamentes bedürfte es einer anderen als der obengenannten Hilfsnomenklatur. Es müßte eine unmedizinische, eine humanistisch-anthropologische Sprache sein. In diese Richtung hat sich die medizinische Forschung noch nicht gewandt. Sie müßte wohl auch fakultätenübergreifend über die Medizin hinausgehen, wobei die Medizin wichtige Beiträge leisten könnte. Der dichotome Antagonismus in Forschung und Wissenschaft ist (noch) nicht zu überwinden, die Dissoziationen sind noch nicht überwindbar.

Das Bewußtsein wächst unbeeinflußbar durch Forschung und Erkenntnis. Beforscht kann nur werden, was das Entwicklungsstadium des Bewußtseins zuläßt (Plato: wir suchen nur, was wir gefunden haben).

Wenn diese Entwicklung soweit gediehen ist, daß erneut die Frage gestellt wird „Was ist der Mensch?" und wenn diese Frage so beantwortet wird, daß wir sagen, wir müssen andere Fragen stellen, so nähern wir uns unmittelbar wieder dem an, was in der Balint-Arbeit versucht, vorbereitend versucht wird: etwas von der Beziehung zwischen 2 Menschen dadurch besser zu verstehen, daß wir unsere starren Beobachtungsstandpunkte verlassen, das dualistische Entweder-Oder aufzugeben suchen und dadurch eine neue Sicht- und Erfahrungsweise erleben im Sinne eines polyvalent gültigen Sowohl-als-auch.

Hier, in der Diagnostik der Beziehung von 2 Menschen, sind Erfahrungen zu gewinnen für die Zukunft, in der unser Bewußtseinsstand es ermöglichen wird, auch über diese individuellen Zweierbeziehungen hinaus menschliche Beziehungen zu verstehen.

Eine „Arzt"-Patient-Beziehung aus der Sicht einer Medizinstudentin – Balint-Preisarbeit 1989[1] (zu E)

Mary Keany

Das Medizinstudium im Vorklinikum kann für Studenten, die voller Ungeduld darauf warten, mit Patienten umgehen zu dürfen, eine frustrierende Erfahrung sein. Die große Zahl an Lehrfächern, von denen sehr viele nur oberflächlich behandelt werden, ist beängstigend und scheint manchem sinnlos. Ein Teil des Lehrstoffs ist sehr „wissenschaftlich" und entspricht nicht immer den Erwartungen der Studenten. Gelegentlich jedoch wird ein Thema behandelt, das beim Studenten unvermutetes Interesse weckt.

In meinem 2. Studienjahr erkannte ich, daß ich mich immer stärker für medizinische Psychologie, insbesondere für Probleme der menschlichen Sexualität interessierte. Ich konnte diesem Thema nicht genügend Zeit in meinem Studium widmen und hatte auch keine Gelegenheit, mich in der praktischen Medizin damit zu befassen. Aus diesem Grund entschloß ich mich, ein zusätzliches Jahr zwischen dem 2. und 3. Studienjahr einzuschieben. Während dieser Zeit führte ich ein kleineres Forschungsprojekt in einer Praxis durch.

Ich arbeitete in einem grpoßen Ärztezentrum in der Innenstadt von Leicester, England. Patienten wurden von verschiedenen Kliniken oder niedergelassenen Ärzten in eine Sprechstunde für sexuelle Dysfunktionen überwiesen. Diese wurde von Frau Dr. W. abgehalten. Sie ist Ärztin für Allgemeinmedizin, arbeitet auf dem Gebiet der Familienplanung und hat sich in psychosexueller Beratung fortgebildet. Sie führte die Beratung aller Patienten durch, mit denen ich mich beschäftigte. Ich selbst war nicht aktiv an der Therapie beteiligt, sondern verfolgte lediglich die Einstellungsänderungen der Patienten im Verlauf ihrer Behandlung. Allerdings führte ich mit allen Patienten zu verschiedenen Zeitpunkten ihrer Behandlung Gespräche. Ich befragte sie über ihren familiären Hintergrund und frühe sexuelle Erfahrungen. Auf diese Weise entwickelte sich eine Beziehung zwischen mir und den einzelnen Patienten. Dr. W. stellte für mich den ersten Kontakt zu den Patienten her. Die Art, wie sie mich ihnen vorstellte, war mitentscheidend dafür, ob meine Beziehung zum Patienten erfolgreich werden würde.

---

[1] Gestiftet von der Fa. Pharmaton, Lugano; gekürzte Fassung, aus dem Englischen von Regina Erbel.

Ich fand es schwierig, meine Rolle den Patienten gegenüber zu definieren, und ich hatte den Eindruck, daß auch die Patienten Schwierigkeiten damit hatten. Obwohl genau festgelegt war, daß ich nichts mit der eigentlichen Therapie zu tun haben sollte, stellte sich dies in Wirklichkeit als kaum durchführbar heraus. Als ich mit der Patientenbefragung begann, verlor die Situation sehr schnell an Klarheit. Ich bat die Patienten, ihre persönlichen Probleme offen darzulegen, was sie oftmals noch nie getan hatten. Darüber konnte ich mir nicht einfach ohne Anteilnahme und Reaktion Notizen machen, und es kam vor, daß ich über meine eigenen Erfahrungen und Ängste offen erzählte. Ich hatte das Gefühl, daß diese Offenheit und das anschließende Besprechen der Erfahrungen den Patienten guttat. Auf diese Weise hatte ich doch Einfluß auf die Therapie. Ich spürte, daß es für mich unmöglich war, keine Beziehung einzugehen, und ich war bereit, wenn die Patienten es wünschten, über Dinge mit ihnen zu sprechen, die nicht auf meiner Frageliste standen.

Für die Patienten und für mich selbst war es schon nicht leicht, meine Rolle zu definieren, aber noch schwieriger war es für die anderen Mitarbeiter in der Praxis. Zum einen war ich Studentin, zum anderen arbeitete ich alleine, ohne jedoch Therapeutin zu sein. So bestanden Unsicherheiten darüber, welchen Status ich im Verhältnis zu ihnen besaß. Einige behandelten mich gönnerhaft, andere hingegen ärgerlich, wenn ich um etwas bat; manche nahmen an, ich hätte eine höhere als meine tatsächliche Position – auch damit war nicht leicht umzugehen. Eine Beziehung zu einem einzelnen Patienten herzustellen war problematisch, da auch Paare in die Praxis kamen, und ich mit jedem der Partner separat sprach. Ich war beiden gegenüber verpflichtet, das mir entgegengebrachte Vertrauen nicht zu enttäuschen. Das war manchmal recht schwer, v. a. dann, wenn klar wurde, daß ein Partner den anderen belog. Es war nicht einfach, unparteiisch zu bleiben.

Eines der Hauptprobleme war mein Alter. Ich war mir deutlich bewußt, daß ich einer anderen Generation angehörte als die meisten der Patienten. Zuerst versuchte ich, so alt wie möglich zu erscheinen, indem ich eine strenge Frisur und eine Brille trug. Aber dann wurde mir klar, daß die wenigen Jahre, die ich durch meine Verkleidung „dazumogeln" konnte, bedeutungslos waren. Diese Einsicht führte dazu, daß ich den Altersunterschied ignorierte. Ich beschloß, das Thema direkt anzugehen, wenn ich das Gefühl hatte, es würde zu einem Problem werden. Ich stellte dann die Frage: „Ist es schwierig für Sie, mit jemandem meines Alters darüber zu sprechen?" Zu Herrn S. war der Altersunterschied besonders groß, weshalb ich diesem Gespräch mit Beklommenheit entgegensah.

> Herr S. war 62 Jahre alt. Er kam in die Praxis, weil er an Potenzstörungen litt. Mit seiner 2. Frau, die 40 Jahre alt war, war er seit 2 Jahren verheiratet. Er hatte sich von seiner 1. Frau nach 28jähriger Ehe scheiden lassen, um wieder zu heiraten. Für Frau S. war es die 1. Ehe. Als Einzelkind war Frau S. extrem

restriktiv erzogen worden; ihre Eltern hatten der Sexualität reserviert gegenübergestanden, und bei Frau S. hatten sexuelle Dinge wie etwa auch Masturbation in ihrer Jugend schwere Schuldgefühle hervorgerufen. Diese Gefühle dauerten bis ins Erwachsenenalter an. Herr S. war der 1. Mann gewesen, mit dem sie Geschlechtsverkehr hatte. Davor hatte sie mehrere lesbische Beziehungen gehabt. Sie schien nervös, sprach nur widerwillig über sexuelle Dinge und wurde schnell verlegen. Herr S. war ein ausgesprochen attraktiver Mann. Er sah um einiges jünger aus, als er war und hatte eine angenehme, offene Art. Er stammte aus einer großen Familie mit 3 Geschwistern und hatte keine negativen Gefühle der Sexualität gegenüber erlebt, obwohl seine Eltern ziemlich streng gewesen waren. Als junger Mann war er in der Armee weit herumgekommen und hatte reichlich sexuelle Erfahrungen gesammelt. Er schien recht entspannt, trotz seiner augenblicklichen Probleme. Wenn jedoch die Sprache auf seine 1. Frau kam, war ihm ein gewisses Unbehagen anzumerken. Die Scheidung hatte sich lange hingezogen, weil seine 1. Frau nicht hatte einwilligen wollen. Sie war unerbittlich gewesen, zum einen, weil sie durch eine katholische Erziehung geprägt war, aber auch, weil sie glaubte, daß eine über 60jährige Frau sich kaum noch ein neues Leben aufbauen könne. Dies war nur sehr schwer aus dem ansonsten mitteilsamen Herrn S. herauszubekommen. Die sexuelle Beziehung mit seiner 1. Frau war stets problemlos gewesen, solange sie andauerte. Allerdings hatten sie in den letzten Jahren ihrer Ehe keinen Geschlechtsverkehr mehr gehabt. Auch mit seiner jetzigen Frau hatte Herr S. vor der Hochzeit keinen Verkehr gehabt, und bis dahin war er über 5 Jahre lang sexuell nicht aktiv gewesen.

Der Hintergrund zu dem Problem des Herrn S. stellte mich vor eine schwierige Aufgabe. Er hatte eine um 20 Jahre jüngere Frau geheiratet und mußte feststellen, daß er plötzlich impotent war. Er dachte nun über seine Männlichkeit und Attraktivität nach und schien von mir bestätigt werden zu wollen. Er erzählte mir von seinen Erfahrungen in seiner Jugend und betonte, daß er bei den „jungen Damen" sehr beliebt war. Da ich selbst eine „junge Dame" bin, hatte ich den Eindruck, als warte er auf eine Bestätigung, indem ich mit ihm flirtete. Ich reagierte zunächst spontan und antwortete: „Das kann ich mir gut vorstellen." Als ich später darüber nachdachte, war ich besorgt, ob meine Reaktion nicht „unprofessionell" gewesen war. Aber schließlich wurde mir klar, daß ich ehrlich reagiert hatte und daß dies das weitere Gespräch zwischen uns erleichtert hatte.

Das Problem von Herrn S. wirft die Frage nach der Sexualität älterer Menschen auf. Dies ist ein Thema, das voller Mythen und falscher Vorstellungen steckt. Ein wichtiger Teil des gesellschaftlichen Klischees über ältere Menschen ist Asexualität. Und diese Einstellung wird von alten Menschen internalisiert. Wenn es einem älteren Menschen gelingt, sich über diesen sozialen Druck hinwegzusetzen, sucht er beispielsweise einen Arzt wegen eines sexuellen Problems auf. Dabei könnte er einem Arzt gegenübersitzen, der – gleichfalls ein Produkt eben jener Gesellschaft – dem Patienten den Eindruck vermittelt, er solle in seinem Alter nicht über diesen Aspekt seines Lebens nachdenken. Tatsächlich wurde wissenschaftlich nachgewiesen, daß sexuelle Aktivität im Alter möglich ist und vielfach praktiziert wird (Pfeiffer et al. 1968). Daher beruht eine derartige Reaktion nicht auf der Kenntnis medizinischer Fakten, sondern auf Vorurteilen. Für mich bestand die Herausforderung darin, mich Herrn S. mit der gleichen Anteilnahme und dem gleichen Respekt widmen zu können, wie beispielsweise den Problemen jung Verheirateter, die kein Kind bekommen konnten, etwa weil die Frau an schwerem Vaginismus litt. Wenn ich auch gut mit den Theorien über Sexualität im Alter vertraut war und wirklich keine negativen Gefühle hegte, fand ich es doch schwer, mich nicht von dem Bild der Sexualität beeinflussen zu lassen, wie es in den Medien dargestellt wird, nämlich als ein Erlebnis, das man nur mit jungen, attraktiven Menschen in Verbindung bringt. Ich hatte nicht den Eindruck, als hätte Herr S. dieses Vorurteil zu spüren bekommen, und ich war froh, daß ich den Vorteil hatte, über dieses Thema nachgedacht zu haben, bevor ich in der Praxis damit konfrontiert wurde.

Ein Kernpunkt des Problems von Herrn S. waren die Schuldgefühle, die er seiner geschiedenen Frau gegenüber hegte. Dies zeigte sich, wie oben erwähnt, darin, daß er Schwierigkeiten hatte, über die Scheidung zu reden. Ich selbst hatte ein ungewöhnliches Interesse an diesem Thema und wollte es eingehender besprechen, fast so, als wollte ich seine Schuldgefühle noch verstärken. Als ich darüber nachdachte, wurde mir klar, daß ich meine eigenen moralischen Vorstellungen auf Herrn S. projizierte. Da ich selbst katholisch erzogen bin, konnte ich mich gut in seine 1. Frau hineinversetzen. Ich bemerkte, daß ich auf die Geschichte eines Mannes, der seine Frau nach vielen Ehejahren wegen einer sehr viel jüngeren verlassen hatte, instinktiv reagierte, ohne die näheren Umstände zu kennen. Mir wurde schließlich klar, daß es nicht meine Aufgabe ist, mich als Richterin aufzuspielen. Derartige Gefühle hätten meine Gespräche mit Herrn S. negativ beeinflussen können. Nach Balint (1964) ist die menschliche Sexualität das Thema, bei dem man am vorsichtigsten sein muß, eigene Ansichten über „richtig" und „falsch" zu äußern – und ich konnte das nur bestätigen. Meine Reaktion war von Gefühlen bestimmt, derer ich mir damals nicht bewußt war. Immerhin war die Therape von Dr. W. erfolgreich. Nach 3 Monaten konnte sie abgeschlossen werden, und Herr und Frau S. waren froh über die Fortschritte, die sie erzielt hatten.

Das Medizinstudium konzentriert sich i. allg. auf die „nüchternen Fakten" und läßt den Studenten auf sich gestellt die Probleme entdecken, die sich aus der Umsetzung jener Fakten in die Praxis ergeben. Auf dem Gebiet der Sexualität sind die Studenten sogar noch verlorener, da in den Lehrplänen dieses Thema fehlt. Mangels Anleitung neigen Studenten wie Ärzte dazu, sich auf ihre Intuition zu verlassen, was für den Patienten nicht immer das Richtige ist. Einen so wichtigen Aspekt des Lebens wie den der Sexualität darf man nicht ignorieren, wenn man den Patienten als Person behandeln will, und dies sollte das Ziel einer guten Medizin sein. Patienten sind häufig unsicher, ob sie mit ihrem Problem zum Arzt gehen sollen. Es ist ihnen peinlich, es dem Arzt offen darlegen zu müssen. Kommen sie zu einem Arzt, der ähnlich unwissend und verlegen ist, ist das für den Patienten verheerend und für den Arzt bedeutet es zu versagen. So könnte eine Vertrautheit mit dem Thema der Sexualität helfen, Tabus zu beseitigen. Ein Patient mit Myokardinfarkt macht sich vielleicht mehr Sorgen darüber, wann er einen normalen Geschlechtsverkehr wieder aufnehmen kann, als darüber, wann er wieder zur Arbeit gehen kann – doch bekommt er selten einen Rat in dieser Hinsicht.

An der Medical School in Leicester werden Videoaufzeichnungen als Lehrmethode in der Abteilung für Allgemeinmedizin verwendet. Von den meisten Studenten wird dies für eine ausgezeichnete Art gehalten, mehr über sich selbst und die Arzt-Patient-Beziehung zu lernen. Rollenspiele ermöglichen es überdies den Studenten, ihre Reaktion zu reflektieren und zwingen sie, ehrlich über die Gefühle, die sie dabei hatten, zu reden. Trotz sorgfältigster Vorbereitung erleben die meisten Studenten (und selbst Ärzte) Situationen, in denen sie sich verzweifelt ihrer eigenen Unzulänglichkeiten gegenüber Patienten bewußt werden. Diese Erfahrung wird um so bedrückender, als alle anderen offenbar großartig zurechtkommen und perfekte Beziehungen zu ihren Patienten haben. Unter diesen Umständen sind Gruppengespräche eine große Hilfe. Manche haben im Privatbereich mit verständnisvollen Freunden Gelegenheit dazu, aber es wäre sehr viel besser, wenn dies ein regulärer Bestandteil des Curriculum wäre. Eine gewisse Zeit müßte eingeplant werden, in der kleinere Gruppen die Probleme diskutieren können, die während der Famulatur oder des Praktikums auftauchen.

Alle diese Strategien haben noch einen weiteren Effekt: sie erkennen die Tatsache an, daß Ärzte und Patienten in erster Linie Menschen sind und deshalb ihre Interaktion durch beider Individualität erschwert wird. Ist dies erst einmal allgemein anerkannt, ist der Weg zu einer guten Verständigung und einer erfolgreichen Arzt-Patienten-Beziehung geebnet.

Literatur

Adkins E, Jehu D (1985) Analysis of treatment programme for primary orgastic dysfunction. Behav Res Ther 23 (2): 119–125

Balint M (1964) The doctor, his patient and the illness. Churchill Livingstone, Edinburgh

Pfeiffer E, Verwoerdt A, Wang HS (1968) Sexual behaviour in aged men and women: I. Observations on 254 community volunteers. Arch Gen Psychiat 19: 753–758

Rosenzweig N, Pearsall FP (1978) Sex education for the health professional. Grune & Stratton, New York

Sieg oder Niederlage oder: Wirklichkeit einer Neurodermitikerfamilie (zu F)

Bernd Frederich

Nicht der Patient ist krank, sondern die Beziehung, in der er lebt

Wir Ärzte befinden uns heute auf der Schwelle zur 3. medizinischen Revolution: Das erst rund 15 Jahre alte Forschungsgebiet der Psychoneuroimmunologie (PNI) hat jetzt immer mehr Belege in der Hand, daß neben Bakterien, Viren, chemisch-physikalischer Gewalteinwirkung auf den Körper, Fehl- bzw. Mangelernährung und Bewegungsarmut auch *unzweckmäßige*, d. h. *angstbesetzte Gedanken* Krankheiten mit auszulösen vermögen.

(Die 1. medizinische Revolution beinhaltete die Entdeckung der Bakterien, die 2. die Entwicklung der Antibiotika.)

Bei genauer Betrachtung ist diese bahnbrechende Erkenntnis so neu wiederum auch nicht. Der Volksmund weiß schon lange, daß z. B. Ärger auf den Magen schlagen kann. Ein Individuum, das sich infolge angstbesetzter Gedanken nicht traut, den Mund aufzumachen, und somit jede Kränkung schluckt, kann eines Tages (in Kombination mit entsprechenden ungünstigen Erbfaktoren und, vielleicht noch verstärkt durch einen überhöhten Kaffee- und/oder Zigarettenkonsum) mit einem Magen-/Zwölffingerdarmgeschwür reagieren.

Andere wiederum beantworten ein bevorstehendes Examen mit Schweißausbrüchen, Schlafstörungen oder Durchfällen. Ein Dritter, zu guter Letzt, neigt vielleicht dazu, sich durch Mißerfolge eher ent- als ermutigen zu lassen. Seine unzweckmäßigen Gedanken signalisieren ihm: „Es hat ja doch alles keinen Sinn! Ich schaff' es eh' nicht!"

Der 3. medizinischen Revolution liegt somit die Erkenntnis zugrunde, daß wir Menschen in der Lage sind, uns mit unangemessenen Vorstellungen über uns selber (unserer inneren Wirklichkeit) und von der Welt draußen (der äußeren Wirklichkeit) krankzumachen. In der Sprache der systemischen Familientherapie heißt dies, daß abhängige (angstvolle) Wirklichkeiten als Krankheitsauslöser mit in Betracht kommen.

Im weiteren Verlauf meiner Ausführungen spreche ich lieber von Familien*beratung:* Bei dieser Form von Medizin kann der Arzt „nur" beraten, d. h. die Patienten und ihre Angehörigen auf ihre sie schädigenden angstvollen Vorstellungen von der Welt aufmerksam machen. Diese unheilvollen Gedanken zu löschen, wegzutherapieren, vermögen ausschließlich die Betroffenen.

Erkenntnistheoretiker wie Maturana, v. Foerster, v. Glasersfeld, Watzlawick u. a. haben Hinweise dafür, daß es uns Menschen wohl für immer verwehrt sein wird, *die* absolute Wahrheit je erkennen zu können. Es sieht so aus, als ob die Begriffe von Zeit, Raum und Ursächlichkeit eine reine Erfindung unseres Gehirnes sind. Ohne diese 3 Größen könnte unser Nervensystem überhaupt nicht erkennen. Dies heißt aber auch, daß die tatsächliche Wirklichkeit ohne Raum, Zeit und Ursächlichkeit zurechtkommt: Etwas, was wir uns nun überhaupt nicht vorzustellen vermögen.

Es bleibt uns Menschen demnach nichts anderes übrig, als uns immer wieder von neuem Vorstellungen, Modelle von der Wirklichkeit zu machen. Ohne einen Plan, wie die Wirklichkeit denn sein könnte, hätten wir keine Handlungsanleitung. Wir wären völlig hilflos. Aber wir dürfen hierbei nie vergessen, daß eine solche Vorstellung von der Welt – und sei sie noch so erfolgreich – immer nur *eine* mögliche Sehweise (neben vielen anderen nützlichen) ist. Eine Landkarte ist sicher sehr zweckmäßig, um sich in einem unbekannten Gelände zurechtzufinden. Wie jeder weiß, gibt ein solches Meßtischblatt jedoch noch lange nicht die tatsächliche Gegend wieder.

All diese neuen Einsichten über die Art, wie wir Menschen uns und die Welt um uns herum erkennen, beinhalten letztendlich aber auch die Einsicht, daß ein jedes Individuum seine ureigene Weltsicht/Wirklichkeit hat (diese wurde ihm in seiner Jugend anerzogen) und daß ein jeder somit auch für seinen Blick in die Welt selber verantwortlich ist!

Wenn es also „wahr" ist, daß unzweckmäßige Gedanken mit zur Krankheitsentstehung beitragen können, so folgt hieraus schlüssig, daß bei vielen Erkrankungen nur der Betreffende sich selber heilen kann. Erst in dem Augenblick, in dem er bereit ist, die Verantwortung für seine „angstvollen Gehirnmikroben" zu übernehmen, und in dem er gewillt ist, in mühsamer Kleinarbeit diese ihn bisher umtreibenden „Gedankenteufelchen" auszulöschen, wird sich Gesundheit langsam einstellen können.

Solange dagegen ein Patient in der Hoffnung zum Arzt eilt, der möge ihm Gesundheit besorgen, er also dem Onkel Doktor die Verantwortung über seine Krankheit zuschiebt, wird er garantiert verlieren. (Diese Aussage gilt natürlich nicht in der Situation eines akuten Herzinfarktes, einer akuten eitrigen Mandelentzündung oder bei Verletzten aufgrund eines Verkehrsunfalles.)

Weiterhin hat die Forschung, was denn nun zum Gesundbleiben mit beiträgt, ergeben, daß sich diejenigen Menschen einer anhaltenden Beschwerdefreiheit erfreuen, die über die Fähigkeiten

(a) zur *Autonomie* (selbständig, unabhängig entscheiden können),
(b) zum *Handeln* in jeder nur erdenklichen Lebenssituation (sich also nie die Initiative aus der Hand nehmen lassen; stets noch um eine Alternative wissen),
(c) zum Eingehen und auch über die Zeit Aufrechterhalten von *Beziehungen, Bindungen* (und damit Nähe und Sicherheit zu genießen vermögen) verfügen.

Angstbesetzte Gedanken, Vorurteile, Aberglauben, alles Ausdrücke, die das Phänomen der unzweckmäßigen Vorstellung von der inneren und äußeren Wirklichkeit umschreiben, können nun diese 3 unabdingbaren Lebensbewältigungsstrategien beeinträchtigen bis blockieren. Mit der inneren Wirklichkeit sind die Sinneseindrücke, Empfindungen und Gefühle eines Menschen gemeint. Der Begriff der äußeren Wirklichkeit beinhaltet die Welt draußen, all das, was um einen Menschen herum vorkommt. In einem Bild gesprochen, erlebe ich einen Menschen, der uneingeschränkt über die drei oben angeführten Fähigkeiten verfügt, als einen Handwerker mit einem Werkzeugkoffer, in dem es weder an Feilen noch an Rohrzangen, Schraubenziehern usw. fehlt. Für jede Aufgabenstellung hat er ein passendes Instrument zur Hand. Die Gefahr zu scheitern wird bei diesem Meister gering sein. Ist nun eine, oder sind sogar alle 3 dieser absolut lebensnotwendigen Fähigkeiten beeinträchtigt und taucht zusätzlich eine Aufgabe auf, die gerade die eingeschränkte bis blockierte Strategie erforderlich macht, so kommt es zu einem unlösbaren Konflikt. Eine zweckmäßige Erkrankung kann sich jetzt anbieten, um sich dieser subjektiv als unüberwindbar eingeschätzten Hürde zu entziehen: Krankheit als Ausweichmanöver!

Überwinden dagegen eines Tages Erkrankte, z. B. Neurodermitiker, ihre bisher sie behindernden angstbesetzten Gedanken und bekommen sie somit einen vollen Zugriff zu den Fähigkeiten der Autonomie, des Handelns und des dauerhaften und intensiven Eingehens von Beziehungen/Bindungen, so bilden sich auf einmal – gelegentlich fast wie von Zauberhand bewirkt – die schlimmsten, oft von Kindheit an bestehenden atopischen Hauterscheinungen zurück. Die ehemaligen Patienten vermögen dann auch Dinge zu essen, bei deren Anblick allein sie früher schon mit einem Hautausschlag reagierten. Das berichten „Geheilte". (Geheilt setze ich bewußt in Anführungszeichen, da die vererbte Neigung zu einer Neurodermitis durch keine Therapie beeinflußt werden kann.)

„Wenn ich dagegen meine alten angstvollen Gedanken wieder hochkommen, mich von ihnen beherrschen lasse, dann blüht auch meine Haut!" war eine weitere Erkenntnis einer durch die Beratung über längere Zeit Symptomfreien. „Ich habe somit einen unerbittlichen Signalgeber, ein sog. rotes Lämpchen in mir. Immer wenn es wieder einmal juckt, so weiß ich, daß ich meine alten Ängste zum Zuge habe kommen lassen.

Also heißt es nun für mich noch nachträglich: ran an den Speck oder besser noch ‚auf in den Kampf!'"

Unschwer ist einzusehen, daß die Wirklichkeit eines Menschen und die darin vorkommenden angstbesetzten Gedanken anerzogen sind. In der Herkunftsfamilie wird uns mehr oder weniger liebevoll beigebracht, wie die Welt zu sehen ist. Die Eltern sind unsere Programmierer, und völlig selbstverständlich (und damit unbewußt) halten wir dann später dieses Programm für das einzig richtige – und wenn es uns noch so sehr schadet. Wichtig ist mir aber auch an dieser Stelle festzuhalten, daß unsere Eltern auch Eltern hatten und somit stets entschuldigt sind. Es ergibt keinen Sinn, den Vorfahren wegen ihrer Erziehungsfehler zu zürnen.

Meiner Beobachtung zufolge sieht es nun so aus, als ob über Verliebtsein stets 2 Menschen zusammenfinden, die sich auf das exakteste ihre in der Jugend gelernte Wirklichkeit wieder aufs neue bestätigen. Jeder ist so – völlig unabsichtlich – in der Lage, die Ängste des anderen immer wieder zu aktivieren – ein fataler Kreisprozeß. Dies geschieht solange, bis entweder die Partnerschaft zerbricht und/oder der eine von den beiden sich in eine Erkrankung rettet: Nicht der Patient ist krank, sondern die Beziehung in der er lebt!

Aus der Sicht des Familientherapeuten läßt sich somit postulieren, daß die Erkrankung des Indexpatienten für sein Familiensystem irgendwie einen Sinn macht, eine Funktion hat. Es muß somit unser Bestreben sein, die tiefere Bedeutung eines Symptoms in Zusammenarbeit mit der Familie herauszukristallisieren und so klassische Diagnosen aufzulösen. Also nicht die Schizophrenie eines sich bei mir in Beratung befindlichen jungen Mannes war sein tatsächliches Problem, sondern die eiserne Koalition mit seiner Mutter, aus der er sich nicht heraustraute. (Solange er „irre" war, brauchte er sich weder für seine Mutter noch für seine Ehefrau zu entscheiden.)

Oder es bildete sich in dem Augenblick bei einer verheirateten Frau, Mutter von 2 Kindern, die Symptomatik einer larvierten Depression zurück, als sie sich die Erlaubnis geben konnte, nun endlich auch einmal, neben ihrem äußerst erfolgreichen Mann, ihre eigenen Talente zu erproben. (Solange sie als graue Maus dahinvegetierte, kamen die Erfolge ihres Ehemannes um so deutlicher zur Geltung – gleichrangige oder gar überlegene Partner konnte er bis dahin nicht ertragen.)

Am Beispiel einer Neurodermitikerfamilie möchte ich nun aufzeigen, wie die Diagnose atopisches Ekzem auch anders gesehen werden kann. Ich werde darstellen, welche Konsequenzen dies auf einmal für die betreffende Familie zeitigt und wie sich dann eine Symptomatik zurückbildet, die bisher allen Bemühungen der klassischen Hochschulmedizin hartnäckig trotzte.

Der Neurodermitiker, ein gelernter Verlierer

Vorbemerkung

Im Rahmen einer systemischen Betrachtungsweise von Indexpatienten und ihren Angehörigen interessiert uns weniger, warum jemand dies oder jenes macht, sondern unser Augenmerk richtet sich vielmehr darauf, *wie* die Leute miteinander umgehen (weniger intrapsychische Prozesse erregen unser Interesse, sondern eher interpsychische Vorgänge sind unser Beobachtungsgegenstand): Wie verhält sich A? Wie reagiert hierauf B, und wie wiederum antworten nun A und evtl. auch C und D?

Weiterhin bemühen wir uns, allen Beteiligten, besonders aber natürlich dem Erkrankten, bewußt zu machen, daß es Unterschiede in seiner Befindlichkeit gibt: Mal sind seine Beschwerden ausgeprägter, dann wieder weniger ausgebildet. Und er kann nun sehen lernen, daß er auf dieses Auf und Ab durchaus einen Einfluß hat.

Noch 2 Details sind mir wichtig zu erwähnen:

1) Zur allerersten Beratungsstunde bringen alle Familienmitglieder 3 von mir telefonisch gestellte Fragen schriftlich beantwortet mit. (Wobei ein jeder die Beantwortung für sich allein vornahm):
   (a) Was erhofft sich jeder von mir?
   (b) Was muß ich tun, damit zur nächsten Stunde keiner mehr wiederkommt?
   (c) Welche Hypothesen hat ein jeder über die Ursachen der Erkrankung?

Durch diese Aufgabenverteilung von Anfang an soll einmal der Familie klargemacht werden, daß ihr persönliches Engagement ausschlaggebend über Erfolg bzw. Mißerfolg ist und daß ich sie als gleichrangige Partner erlebe. Ich möchte ihnen aufzeigen, daß mir ihre Sehweisen und bereits erzielten Einsichten wichtig sind. (Es ist gelegentlich verblüffend zu erleben, wie dicht alle Beteiligten bereits bei ihrer Wahrheit sind.)

Die Ressourcen einer Familie voll auszuschöpfen kann eine enorme Ersparnis an Zeit, Kraft und Geld bedeuten.

2) Jede Beratungsstunde wird auf Kassette (Tonband) aufgenommen. Dieses Band ist und bleibt Eigentum der Familie. Ständige Hausaufgabe ist es, dieses Band mindestens einmal bis zum nächsten Zusammentreffen durchzuhören. Zu Hause, in aller Ruhe, das ganze Geschehen einer Beratungsstunde noch einmal an sich vorbeiziehen lassen zu können, verstärkt die Wirkung der Intervention um ein Vielfaches, und die Familienmitglieder haben so noch ein weiteres Mittel, wieder mehr miteinander ins Gespräch zu kommen.

Sieg oder Niederlage oder: Wirklichkeit einer Neurodermitikerfamilie

Wir haben keine Probleme

Auf den ersten Blick imponierte Familie Neuhaus (alle Namen und auch dieses oder jene äußere Merkmal, an der man die hier beschriebene Familie erkennen könnte, sind verändert) als eine Bilderbuchfamilie:

Vater Horst, 50 Jahre alt, ist Gründer und alleiniger Inhaber eines mittelständischen Unternehmens. Seine Umsätze steigen von Jahr zu Jahr. Er ist ein äußerst erfolgreicher „selfmade man" – und, wie er mir versichert, mit dem Leben durchaus zufrieden.

Mutter Hilde, 47 Jahre alt, studierte Philologin (Abschluß mit Auszeichnung), ist Mädchen für alles: Erzieherin der 3 Kinder, Bürochefin des Betriebes ihres Mannes, verantwortlich für alle sozialen Kontakte, mehrfach Vorsitzende von Elternbeiräten (solange ihre Kinder noch zur Schule gingen), Mitglied im Vorstand des örtlichen Tennisclubs. Auch sie scheint das Leben zu genießen. (Allerdings kam diese Aussage von ihr etwas zögerlich.) Der älteste Sohn Thorsten, 24 Jahre, studiert Betriebswirtschaft und macht sich bereits im väterlichen Betrieb nützlich. Er strotzt vor Gesundheit. Heiko, 22 Jahre, studiert Ingenieurswissenschaften und unterstützt seinen Vater bei der Entwicklung von neuen Produkten.

Gaby, 19 Jahre, steht vor dem Abitur. Ihre bisherigen Noten lassen ein exzellentes Abschlußzeugnis vermuten.

Nachdem ich so zu Beginn der 1. Beratungsstunde ein wenig die persönlichen Daten eines jeden Familienmitgliedes abgefragt hatte und nun bat, jeder möge nun noch die zu Hause schriftlich beantworteten Fragen vortragen, meldete sich Horst energisch zu Wort: „Doktor, wir alle wünschen uns einhellig, daß Sie die Neurodermitis von unserem Heiko zum Verschwinden bringen. Wir haben keine Leiche im Keller, niemand säuft oder geht fremd. Kurz und gut, wir haben keine Probleme. Wenn wir nur nicht immer wieder durch diese lästige Hautgeschichte von Heiko blockiert würden. Ärgern können Sie uns auch nicht. Wir haben Nehmerqualitäten, und als Ursache dieser Erkrankung sehen wir einmal schlechte Erbfaktoren an, mein Vater hatte schon was mit Allergie zu tun, und außerdem spielt die Ernährung wohl auch eine Rolle."

„Ja aber warum kommen Sie dann noch zu mir?" fragte ich jetzt – etwas gespielt – verblüfft zurück.

„Sie haben dem Kind einer uns befreundeten Familie geholfen. Die Kleine hatte auch Neurodermitis. Und nachdem wir inzwischen schon tausend Sachen ausprobiert haben, war meine Frau der Meinung, daß wir dies als letzten Versuch noch einmal wagen sollten. Ganz ehrlich gesagt, ich will Sie ja nicht kränken, aber ich kann mir nicht vorstellen, daß miteinander Schwätzen helfen soll. Wäre ich aber heute nicht mitgekommen, so hätte mir meine Frau wieder die Hölle heißgemacht. Also, ich schau mir mal an, wie Sie das so hinkriegen wollen!"

„Das geringste Zeichen von Inkompetenz, und ich bin in Ihren Augen erledigt?" wollte ich es noch etwas genauer von Horst wissen.

„Das ist ja das teuflische bei meinem Mann", schaltete sich jetzt auf einmal seine Frau ein. „Der sagt einem selten, was ihm mißfällt. Aber innerlich ist man da bei ihm schon längst gestorben, und man steht da wie der letzte Trottel!"

„Also, ich hab' jetzt doch noch einen zusätzlichen Wunsch!" meldete sich nun Thorsten zu Wort. „Ich wünsche mir etwas mehr Frieden zu Hause. Unsere Alten streiten sich nämlich dauernd. Ruhe ist nur, wenn beide mit irgendeiner Aufgabe beschäftigt sind und dies so weit wie möglich auseinander. Kommen sie sich näher, so gibt es sofort Krach; vor fremden Leuten allerdings nicht! Da mimen sie immer eitel Sonnenschein!"

„Aber Thorsten!" begann Hilde zu protestieren.

Gleichzeitig meldete sich Horst zu Wort: „Lieber Doktor, Sie wissen ja, die heutige Jugend! Vorlaut, unsachlich!"

„Nun gut", unterbrach ich beide. „Ich habe begriffen, daß Sie wohl fast alle wahre Meister im Streiten sind. Dies hier bei mir weiterzuführen wäre wohl reine Zeit- und Geldverschwendung, Wasser in den Rhein getragen! Mich interessiert jetzt vielmehr, wann Heiko das letzte Mal beschwerdeärmer, evtl. sogar beschwerdefrei war."

„Oh, das weiß ich noch genau!" platzte Heiko heraus. „Letzten Winter beim Skifahren. Das heißt, als ich mit ein paar Kumpels vom Studium in Tignes war. Ich bin dort schon öfter skigefahren. Ich kenne das Gebiet, und die meisten Leute aus unserer Clique sind Konsemester. Später kamen noch meine Eltern dazu. Dann ging es meiner Haut wieder schlechter. Aber da war auch die Sonne weg. Das hängt wohl eher damit zusammen. Übrigens ich habe schon beobachtet, daß die Haut mehr juckt, wenn ich unter Streß stehe!"

„Was ist für Sie Streß? Ich behaupte, daß jeder Mensch seine ihm ureigenen Empfindlichkeiten hat", versuchte ich ihm weiterzuhelfen.

„Weiß ich nicht! Wenn es hektisch wird, dann juckt es mehr. Ich hab' dann keine Kontrolle mehr über meine Haut."

„Nun mal anders herum", fragte ich weiter. „Wann ging es ihrer Haut am schlechtesten?"

„Letzten Sommer, als ich zum Englischtraining in den USA war. Ich mußte die Sache abbrechen und wieder nach Hause zurückkehren."

„Wie gern wagen Sie sich in neue, in für Sie unbekannte Situationen?" forschte ich weiter.

„Nicht so gern. So wie in Tignes, wo ich alles schon kenne, das ist mir lieber."

„Im Neuland könnte man ja auch eher einbrechen, verlieren", gab ich ihm weiter zu bedenken.

„Nein, nein, Fehler machen, oder mal hilflos dastehen, das versuche ich mit allen Mitteln zu vermeiden", kam es jetzt fast hektisch von ihm.

„Wenn ich jetzt mal Ihren bisherigen Bericht resümiere, so kann ich für mich mühelos feststellen, daß Sie, Heiko, so machtlos über Ihre Neurodermitis gar nicht sind. In Tignes und bei den beiden anderen Situationen, von denen Sie erzählt haben, waren Sie durchaus der Boß über Ihre Haut. Ich habe den Eindruck, daß immer dann, wenn für Sie die Gefahr zu scheitern gering ist, sich die Neurodermitis schlafenlegt. Dagegen immer dann, wenn die Gefahr einer Niederlage am Horizont heraufzieht, dann scheint sich der Juckreiz zu Wort zu melden. Wenn wir einmal die Tage in den USA als 100 % krank nehmen, wieviel Prozent erleben Sie sich heute als gesund bzw. krank?"

Lange betrachtete er seine Arme und Hände, fuhr er sich mit dem Zeigefinger über Gesicht und Hals.

„Naja, vielleicht 70 % krank heute. Gestern war es noch etwas besser!"

„Doktor, ich hab es doch schon immer gesagt!" schaltete sich jetzt Gaby ein. „Der Heiko, der erpreßt uns doch alle mit seiner dämlichen Haut. Wenn er zu irgendetwas keine Lust hat, dann kratzt er sich einfach und verkrümelt sich."

„Mag schon sein", gab ich ihr erstmal recht. „Ich möchte aber jetzt weiter wissen, wie sich die Neurodermitis bei Heiko bemerkbar macht, unter welchen Symptomen er genau leidet und was all diese Beschwerden für Konsequenzen für sein Leben zeitigen. Hierzu male ich auf dieser Wandtafel in der Mitte eine große

Sieg oder Niederlage oder: Wirklichkeit einer Neurodermitikerfamilie 189

Figur, die Heiko darstellen soll. Im Brustbereich werde ich seine Aussagen aufschreiben."

Am Ende eines geduldigen Hin und Hers (auch die übrigen Familienmitglieder ergänzten da und dort) hatten wir folgendes zusammengetragen:

- Jucken und daher immer wieder kratzen müssen.
- Dieses Kratzen reißt einmal die Haut auf und
- lähmt mich (ich kann dann nichts anderes tun).
- Meine Haut fühlt sich an, wie ein Taucheranzug, der 2 Nummern
- zu klein ist: Ich fühle mich eingeengt!
- 1–3 h Hautpflege pro Tag (Mutti muß mich einschmieren).
- Ich muß viele Nahrungsmittel meiden (Mutti kocht für mich Spezialessen).
- Kaum mehr Sport.
- Kaum mehr Außenkontakte. (Ich kann doch nicht eine solche Haut meinen Kumpels zumuten!)
- Müde, da nachts mit Kratzen beschäftigt.
- Weil müde, kriege ich nur wenig zustande, muß mich oft vorzeitig zurückziehen; schnell erschöpft.

Nachdem Heiko und ich den Eindruck hatten, daß im wesentlichen alles zusammengetragen war, wollte ich nun dieses von ihm wissen:

„Heiko, stellen Sie sich einmal vor, heute nacht entscheiden Sie sich um. So wie Sie sich in frühester Kindheit einmal entschieden hatten: Jetzt mache ich in Neurodermitis!, könnten Sie ja heute nacht zu der Einsicht kommen: Jetzt reicht's! Ab morgen früh soll mit diesem Spuk ein Ende sein und zwar für immer! Was würden Sie nun ab morgen früh, für immer frei von Neurodermitis, alles unternehmen?"
Folgendes stellten wir zusammen:

- Jede Menge sportlicher Aktivitäten (Skifahren,
- Schwimmen, Leichtathletik),
- Freunde einladen, Parties, Tanzen,
- sein Studium energischer und damit erfolgreicher betreiben,
- in den Semesterferien durch die Welt trampen.

Nachdem ich all sein potenzielles Tun aufgezeichnet hatte, malte ich nun schematisch die Figuren von Vater und Mutter und seinen Geschwistern neben ihm auf der Wandtafel auf.

„Heiko, jetzt würde mich interessieren, wie jeder einzelne Ihrer Familie auf Ihr neues Sosein reagieren wird. Bitte keine globalen Aussagen, wie ‚die freuen sich‘, sondern typische Sätze oder Verhaltensweisen, wie Sie sie schon immer kennen."

Verlegen schaukelte Heiko hin und her. „Da habe ich mich aber auf was eingelassen. Ist Ihnen klar, lieber Doktor, daß Sie hiermit die Bombe in unserem Keller zünden?! Also, wenn es denn der Wahrheitsfindung dient: Vater wird mitleidsvoll grinsen, der hat mir ja noch nie was zugetraut, und er wird sagen: ‚Na ja, eine Schwalbe macht noch keinen Sommer!'

Mutter gerät in Panik, wenn ich auf einmal Nüsse, Milchreis und Orangen esse. Und ins Ausland läßt sie mich nicht mehr. Das ist in ihren Augen, wie bereits berichtet, viel zu gefährlich.

Thorsten würde mit seinem hintersinnigen Humor versuchen, meine Erfolge abzuwerten, und außerdem würde er mir sofort einen Teil der Aufgaben, die routinemäßig in unserem Haus zu erledigen sind, zuschieben – dann könnte ich wieder einen Teil von dem, was ich nun endlich mal unternehmen wollte, wieder nicht mehr tun!

Gaby ist ja bisher unser Clown. Die hat bei uns totale Narrenfreiheit. Vielleicht würde die jetzt das Opfer der Überbehütungsstrategien von Mama."
Peinliches Schweigen lastete auf einmal im Raum.
Vater Horst fing sich als erster: „Sie meinen also, Doktor, daß wir vielleicht doch Probleme haben?!"
„Das habe ich doch schon immer gesagt! Du hast mir ja aber nie zugehört!" ergänzte Hilde mit Tränen in den Augen. „Nur der Kinder zuliebe bin ich in der Ehe geblieben. Sonst wäre ich doch schon längstens abgehauen!"
„Ja, aber davon weiß ich doch gar nichts", kam es tonlos von Horst.
„Also nach meiner Erfahrung", versuchte ich die Eltern ein wenig zu trösten, „gehen Erwachsene, die über 25 Jahre so viel Gemeinsames erarbeitet haben, nicht so schnell auseinander. Und schlimm wird es doch erst, wenn gar nicht mehr gestritten wird!"
„Was ich jetzt heute noch von Gaby wissen möchte, ist dies: Wie gut können Mutti und Vati verlieren?"
Gaby lachte hell auf: „Wenn Sie immer so leichte Fragen haben, dann kann das ja hier noch richtig Spaß machen! Also, verlieren kann von beiden keiner! Vati lebt nach dem Motto: Gott weiß alles, ich weiß alles besser! Und Mutti läßt sich von einer Idee, die sie sich einmal in den Kopf gesetzt hat, auch nicht abbringen. Was hat der arme Heiko nicht alles mit sich machen lassen müssen. Manchmal tat er mir richtig leid. Aber wenn ich ganz ehrlich bin, vielleicht kann keiner von uns allen verlieren. Wir sind eine richtige Siegerfamilie – bis auf Heiko!"
Ich schloß die Sitzung mit der Vermutung: „Könnte es sein, daß nicht die Neurodermitis das zentrale Problem ist, sondern Heiko muß verlieren, d.h. seine Talente hintenanstellen, um so die Siege seiner übrigen Familienmitglieder nicht zu gefährden. Heiko, ein gelernter Verlierer!"

Bei über 35 Neurodermitikerfamilien, die bei mir um Rat suchten, konnte ich bisher feststellen, daß die Eltern in einem unerbittlichen Machtkampf verstrickt waren. Da beide, Mutter und Vater, von einer fast panisch zu nennenden Angst vor Verlieren geleitet wurden, waren beide gezwungen, fortwährend gewinnen zu müssen.

(Begegnen sich 2 Lebewesen, so können sie über 2 Arten und Weisen miteinander umgehen: Entweder sie benutzen die Strategie der Kooperation, d.h. beide verbindet das Prinzip, einander zu lieben, oder sie verfahren nach der Taktik der Konkurrenz, d.h. es gilt das Prinzip: Sieg oder Niederlage, du oder ich. Grundsätzlich sind beide Interaktionsweisen sinnvoll, je nach Situation. Schwierigkeiten im zwischenmenschlichen (familiären) Umgang sehe ich dann, wenn Familien – tendenziell – nur eine der beiden Strategien beherrschen.)

Das Miteinanderumgehen in einer für mich typischen Neurodermitikerfamilie läßt sich nun folgendermaßen beschreiben: Der Vater lernte von frühester Jugend an, seine Gefühle zu beherrschen. Ähnlich einem ordentlichen Indianer am Marterpfahl hat er seine innere Wirklichkeit (Sinneseindrücke, Empfindungen und Gefühle) streng unter Kontrolle. Er kennt keinen Schmerz, keine Müdigkeit oder Demotivation im Handeln, denn in seiner Jugend wurde er nur akzeptiert, wenn er mit Leistung brillierte. Er imponiert als ein sog. aktiver Einzelkämpfer („lonely rider"), der eher seinen eigenen Fähigkeiten, als denjenigen der Mitmenschen vertraut. Unbewußt vermittelt er hiermit seinem Umfeld Bedeutungslosigkeit. Er entmutigt alle. Dies ist seine Form der Machtausübung.

Die Mutter dagegen wurde in ihrem Elternhaus über eine chronische Entmutigung zu einer sog. gelernten Hilflosen erzogen und dann, wenn sie nichts mehr zustande brachte, lächerlich gemacht. Folgerichtig entwickelte sie nun die Strategie, andere zu beherrschen und damit anzuleiten, die Dinge zu tun, die sie im Grunde hätte selber erledigen sollen. So wenigstens machten diese anderen die Fehler, die sie sich selber zu tun nicht mehr erlauben konnte: Andere zu kontrollieren ist ihre Art, mächtig zu sein.

Finden sich nun 2 Menschen, die beide nur zu gewinnen vermögen, in einer Ehe zusammen, so können sie zu Beginn ihrer Partnerschaft dieses Dilemma derart lösen, daß er sich eher nach außen orientiert, d. h. sich ganz seinem beruflichen Erfolg hingibt, und sie das häusliche Feld besetzt und hier herrscht. Sobald aber ein Kind die Bühne betritt, kann es zum Konflikt kommen, denn „2 Herrscher unter einem Dach, das ging noch nie gut" (das Kind lernt ja in diesem spezifischen Elternhaus auch nur wieder die Strategie der Konkurrenz: einander zu lieben, zu kooperieren, muß auch ihm fremd bleiben).

In Kombination mit belastenden Erbfaktoren und weiteren exogenen Stressoren (Gräserpollen, Milcheiweiß usw.) vermag sich nun der Dritte im Bunde in eine „zweckdienliche" Erkrankung zu retten. Zum einen in der Gewißheit, als Patient eher akzeptiert und in dieser Rolle nicht so sehr als Verlierer gesehen zu werden, und zum anderen mit der Möglichkeit, über die Symptombildung nun doch wieder Macht ausüben zu können (die Mutter muß seine Haut pflegen, Spezialessen kochen, ihn zu vielen Ärzten begleiten usw.). Somit läßt sich zusammenfassend vermuten, daß der Neurodermitiker mit seiner Erkrankung seine Eltern und evtl. auch seine Geschwister vor der stets immanenten Gefahr, auch einmal verlieren zu müssen, schützt.

Meine Interventionen in einer Neurodermitikerfamilie sehen nun konsequenterweise so aus, daß ich erst einmal dem Indexpatienten Mut mache, aus seiner tendenziellen Passivität herauszukommen und in Handlung zu gehen. Ich gebe ihm die Erlaubnis, Fehler machen zu dürfen und Interessen nachzugehen, die er initiiert hat und nicht andere. Weiter soll er sich üben, mitmenschliche Gemeinschaften aufzusuchen, und lernen, dort für andere Verantwortung zu tragen. Gelingt ihm all dies, so bilden sich auch sukzessive seine neurodermitischen Hauterscheinungen zurück – so meine Erfahrung.

Dem Vater muß Mut gemacht werden, es auch einmal zu wagen, inkompetent zu erscheinen und sich in einer solchen Situation liebhaben zu lernen. Gelegentlich bewährt sich hier die Aufgabe an ihn, zu Hause mal als Hanswurst oder Inspektor Cluseau (aus dem Film „Der rosarote Panther") aufzutreten.

Die Mutter erhält die Aufgabe, an einem Tag in der Woche, den sie heimlich für sich beschließt, nur Dinge ganz für sich allein zu tun und dabei niemanden aus der Familie zu kontrollieren. Auch sie darf ab sofort Fehler machen. In rund 75% aller Fälle folgen mir die Familien auf diesem Weg. Der Indexpatient verliert seine Neurodermitis, und die Eltern finden auf einer neuen, sich erstmalig liebenden Basis zusammen. Durchschnittlich benötige ich für eine solche Beratung 5–8 Sitzungen (die Sitzung dauert jeweils eine Doppelstunde).

Ich hoffe, aus all dem bisher Gesagten verdeutlicht zu haben, daß gerade bei einer Neurodermitikerfamilie Familienberatung die Methode der Wahl ist. Ich meine, daß es von einem Jugendlichen, der noch seine Füße unter den elterlichen Eßtisch streckt, zu viel verlangt ist, sich allein zu ändern. Bei den geringsten Versuchen seinerseits, zu Hause neue Spielregeln einzuführen, würde er sofort eine vehemente Gegenreaktion auslösen. Nehmen wir aber einmal an, unser Erkrankter wäre überaus motiviert und ausdauernd, und er würde hierdurch gesund, so würde mit hoher Wahrscheinlichkeit ein anderes Familienmitglied krank, und/oder aber es kommt zum Auseinanderbrechen der ganzen Familie. (Dies sind meine Erfahrungen aus der Zeit, als ich noch einzeltherapeutisch arbeitete.)

Familienberatung ist somit sicherlich kein Allheilmittel, ihre Effizienz liegt aber doch höher als bei den bisher bekannten Formen der Einzeltherapie.

Literatur

Deneke FW (1987) Wie erleben sich Gesunde? Psychother Psychosom Med Psychol 37/5:156–160

Dress A, Hendrichs H, Küppers G (1986) Selbstorganisation. Piper, München

Fisch R, Weakland JH, Segal L (1987) Strategien der Veränderung. Klett-Cotta, Stuttgart

Frederich B (1988a) Nicht der Patient ist krank, sondern die Beziehung, in der er lebt. In: Zappe HA, Mattern Hj, Petzold E (Hrsg) Brücken von der Allgemeinmedizin zur Psychosomatik. Springer, Berlin Heidelberg New York Tokyo, S 244–275

Frederich B (1988b) Zuwendungsintensive Medizin: Familienberatung in der hausärztlichen Praxis. MMW 130: 11

Frederich B (1988c) Gesundheit und Kommunikation. Ther Gegenw 9

Frederich B (1989) Zuflucht in der Krankheit suchen. Heyne, München

Frederich B (1990) Gesund durch Familienberatung. Kösel, München

Ganz H (1987) Symmetrie, Bauplan der Natur. Piper, München

Maturana HR (1985) Erkennen: Die Organisation und Verkörperung von Wirklichkeit. Vieweg, Wiesbaden

Minuchin S, Rosman BL, Baker L (1983) Psychosomatische Krankheiten in der Familie. Klett-Cotta, Stuttgart
Nicolis G, Prigogine I (1987) Die Erforschung des Komplexen. Piper, München
Papp P (1989) Die Veränderung des Familiensystems. Klett-Cotta, Stuttgart
Schmidt SJ (1987) Der Diskurs des radikalen Konstruktivismus. Suhrkamp, Frankfurt am Main
Seligman MEP (1986) Erlernte Hilflosigkeit. Urban & Schwarzenberg, München
Simon FB (1985) Die Grundlagen der systemischen Familientherapie. Nervenarzt 56:455–464
Simon FB (1988a) Lebende Systeme. Springer, Berlin Heidelberg New York Tokyo
Simon FB (1988b) Unterschiede, die Unterschiede machen. Springer, Berlin Heidelberg New York Tokyo
Stierlin H (1976) Das Tun des Einen ist das Tun des Anderen. Suhrkamp, Frankfurt am Main
Stierlin H (1987) Ob sich das Herz zum Herzen findet. Rowohlt, Reinbek
Watzlawik P (1981) Die erfundene Wirklichkeit. Piper, München

Die vielschichtigen Aufgaben des Hausarztes am Beispiel eines Einzelschicksals (zu F)

Hans-Dieter Klimm

„Allgemeinmedizin ist die Akut- und Langzeitbehandlung von kranken Menschen mit körperlichen und seelischen Gesundheitsstörungen und die ärztliche Betreuung von Gesunden, unabhängig von Alter und Geschlecht, unter besonderer Berücksichtigung der Gesamtpersönlichkeit, der Familie und der sozialen Umwelt" (DEGAM 1979–1982). Entsprechend dieser Definition steht im Mittelpunkt hausärztlichen Bemühens nicht die Krankheit, vielmehr der Mensch *mit* seiner Krankheit. Hausärztliches Denken wie Handeln setzen voraus, daß das menschliche Individuum als ein System angesehen wird, dessen sämtliche Teile miteinander verbunden und voneinander abhängig sind, daß dieses Individuum ein integraler Bestandteil eines weiteren, umfassenderen Systems ist und daß es in Wechselwirkung zu seiner psychischen wie sozialen Umwelt steht, auf diese einwirkt und sie verändert.

Der Hausarzt als Zeuge der großen wie kleinen Szenen des täglichen Lebens steht mitten in diesen Prozessen. Er ist die zentrale Anlaufstelle, der ständige Ansprechpartner, insbesondere für chronisch Kranke. Von ihm wird erwartet und erhofft, daß er Übung in der Einsicht auf übergeordnete Systemzusammenhänge hat, ohne den Blick für das Detail zu verlieren. Von ihm wird erwartet und erhofft, daß seine Kenntnisse über Person und Familie besondere Erfahrungen aus gemeinsamer Vergangenheit wachsen lassen mit daraus folgenden Konsequenzen für die Zukunft beim Erkennen wie Verstehen von Krankheiten. Dies zu vermitteln ist Aufgabe der allgemeinmedizinischen Lehre. So stellt sich der Patient seinen Hausarzt vor. 90 % aller Bundesbürger haben einen Hausarzt, und pro Quartal suchen 25 Mio. Patienten ihren Hausarzt auf. Ist dies alles nun Realität, Hoffen oder nur frommer Wunsch?

Sicher, die moderne Medizin und ihre technischen Möglichkeiten haben auch vor der Allgemeinpraxis nicht Halt gemacht, sondern sie verändert. Die Explosion des Wissens ist immens, zunehmende Spezialisierung die Konsequenz des Wissens, Abnahme ganzheitlicher Betrachtungsweise die Folge. Der Hausarzt steht mitten in dieser Entwicklung, an der Schnittstelle zwischen Medizin und Gesellschaft, zwischen Medizin und Paramedizin, zwischen sektorieller wie ganzheitlicher Betrachtungsweise. Er steht in der täglichen Konfrontation mit seinem Patienten, der eine ganzheitliche Betrachtungsweise erwartet, jedoch oftmals darin ein „gespaltenes" Verhalten wie Verständnis zeigt: Während der Patient eine ganzheitliche Betrachtungsweise und Führung erwartet, verlangt er zur gleichen Zeit nach noch mehr Perfektion, nach noch mehr Technik, nach noch mehr Spezialisten, um noch sicherer und noch besser behandelt werden zu können. Hier die Brücke zu schlagen zwischen Wünschen und Vorstellungen, zwischen naturwissenschaftlicher Medizin und Erfahrungsmedizin, zwischen sozialem Versicherungssystem und den Wünschen der Patienten, zwischen den Bedürfnissen der Bevölkerung und denen des einzelnen, ist hausärztlicher Alltag – kein leichtes Unterfangen.

Eine Krankheits- und Lebensgeschichte mag als Beispiel die Vielschichtigkeit des ganzheitlichen Auftrages hausärztlichen Handelns aufzeigen. Dieser Auftrag läßt sich in 5 verschiedene Ebenen aufteilen:

1) die somatische,
2) psychische,
3) soziale,
4) familiäre,
5) biographische Ebene.

Begleiten wir daher eine Patientin, und beobachten wir am Beispiel ihres Schicksals die verschiedenen hausärztlichen Problemebenen:

1) Somatische Ebene
Doris ist 34 Jahre alt und fühlt sich seit Wochen schlecht. Sie kam in die Sprechstunde wegen heftiger Durchfälle und starker Gewichtsabnahme. Sie ist in einem deutlich reduzierten allgemeinen Kräftezustand, sie erscheint blaß und anämisch. Eine BKS von 70/112 mm n. W. und der 3mal positive Haemoccult-Test fallen auf. Die daraufhin veranlaßte Koloskopie ergab: ausgeprägter M. Crohn. Eine stationäre Behandlung führte zu einer leichten Besserung, jedoch bestanden nach wie vor täglich 3–4 Stuhlabgänge. Die Entlassungsdiagnosen lauteten: M. Crohn, hypotone Kreislaufdysregulation, Adnexitis links, Mitralklappenprolaps.

Mit Doris haben wir eine Patientin mit klaren Diagnosen, d. h. typischen Befunden vor uns, die mit determinierten Krankheitsbildern korrespondieren. Je nach Befindlichkeit oder Schweregrad bedürfen die Erkrankungen einer medizinisch-therapeutischen Intervention und klinisch-technische Kontrollen. Jeder einzelne Befund, jede einzelne Krankheit kann für sich allein betrachtet werden, dies ist medizinisch wie wissenschaftlich vertretbar und sinnvoll. Jeder einzelne Befund, jede einzelne Krankheit kann auch von verschiedenen Organspezialisten sektoriell betrachtet und lege artis behandelt werden. Diese Konstellation ist sehr häufig, ja zunehmend. Mit der Datenflut moderner Check-up-Methoden in Klinik wie Praxis werden immer mehr Befunde entdeckt und dokumentiert. Der moderne Arzt sucht entsprechend zu diagnostizieren, er hat es so gelernt, er hat die Technik. Der moderne Patient sucht gleichfalls entsprechend behandelt zu werden, er hat ein Recht darauf. Schließlich. Je spezifischer die Diagnostik, desto objektiver die Befunde und desto erfolgversprechender die Therapie!

Sind jedoch alle Befunde relevant? Korrelieren die Beschwerden des Patienten mit den Befunden? Was ist Zufall, was gezielt? Was muß behandelt, was kann vernachlässigt werden? Man stürzt sich auf die Befunde, der Blick auf das Ganze geht verloren. Orientierungslosigkeit beim Arzt, ganz zu schweigen von der des Patienten, ist die Folge. Kein Spezialist, so sinnvoll er im einzelnen handelt, ist für die Gesamtschau verantwortlich, keiner kann dafür verantwortlich gemacht werden. Am Hausarzt liegt es, zu ordnen, zu sichten und zu gewichten, wobei stets neben der Befindlichkeit und Bedrohlichkeit vorliegender Befunde ganz wesentlich die Einschätzung der Gesamtpersönlichkeit des Patienten sein Kalkül wie Handeln prägt.

2) Psychische Ebene
Kehren wir zurück zu Doris: Sie ist müde, kraftlos und kann nicht schlafen. „Ich habe keine Lust mehr, ich bin es satt, das ewige Hin und Her ..." Unser Informationsgewinn über ihren Körper war groß und detailliert. Aber was wissen wir, was wissen die Spezialisten über Doris? Hat sie nicht nur eine Krankheit, in diesem Falle M. Crohn, hat sie nicht auch ein Schicksal, eine Geschichte, die zu ihr gehört und ebenso einmalig ist wie ihre Leiblichkeit? Doch für die Individualität gibt es keine Normen!

Ihr Hausarzt kennt sie, kennt ihre Ehe, die gescheitert war, ihr Alkoholproblem, ihren Entzug. Er kennt ihre Familie, weiß, daß mehrere Psychologen sich um sie bemüht haben. Vieles wurde aufgedeckt, manches beredet.

Laufen wir nicht Gefahr, ein Bild von Doris zu erhalten, das in sich schlüssig ist, was Psychogenese wie Psychodynamik betrifft und die Organe außen vor läßt? Technik hat den Arzt, den Patienten verändert, und wie ist es mit der Psychologie? Vergehen nicht oft erfolgreich behandelte Neurosen und werden durch neue eingetauscht? Machen nicht oftmals enttäuschte Erwartungen an die Psychotherapie noch mehr krank? Manifestieren sich nicht unter einseitiger psychologischer Betrachtungsweise Organdefekte, weil sie nicht erkannt werden? Wird auch alles verstanden, was gesagt, was besprochen wird? Lassen sich die Probleme, die erkannt und bearbeitet werden, letztlich auch wirklich lösen, oder wiegt nicht die Erkenntnis der Unlösbarkeit doppelt schwer?

Das zentrale Problem ist und bleibt: Der Dialog mit dem Kranken als Subjekt bedeutet Mitarbeit, Patientenmitverantwortung und ist die Voraussetzung für den Erfolg. Aber dafür braucht man Verständnis. Am Hausarzt liegt es, seine eigene Sensibilisierung für den Patienten als Subjekt umzusetzen in eine Akzeptanz des Patienten selbst in die Einsicht zur Psychogenese seiner Krankheit. Am Hausarzt aber liegt es auch, geeignete psychotherapeutische Verfahren einzuleiten und sie kritisch zu begleiten als „Anwalt" des Körpers.

3) Soziale Ebene

Doris ist erneut arbeitslos. Ihr wurde gekündigt, weil sie schon wieder krank war. Sie hat Geldsorgen: Miete, Haushalt, Lebenskosten, Kinder; die Unterhaltszahlungen laufen nur schleppend. Ihr momentaner Lebenspartner ist in der Arbeit unstet und unglücklich in der Wahl seiner Arbeitsplätze, z. Z. mal wieder krank geschrieben wegen eines kleinen Arbeitsunfalls. Aber Doris braucht dieses Geld, beide brauchen dieses Geld, um ihren „Lebensstandard" aufrecht zu erhalten. Nun ist Doris hier in der Sprechstunde und möchte einen Antrag stellen auf Behinderung, amtliche Stellen und Bekannte hätten ihr dazu geraten: Andere, wesentlich Gesündere, hätten auch „50 %", hätten einen Schwerbeschädigtenausweis.

Sicher, die soziale Sicherheit kann sehr sinnvoll und für Doris hilfreich sein. Doch ihre Krankheit, ihr persönliches Schicksal wird so zum Sozialfall, wird staatlich anerkannt, zum Besitzstand, den es zu wahren gilt. Ihre Krankheit wird amtlich dokumentiert, mit einem Ausweis versehen und „vorzeigbar". Soma, Psyche und soziale Situationen können sicherlich theoretisch und analytisch getrennt betrachtet und auch verstanden werden. Aber in der lebendigen Realität des Menschen sind sie unmittelbar miteinander verknüpft und beeinflussen sich gegenseitig. Soziale Hilfen sind sinnvoll, die Hilfe zur Selbsthilfe jedoch erlahmt. Soziale Hilfen laufen gezielt, den Bezug zur Gesamtpersönlichkeit finden sie nicht.

4) Familiäre Ebene

Wie steht es mit der Familie von Doris? Besser gesagt: der Restfamilie von Doris, deren Mitglieder alle in unserer Behandlung stehen? Wolfgang, ihr Lebenspartner, ist oft krank wegen rezidivierender Ulcera duodeni. Auch die Wirbelsäule macht ihm immer wieder zu schaffen. Oliver, der älteste von 2 Söhnen, ist deutlich behindert, wahrscheinlich als Folge einer Alkoholembryopathie. Thorsten, der jüngere, ist ein netter, lebendiger Junge, aber er näßt immer noch ein. Man kann sich gut vorstellen – und Haus- und Familienärzte erleben dies tagtäglich – welch unterschiedlich positive wie negative Rückkoppelungen unter den einzelnen Familienmitgliedern ablaufen, in deren Gefolge Krankheiten entstehen, die oft in kleinen Schritten, meist unbemerkt ihren Ausgang nehmen, sich aber dann mannigfach konkretisieren.

Viele Krankheiten, die Haus- und Familienärzte erleben, sind das Ergebnis teils akuter, teils lebenslanger Auseinandersetzungen des Individuums mit seinen Familienmitgliedern. Der Haus- und Familienarzt, der bis zu 80 % aller Familienmitglieder gleichzeitig betreut, wird Zeuge dieser Bewegung, er kann sie in sein diagnostisches Kalkül mit einbeziehen. Kann er aber auch therapeutisch, familientherapeutisch tätig werden? Erprobte Hilfen sind bis heute nicht entwickelt, spezifische familientherapeutische Einrichtungen zu wenig aufgebaut. So muß der Hausarzt auch heute noch meist intuitiv versuchen, den individuellen Bedürfnissen seines Patienten gerecht zu werden, ohne den Bezug auf die Gesamtheit des Patienten wie seiner Familie zu verlieren.

5) Biographische Ebene

Die eigenartigste, aber um so spezifischere Besonderheit der Praxis ist die erlebte Anamnese und in der direkten Folge die erlebte Diagnose wie Therapie. Viktor von Weizsäcker formulierte: die Lebensgeschichte ist die eigentliche Diagnose. Und in der Tat begleitet der Hausarzt seine Patienten über lange Zeit hinweg, mehr als 60% länger als 15 Jahre. Er nimmt Anteil an den sich stets wandelnden Diagnosen und den stets variablen Verläufen. Der Hausarzt erlebt, daß alles möglich ist, er erlebt, daß keine Diagnose letztlich endgültig ist, daß jede Therapie in der Gesamtschau sich relativiert und keine Prognose Anspruch auf Endgültigkeit besitzt.

Der ständige Kontakt mit seinen Patienten wie dessen Familie verlangt, daß der Hausarzt in Diagnose, Therapie wie Prognose sich ständig offenhält. Die Besonderheit der Praxis, Einbezug des familiären wie sozialen Umfelds und deren steter Wandel nehmen entscheidend Einfluß auf ärztliches Handeln. Situationen wandeln sich im Leben eines Menschen ebenso wie in der Beurteilungsfähigkeit des betreuenden Hausarztes. Die Variablen des hausärztlichen Handelns sind unterschiedlich, jedoch zu ganz bestimmten Zeitpunkten immer spezifisch auf das Individuum orientiert. Diagnose wie Therapie sind demnach keine endgültigen, sondern dynamische Prozesse. Was in der naturwissenschaftlichen Medizin als Experiment oder die systematische Beobachtung ist, ist in der Praxis die Krankengeschichte, die Biographie. Sie ist das eigentliche positive Ausgangsmaterial für hausärztliche Bewertungen. Bewertungen, die aus der Erkenntnis stammen, daß Krankheit eine besondere Form des Menschseins ist, und daß noch so zwingende aktuelle medizinische Äußerungen sich in ihrer Aussagekraft relativieren.

Der Patient fordert solch ärztliches Denken wie Verhalten heraus. Dies schmälert in keinster Weise die Leistung und Notwendigkeit spezialistischer Diagnostik wie Therapie, im Gegenteil: Sie muß gefordert wie gefördert werden. Aber sie kann nur punktuell sein und verlangt daher eine integrative, begleitende Rolle des Hausarztes. Sie setzt allerdings Verständnis wie Verstehen der jeweiligen Standpunkte und Methode voraus. Es ist an der Zeit, daß beide Seiten, Klinik und Praxis, sich nicht als Gegenpole, vielmehr als Partner sehen und finden, daß beide Seiten ins Gespräch kommen und ihre Erfahrungen austauschen und Hilfen ergänzen. Dies verlangt jedoch mehr Toleranz und Akzeptanz der Spezialisten bei gleichzeitig mehr Mut und Mitarbeit von seiten der Praktiker. Gemeinsame Veranstaltungen, wie hier in Heidelberg, könnten dem entgegenwirken und neue positive Perspektiven aufzeigen, zum Wohle des Patienten. Bauen und Pflegen eines therapeutischen Bündnisses zwischen Arzt und Patient ist für Arzt wie Patient gleichermaßen existentiell. Bauen und Pflegen eines therapeutischen Bündnisses für den Patienten zwischen Hausarzt und Spezialisten ein Gebot der Vernunft. Ausgehend von einem konkreten Problem, wie hier z. B. von M. Crohn, gilt es gemeinsam Verständnis für den Patienten mit seiner Krankheit zu entwikkeln, gemeinsame individuelle Hilfen und Strategien aufzubauen und diese in ständigem gedanklichem Austausch zu sichern über die Zeiten. Hier liegt nicht nur der Schlüssel zum gemeinsamen Handeln, hier liegt auch der Schlüssel zu gemeinsamen forschenden Ansätzen, aus dem individuellen Schicksal und dessen Verlauf heraus allgemeingültige Regeln zu erarbeiten, zum Nutzen nachfolgender Generationen von Ärzten wie Patienten. Hier ist allerdings Neuland, völliges Neuland zu betreten!

Literatur

DEGAM (1979–1982) Entschließungen der Deutschen Gesellschaft für Allgemeinmedizin. Selbstverlag

Autogenes Training und Streßbewältigung in der Patientengruppe (zu G)

Armin Wiesemann

Streß läßt sich als Reaktion des Individuums auf die Fortdauer des phylogenetischen Selektionsdrucks – bzw. die „Not des Lebens" (Freud) – definieren und Kultur als ein Versuch des Menschen diesen Druck durch Arbeit zu erleichtern
(v. Uexküll u. Wesiack 1988).

Wer es gelernt hat, im autogenen Training „sich zu lassen", wird „*gelassen*"
(Heyer, zit. nach Schultz 1982).

Viele Menschen unserer schnellebigen Industrie- und Informationsgesellschaft suchen in den letzten Jahrzehnten zunehmend gesundheitsbewußt nach Möglichkeiten wirksamer Entspannung und Erholung.

Die Gründe dafür sind ebenso vielfältig wie die Zahl der Methoden, die zur Hilfe bei seelischer Belastung angeboten werden. Dabei lassen die angeführten „philosophisch und praktisch" orientierten Zitate bereits erkennen, daß auch Entspannung und Erholung mit Eigenaktivität verbunden sind, zumindest wenn sie aus gesundheitlichen Gründen bewußt angestrebt werden.

Streßkonzept und Entspannungsverfahren

Streß ist der magische Begriff, mit dem der Patient heute seinen Arzt anspricht, um übermäßige Anspannungen und Überforderungssymptome zu beschreiben. Und es ist Sache des Arztes, auf der Grundlage medizinischer und psychologischer Kenntnisse zunächst über die psychosomatischen Zusammenhänge zwischen Streßproblematik, Lebensqualität und Krankheit ausreichend zu informieren. Dabei ist Selyes Streßkonzept (mit den 3 Phasen Alarmreaktion, Anpassung/Widerstand und Erschöpfung) nach wie vor gültig (Selye 1974); im Hinblick auf die Häufigkeit psychosozialer Stressoren sind aber individuelle Reaktionen und soziale Beziehungsphänomene besonders zu berücksichtigen (Lazarus u. Launier 1981).

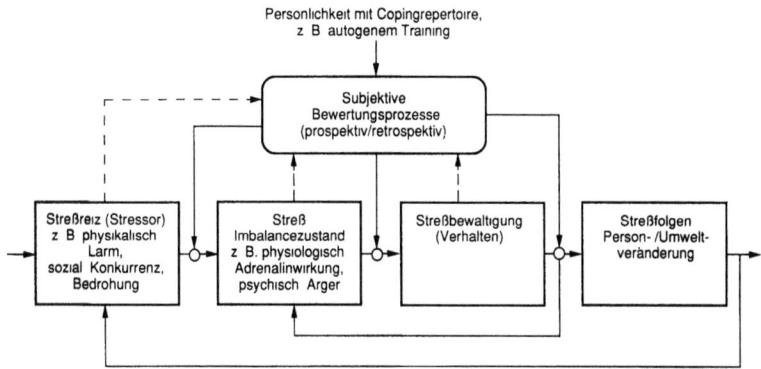

Abb. 1. Streßkonzept unter Berücksichtigung psychologischer Variablen. (Mod. nach Nitsch 1981)

Der patientengerechten Aufklärung über Eustreß und Distreß schließt sich die individuelle Streßanalyse an, gefolgt von der Wahl der Bewältigungs- oder Vermeidungsstrategien.

Daher sind auf der „Hintergrundsebene" der Analyse zunächst folgende Überlegungen zu berücksichtigen:

1) Unter welchem Streßphänomen leidet der Patient und warum gerade jetzt (z. B. Herzbeschwerden, Schlafstörung oder Gereiztheit als Streßreaktion)?
2) Was (wer) verursacht diese Streßerscheinungen bei diesem Patienten (z. B. Ehekonflikt, Lärm am Arbeitsplatz, Konkurrenzdruck, Arbeitstempo)?
3) Wie geht der Betroffene mit den Herausforderungen der Umwelt um, wie geht er mit sich selbst um (Folge von Persönlichkeitsmerkmalen, Einstellungen, Konstitution, Biographie, Disposition)?
4) Welchen Stellenwert hat bei diesem Menschen der Streß als Risikofaktor für gefährliche Erkrankungen, z. B. Herzinfarkt (Risikoanamnese im Rahmen ganzheitlicher Behandlung)?
5) Was hat der Patient bisher selbst gegen zu starken Druck von „außen" (seltener „innen") unternommen?

Im Zusammenhang mit der „*Behandlungsebene*" sind unter der Zielvorstellung von Kontroll- oder Bewältigungsstrategien v. a. folgende Fragen zu beantworten:

6) Wird als Folge der Streßanalyse die Indikation zum autogenen Training gestellt (oder kommen aus bestimmten Gründen andere Entspannungsverfahren in Betracht, z. B. progressive Muskelentspan-

nung, funktionelle Entspannung, Meditation, „körperpsychotherapeutische" Verfahren, Yoga)?
7) Was spricht überhaupt für den Einsatz des autogenen Trainings in der ärztlichen Praxis?
8) Welche flankierenden Maßnahmen wären beim Einsatz des autogenen Trainings sinnvoll (z. B. Jogging, Problemgespräche)?
9) Ist der angesprochene Patient mit seinen Problemen für die Gruppe geeignet („Gruppenfähigkeit", Gruppenzusammensetzung)?
10) Warum Gruppenarbeit zur Streßbewältigung?
11) Hat der Arzt Erfahrung im Aufbau von und Umgang mit Patientengruppen (Fortbildung auch in Gruppenleitung, Gesprächsführung)?
12) Ist – zum Erhalt der Motivation des Patienten – entsprechende Nachsorge gewährleistet?

Vor der konkreten Darstellung des Gruppenprogramms zur Streßbewältigung soll kurz auf die hier im Vordergrund stehenden Fragen der „Behandlungsebene" (6–12) eingegangen werden:

Zu 6): Die *Indikation zum autogenen Training* kann weit gestellt werden. Es liegen seit J. H. Schultz umfangreiche Erfahrungen mit dieser Entspannungsmethode gerade im deutschsprachigen Raum vor u. a.

- bei Herz-Kreislauf-Erkrankungen zum Abbau von Risikofaktoren,
- bei psychosomatischen Funktionsstörungen und Erkrankungen,
- zur Reduktion oder Vermeidung der psychophysischen Streßreaktion (Schwitzen, Herzklopfen, Mundtrockenheit, Denkblockaden, Muskelanspannung, Panik- und Hilflosigkeitsgefühle),
- bei seelischen Störungen (Neurosen, Suchtverhalten),
- bei Schmerzsyndromen, Schlaf- und Konzentrationsstörungen u. a.

Alternativ kommt v. a. als übendes (aktives) Verfahren die progressive Muskelentspannung in Frage, andere Techniken sind nicht so gut lehrbar oder an spezielle Therapeuten gebunden oder weniger für die Patientengruppe in der Arztpraxis geeignet.

Zu 7): Für den *Einsatz des autogenen Trainings in der Praxis* spricht einerseits die wissenschaftlich dokumentierte Effektivität (Abb. 2), andererseits auch die für die Praxis so wichtige standardisierte Lehr- und Lernbarkeit für Arzt und Patient. Außerdem handelt es sich um eine nichtmedikamentöse Selbsthilfemethode zur Affektdämpfung und Leistungssteigerung.

Da das autogene Training auch im Sitzen sehr gut durchführbar ist (z. B. im Wartezimmer) und in Verbindung mit den Rückmeldungen der Teilnehmer das Gruppengespräch erleichtert, ist es (wie auch die progressive Muskelentspannung) für die Patientengruppe in der Arztpraxis sehr gut geeignet.

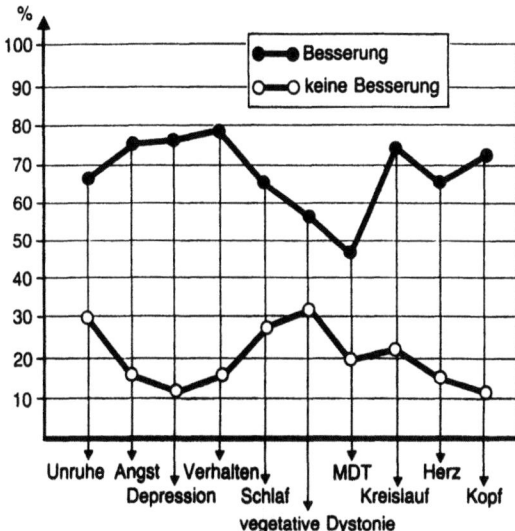

Abb. 2. Erfolgsrate hinsichtlich einzelner Symptome: über 70 %; (*MDT*=Magen-Darm-Trakt). Nach Bühler u. Biesenecker-Fjorness (1986)

Zu 8): Als „*flankierende Maßnahmen* zur Streßabfuhr" sind v. a. Ausdauersport (Jogging, Radfahren, Schwimmen), aber auch Gymnastik oder andere körperliche Aktivitäten zu empfehlen. Zusätzlich kommen Veränderungen im kognitiven Bereich zur Anwendung, um die subjektiven Bewertungsprozesse (wahrnehmen, denken, fühlen, beurteilen) günstig zu beeinflussen.

Auch Sauna, Spiel, Pflege der Hobbys, Abbau gesundheitsschädlicher Verhaltensweisen wie Rauchen u. a. sind im Sinne einer ganzheitsmedizinischen Betrachtung der Streßproblematik sinnvoll.

Zu 9): Die *Eignung des Patienten für die Gruppenarbeit* ergibt sich großenteils bereits aus der – immer freiwilligen – Teilnahme an dem Gruppenprogramm. Darüber hinaus sind z. B. sehr negativ eingestellte, depressive oder stark hypochondrische Patienten, auch solche, die einen auffallenden Mangel an Selbstkontrolle (Selbstverfügung) zeigen, nicht für die Gruppe geeignet. Auch sollte keiner eine isolierte Position bekleiden (z. B. 7 Frauen und 1 Mann).

Zu 10): Vorteile der Gruppenarbeit sind u. a.
- ökonomische Vermittlung streßreduzierender Strategien (6–10 Personen ca. alle 8–10 Tage für 90 min abends),
- Nutzen der (positiven) Gruppendynamik allgemein,
- Klima der Geborgenheit in einer Gruppe ähnlich Betroffener,
- soziale Unterstützung: Erfolgreiche helfen weniger Erfolgreichen,

- Relativierung eigener Probleme durch Erfahrungsaustausch,
- Möglichkeit zu Rollenspielen, um auch Strategien gegen aktuelle Überforderungen einzuüben (Verbesserung der sozialen Kompetenz),
- gerade die Streßproblematik kann im Rahmen einer Gruppe besonders gut behandelt werden, da hier gleichartige negative wie positive Erfahrungen und Empfindungen meist solidarisch artikuliert werden und ermutigende Perspektiven erarbeitet werden.

Zu 11): Erfahrung im *Umgang mit Gruppen* ist gerade bei Problemgesprächen dringend erforderlich. Handelt es sich nur um eine reine Übungsgruppe, ist die Technik der Gruppengesprächsführung weniger wesentlich. Wird jedoch die Möglichkeit eines ganzheitlichen Therapieansatzes in der Gruppe genutzt, so wird das Thema Streß auch Fragen des Lebenssinns, aktueller Krisen und Krankheiten berühren und die nondirektive Gesprächsführung nützlich sein. Nach Tausch u. Tausch (1981) ist die Art, wie Menschen miteinander sprechen, eine entscheidende gesundmachende oder krank-machende Umweltbedingung. Nach Rogers (1972) reagiert der menschliche Organismus auf die Umwelt, wie er sie erfährt, und er versucht, dementsprechend seine Bedürfnisse zu befriedigen; dieses Verhalten wird durch Emotionen gefördert. Wenn Konflikte, Fragen von Eßverhalten und Ernährung oder Hindernisse für sportliche Aktivitäten angesprochen werden, so sollte der Arzt als Gesprächsleiter aktiv zuhören und in den Hintergrund treten können, einfühlendes, nichtwertendes Verstehen zeigen und Achtung und Wärme ausstrahlen, statt mit gutgemeinten – Ratschlägen vorschnell Verantwortung für den Patienten zu übernehmen.

Erfahrungen aus Balint-Gruppen können hier ebenfalls hilfreich sein. Im Hinblick auf Motivation und Compliance, was Eigenleistungen zur Streßbewältigung betrifft, ist kein Patient besser als sein aktueller Lebensplan.

Zu 12): Nach einem relativ kurzen, intensiven Übungs- und Gesprächsprogramm ist eine *Nachsorge zum Motivationserhalt* unerläßlich. Das heißt, daß nach 7mal 90 min innerhalb von 50–70 Tagen mindestens 2–3 weitere gemeinsame Sitzungen (im Abstand von etwa 4 Wochen) stattfinden sollten, um den Trainingserfolg zu stabilisieren und einen erneuten Erfahrungsaustausch über den Erfolg aller erlernten Methoden zur Streßkontrolle zu gewährleisten.

Wie kann nun ein Gruppenprogramm zur Streßbewältigung unter Einsatz des autogenen Trainings für die ärztliche Praxis sinnvoll strukturiert und durchgeführt werden?

Da das *autogene Training eine konzentrative Methode der Selbstentspannung* mit dem Ziel der psychovegetativen Gesamtumschaltung hin zur Gelassenheit ist, dabei Selbstberuhigung und Muskelentspannung im Vordergrund stehen, ist das regelmäßige Üben zentrale Einheit jeder Sitzung. Erfahrungsgemäß sind aber ergänzende und alternative Verfahren zur Streßregulierung für viele Patienten interessant und wichtig, so daß sie als Verstärker in einem Kurs zur Streßbewältigung genutzt werden sollten.

Von wesentlicher Bedeutung ist naturgemäß die Entscheidung des Arztes, ob er ein umfassenderes Gruppenangebot zur Streßkontrolle machen will und dabei das autogene Training einsetzt, oder ob er seine Patienten zu einem rein übungsorientierten Kurs einlädt, der das problemorientierte Gruppengespräch weitgehend ausklammert.

Im folgenden wird – im Telegrammstil – ein Programm zur Streßkontrolle beschrieben, das über das autogene Training hinaus weitere therapeutische Möglichkeiten und Faktoren patientenzentriert berücksichtigt und in ähnlicher Form den Teilnehmern des Arbeitstreffens 1989 „Brücken von der Allgemeinmedizin zur Psychosomatik" zugänglich gemacht wurde.

Bewährt haben sich dem Verfasser 7 Doppelstunden (90 min) im Abstand von 7–10 Tagen, gefolgt von 3 Nachsorgetreffen im Abstand von ca. 3–4 Wochen, da eine größere Anzahl von Terminen doch bei manchen Teilnehmern das Interesse schmälert.

Der Praxis-Kurs zur Streßbewältigung in 7 Schritten (mit 3 Nachsorgetreffen)

1. Schritt

– *Kennenlernen:* Partnerinterviews über einige personenbezogene Informationen wie Alter, Beruf, Hobbys und zum Motiv der Gruppenteilnahme.
– *Informationen über Grundlagen von Streß und Entspannung:* Streßkonzept im oben dargestellten Sinne. Erregung wird als Bereitstellung von Energie für das früher sinnvolle Verhalten von Angriff oder Flucht gedeutet. Erläuterung der verschiedenen Reaktionen im körperlichen, kognitiven und Verhaltensbereich und der Möglichkeiten, Änderungen herbeizuführen. Gruppenteilnehmer berichten über ihre Erfahrungen. Grundlagen der ausgewählten Entspannungsmethode „autogenes Training". Verdeutlichung der „Wirksamkeit" des autogenen Trainings (AT) mit „ideomotorischem" Pendeltest, d.h. ein Pendel bewegt sich ohne Willkürmotorik bei konzentrierter Vorstellung in der Hand der Person allein als Folge konzentrierter Vorstellung auf diese Bewegung hin.
– *Hinweis auf andere Entspannungsmethoden:* insbesondere progressive Muskelentspannung nach E. Jacobsen und Yoga. Beantwortung spezieller Fragen zu Meditation oder anderen Verfahren.

- *Ruheübung:* „Ich bin ganz ruhig" (Ruhetönung)
  Hinweise auf Haltung (Sitzen, Liegen bei geschlossenen Augen), Körperwahrnehmung, Rücknahme (Umschalten aus der „Versenkung" in erneute Aktivität). Aufmerksamkeitslenkung auf verschiedene Körperregionen.
- *„Hausaufgaben":* (rekapitulieren, Ruheübung mit Körperwahrnehmung).

2. Schritt

- *„Blitzlicht":* Teilnehmer werden zu ihren „Hausaufgaben" befragt und zu Berichten ermuntert.
- *Gruppengespräch über emotionale Belastung und Lebensenergie:* Zentrale Bedeutung der Streßhandhabung im Hinblick auf das Anstreben angenehmer Ziele oder von speziellen Problemlösungen (z. B. Teufelskreis von Arbeitsbelastung, Abnehmenwollen, Frustration/Gereiztheit, erneutem Fehlverhalten).
- *Schwereübung:* „Rechter (linker) Arm ganz schwer" (Muskelentspannung).
  Rückmeldungen der Patienten mit Schilderung der Erlebnisse, Hinweis auf die (erwünschte) Generalisierung des Schwereerlebnisses in andere Gliedmaßen hinein. Besprechung – normaler – „atypischer" Erscheinungen wie Kribbeln, Abschweifen u. a.
- *Gespräch über bisherige Selbsthilfestrategien* der Teilnehmer, situationsbezogene Vermeidungspraktiken, Vorsätze u. a.
- *Hausaufgaben:* täglich 1- bis 2mal üben (ca. 4–8 min).

3. Schritt

- *„Blitzlicht",* bisherige Erfolge,
- *Gruppengespräch über individuelle Streßsituationen* und Reaktionen (körperliche Streßsignale). Streßverarbeitung „im Kopf": Problematik streßverschärfender Selbstgespräche: „schon wieder Überstunden, das schaff' ich nicht mehr". Typ-A-Verhalten: starke Kontrollambition.
- *Wärmeübung:* „Rechter (linker) Arm ganz schwer" (Gefäßerweiterung).
  Teilnehmerfeedback, Hilfestellungen (Aufmerksamkeitslenkung: Vorstellung, die Sonne erwärmt den Arm ...)
- Hausaufgaben: Protokolle belastender Situationen anfertigen, „Erlebnisprotokoll" der Übung einschließlich „Nebenerscheinungen" wie Kribbeln, Muskelzuckungen, Schwindel u. a.

4. Schritt

- *„Blitzlicht"*. Hindernisse für das (regelmäßige) Üben: disziplinierte Teilnehmer unterstützen weniger engagierte.
- *Gruppengespräch über einzelne Protokolle* (von Streßsituationen und AT-Übungen), jeder Teilnehmer kommt zu Wort, lernt auch das Zuhören. Zurückhaltende, gleichwohl steuernde Gesprächsführung durch den Gruppenleiter (Arzt).
- *Atemübung:* „Atem ganz ruhig" (Atemregulierung, Atemerlebnis).
 Teilnehmerfeedback: die besondere Bedeutung der Atmung wird hervorgehoben: eher flache, langsame Atmung, Beobachtung des Luftstroms. Erfahrungsaustausch über den speziellen „Entspannungswert" der zunächst bewußt gelenkten, später unbewußten gleichmäßigen Atmung. Tieferwerden der Entspannung in der Ausatmungsphase.
- Hinweise zu Hilfen für eine bessere Entspannung (monotoner Rhythmus der im Selbst gesprochenen Formeln, Überprüfen der Körperhaltung, gelassenes Registrieren von Störungen).
 Exkurs: Atmung und asiatische Sportarten.
- *Hausaufgabe:* regelmäßig üben, Protokoll der Atemübung, die auch ohne die ersten 2 Grundübungen, direkt nach der Ruhetönung, zusätzlich durchgeführt werden kann. Ziel: „es atmet".

5. Schritt

- *„Blitzlicht",* Teilnehmer berichten.
- *Gruppengespräch über (Ausdauer)sport* zur Streßregulierung. Teilnehmer, die sich für sportliche Aktivität (wieder)aussprechen, werden ermutigt, aber nicht gedrängt, sich zum Laufen, Schwimmen, Radfahren, Skilanglaufen oder Wandern zu treffen.
- *Bauchübung:* „Sonnengeflecht strömend warm" (Wärmeempfindung im Epigastrium).
 Teilnehmerfeedback. Erlebnis nicht zwingend. In diesem Zusammenhang Hinweis auf den fraglichen Nutzen der (vom Autor nicht regelmäßig mit einbezogenen) Herzübung: wer sein Herz bisher nicht gespürt hat, braucht nicht – möglicherweise ambitioniert – danach zu forschen, zumal das Spüren des Herzschlages nicht selten mit Angst besetzt ist.
- In Verbindung mit der Bauchübung Gespräch über sinnvolle, gesunde *Ernährung,* Umfrage über Ernährungsverhalten.
- *Hausaufgaben:* regelmäßig üben, Entspannungseffekt körperlicher Aktivität beobachten.

6. Schritt

- *"Blitzlicht"*, Berichte über Bauchübung, Sport und Ernährung.
- *Gruppengespräch* über weitere Möglichkeiten der Erholung, Entspannung, Regeneration: Sauna, Stretching, Funktionsgymnastik, warmes Bad, gesunder Schlaf, Musik hören, lesen u. a. Das „Keine-Zeit-für-Syndrom": wer ständig über Zeitmangel klagt, hat nur (noch) nicht geklärt, was ihm wie wichtig ist.
- *Kopfübung:* „Stirn angenehm (ein wenig) kühl". Diese Formel wiederum nach der Ruhe, Schwere, Wärme, Atemvorstellung (möglicherweise auch Bauchformel).
  Vergleich Stirn kühl – Hände warm.
  Teilnehmerfeedback. Hinweis auf die formelhafte Vorsatzbildung (in der Gelöstheit, z. B. Vorsatz: nichtrauchen wunderbar).
- Kurzgespräch über *positives Denken*.
- *Hausaufgaben:* Vorsatz auswählen, bewußt regenerieren, regelmäßig üben.

7. Schritt

- *"Blitzlicht"*, Berichte über konzentrative Kopfübung, Vorsätze.
- *Rollenspiel:* Momo und die Zeitdiebe. Ein Teilnehmer verteidigt seine tägliche „Entspannungs- und Regenerationszeit" gegen einen Zeitdieb (Chef, Verwandte; „2.", stark ambitioniertes Ich in Form des ehrgeizigen Konkurrenten; Freunde. Neinsagenkönnen und begründen!)
- *Gruppengespräch: Wie geht es weiter* nach Beendigung der gemeinsamen Gruppensitzungen?
  Trainingsdisziplin: bei Problemen gegenseitig helfen (über Telefonliste), individuelle formelhafte Vorsatzbildung: wandspruchartiger Leitsatz für Zielvorstellungen, nicht zuviel erwarten. Weiterhin gelegentliche Treffen zur positiven Selbstverstärkung, Protokolle. Selbstbeobachtung in und nach Streßsituationen. Positive streßinaktivierende Gedanken einüben.
  Freizeitkalender führen, Umgang mit der Zeit für Streßausgleich verbessern. Reservieren von Zeit für „aktive Muße" und autogenes Training als Kern jeder angestrebten Änderung im Lebensstil.
- *Ruhetönung-Schwere-Wärme-Atem-Bauch-Kopf-Übung*
  Teilnehmerfeedback. Individuelle (inkomplette!) Übungen ausprobieren.
- Erstes *Nachsorgetreffen* organisieren (durch Teilnehmer).
- Vorbereitung für Nachsorgetreffen: evtl. zunächst gemeinsame Aktivität, danach Entspannungsübung und Gespräch in der Arztpraxis oder in einer Sportstätte. Erfahrungsaustausch zum Motivationserhalt.

Die *Formeln der 6 Grundübungen* seien noch einmal *im Original* nach Schultz (1982) zusammengestellt.

I. *„Der rechte (linke) Arm ist (ganz) schwer!"* (5- bis 6mal! monoton wie ein Tonband) ... *„Ich bin ganz ruhig!"* (nur 1mal!), monoton automatisch ebenso weiter. Andere Innenerlebnisse ignorieren, *nicht* krampfhaft wegdrängen!

II. = I., dann *„Der rechte (linke) Arm ist (ganz) warm!"* (5- bis 6mal!) ... *„Ich bin ganz ruhig!"* (nur 1mal!), dann wieder I., dann wieder II., und so monoton automatisch weiter.

III. = I., II., dann *„Herz ruhig, kräftig, regelmäßig!"* (5- bis 6mal!) ... *„Ich bin ganz ruhig!"* (nur 1mal!), dann wieder I. oder II. oder III. und so monoton automatisch weiter.

IV. = I., II., III., dann *„Atmung ganz ruhig!"* (5- bis 6mal!) ... *„Ich bin ganz ruhig!"* (nur 1mal!), dann wieder I., II., III., IV., usw.

V. = I., II., III., IV., dann *„Sonnengeflecht strömend warm!"* (5- bis 6mal!) ... *„Ich bin ganz ruhig!"* (nur 1mal!), dann I., II., III., IV., V., usw.

VI. = I., II., III., IV., V., dann *„Stirn ein wenig kühl!"* (2- bis 6mal!) ... *„Ich bin ganz ruhig!"* (nur 1mal!), dann I., II., III., IV., V., VI., usw.

Dann *beliebig*, am besten durch spontane Einstellung bedingte *Reihenfolge*. Die Übungen *„melden sich selbst"*, „in den Übungen spazierengehen".

Während die Ruhe-Schwere-Wärme-Atemübung als essentielle Grundstufe gilt („Ruhe-Schwere-Wärme – es atmet in mir – Vorsatz-Rücknahme: Arme fest, tief ein- und ausatmen, Augen auf!), die gesamte Unterstufe nach Schultz, die 6 Grundübungen umfaßt, wird für die Oberstufe des autogenen Trainings ein längerer Entspannungszustand benötigt, in dem Farben und Bilder visualisiert werden können (20–40 min).

Streßcoping kann als Schlüssel zur Bewältigung anderer Probleme dienen, das autogene Training schafft eine Basis zum eigenverantwortlichen Tun. Schultz selbst faßte die *Grundwirkungen des autogenen Trainings* wie folgt zusammen:

1) Entspannung als Erholung,
2) Entspannung als Ruhigstellung,
3) Intensitäts- und Leistungssteigerung,
4) Selbstbeherrschung und Selbstbestimmung.

Streß vermeiden (belastende Ereignisse abbauen!) bzw. bewältigen (Widerstand gegen belastende Ereignisse erhöhen!) bedeutet Kräfte sparen für Wesentliches, für die Realisierung wichtiger Zielvorstellungen, z. B. Nichtrauchen als „Herzinfarktprävention".

Dabei sind *andere streßreduzierende Strategien* eine wirkungsvolle Ergänzung: Förderung sozialer Kompetenz und entlastender Kognitionen, Streßabbau durch Ausdauersport, Streßausgleich durch Muße, einer besonderen Form der Aktivität, positives Denken, um eine ermutigende Grundstimmung zu erzeugen.

Solche *Gruppenprogramme zum Streßmanagement* unter Einsatz des autogenen Trainings werden von Patienten einer hausärztlichen Praxis begrüßt und angenommen, zeigen z. B. im Hinblick auf Lebensqualität und Verhaltensänderungen zur Prävention von Herz-Kreislaufkrankheiten meßbare Ergebnisse (Basler et al. 1988). Damit stellen Patientengruppen zur Streßbewältigung eine ganzheitliche Bereicherung für das Arzt-Patienten-Bündnis dar, das auf diese Art und Weise vertieft wird und beiden Seiten neue Einsichten in die psychosomatischen Zusammenhänge von Gesundheit und Krankheit liefert.

Literatur

Balint M (1957) Der Arzt, sein Patient und die Krankheit. Klett-Cotta, Stuttgart
Basler H-D, Haehn D et al (1988) Psychologische Gruppenverfahren – Behandlung der essentiellen Hypertonie in allgemeinärztlichen Praxen. MMW 23
Basler H-D, Wiesemann A et al (1988) Beeinflussung des Risikoprofils von adipösen essentiellen Hypertonikern durch das Gruppenprogramm „Hypertonie im Gespräch". Sozial- und Präventivmedizin 1/88
Bühler KE, Biesenecker-Fjorness R (1986) Behandlungsergebnisse mit dem Autogenen Training. Dtsch Ärztebl 83/40
Eberspächer H, Franck M (1985) Streßausgleich und Entspannung. Sportinform, Oberhaching
Engelhardt D von (1985) Krankheitsverständnis und Arztbild in der Perspektive der Coping-Struktur. Ärztl Management 5
Geue B (1986) Praktische Grundlagen der Gruppenarbeit. Z Allg Med 62: 1176–1178
Kind H (1982) Psychotherapie und Psychotherapeuten. Thieme, Stuttgart New York
Langen D (1968) Der Weg des autogenen Trainings. Wissenschaftliche Buchgesellschaft, Darmstadt
Lazarus RS, Launier R (1981) Streßbezogene Transaktionen zwischen Personen und Umwelt. In: Nitsch JR (Hrsg) Streß. Huber, Bern Stuttgart Wien
Mensen H (1985) Das neue ABC des Autogenen Trainings. Goldmann, München
Nitsch JR (1981) Streßtheoretische Modellvorstellungen. In: Nitsch JR (Hrsg) Streß. Huber, Bern Stuttgart Wien
Rogers C (1972) Die klientenzentrierte Gesprächspsychotherapie. Kindler, München
Schultz JH (1982) Das autogene Training. Thieme, Stuttgart
Selye H (1974) Streß, Bewältigung und Lebensgewinn. Piper, München
Stokvis B, Wiesenhütter E (1979) Lehrbuch der Entspannung. Hippokrates, Stuttgart
Tausch R, Tausch A-M (1981) Gesprächspsychotherapie. Hogrefe, Göttingen
Uexküll T von, Wesiak W (1988) Theorie der Humanmedizin. Urban & Schwarzenberg, München
Vester F (1978/1982) Phänomen Streß. dtv, München
Wiesemann A (1988) Brauchen wir therapeutische Gruppen in der Arztpraxis? ZFA 62/33:1170–1175

Wiesemann A (1989) Zur psychosomatischen Grundversorgung des Koronarkranken in der Allgemeinpraxis. In: Bergmann G (Hrsg) Psychosomatische Grundversorgung. Springer, Berlin Heidelberg New York Tokyo, S 81–91

Wiesemann A (1989) Prävention der Hochdruckkrankheit in der Patientengruppe. Schriftenreihe der Bayerischen Landesärztekammer

Wiesemann A (1989) Ganzheitliche Wege zur Gesundheit. chronomed, Emsdetten

Wiesemann A, Geue B (1988) Umgang mit Präventions- und Rehabilitationsgruppen. In: Zappe HA, Mattern Hj, Petzold E (Hrsg) Brücken von der Allgemeinmedizin zur Psychosomatik. Springer, Berlin Heidelberg New York Tokyo, S 158–161

Teil V: Berichte aus den Arbeitsgruppen

Wie auf der 2. Heidelberger „Brückentagung" 1987 haben wir auch diesmal die Plenumsberichte aus den Arbeitsgruppen als eigenes Kapitel in dieses Buch mit aufgenommen.[1] Und dies nicht nur, um den Pflichten einer Dokumentation zu genügen, sondern auch um der Lebendigkeit der Thematik und der Atmosphäre der Tagung gebührend Rechnung zu tragen. Selbstverständlich konnten in den Berichten nicht alle Ergebnisse zur Sprache kommen; einige aber – die bemerkenswertesten – sind hiermit für die Nachwelt eine Zeitlang nachlesbar und mögen als Anknüpfungspunkte für künftige Arbeiten dienen.

---

[1] Die wörtlichen Transkripte wurden gekürzt und für die schriftliche Wiedergabe überarbeitet.

A. Depression

(Leitung: E. Petzold, L. Reinhard; W. Pöldinger, G. Härter;
G. Bergmann, F. Kröger)

Berichte

Uwe Hein

Mit unserem Thema haben wir über eine Wirklichkeit gesprochen, die uns nicht fern liegt. Wir haben bemerkt, daß dieses Thema dem Arzt wie dem Patienten nahegeht. Vielleicht ist in unserer Gruppe etwas von dem deutlich geworden, was Herr Gadamer gestern gesagt hat: Arzt und Patient sind Partner in einer uns tragenden Lebenswelt.
  Ich möchte einige Stichpunkte nennen, die für uns bedeutsam waren. Wir haben über Schuld und Unschuld gesprochen, über die Wahrnehmung und das Erleben von Schuld sowie den Umgang damit. Dies spielt bei der Depression eine große Rolle. Für den Arzt stellt sich die Frage, was er dem Patienten schuldig ist. Wir haben über Ansprüche, Anforderungen und die Unmöglichkeit, diesen vollkommen zu genügen, gesprochen. Dann kamen die Themenbereiche Tod, Sterben und Trauer zur Sprache.
  Uns schien eine grundlegende Erfahrung bei der Depression zu sein, daß man sich „zumacht". Wir sprachen darüber, was uns persönlich verschlossen macht. Zum Beispiel, daß ich nicht an mich selbst denken kann, daß ich mich vernachlässigt oder verletzt fühle. Danach zu fragen haben wir als besonders wichtig empfunden und dabei entdeckt, daß es bei jedem andere Gründe sind, weshalb man sich verschließt. Wie kann man nun eine Öffnung herbeiführen? Welche Bedeutung spielt hier die Hoffnung? Dieses Wort „Hoffnung" hat schließlich insofern großes Gewicht bekommen, als es die Aufgabe des Arztes sein kann, Hoffnung aufrechtzuerhalten. Besonders dann, wenn andere Menschen nicht mehr dazu in der Lage sind.
  Nicht „fallenlassen", sondern „begleiten" und „dasein" waren Stichworte, die fielen. Die eigene Erfahrung und die Ehrlichkeit, uns nichts vorzumachen und auch unseren eigenen Mangel an Hoffnung einzugestehen, waren wichtiger, als uns unter den Erfolgsdruck zu stellen, Hoffnung unbedingt vermitteln zu wollen.

Thielmann Luppold

Obwohl die meisten früher oder später einmal mit dem Problem der Depression konfrontiert werden, hatten wir keinerlei Ängste, auch keine Kontaktängste zu überwinden. Es wurde kein Blatt vor den Mund genommen. Wir haben anhand des Beispiels eines 17jährigen Mädchens die Thematik besprochen. Dieses Mädchen war nach dem krankheits- und altersbedingten Einschläfern ihres Hundes in eine tiefe Trauer gefallen und litt an Schlafstörungen. Durch ihr nächtliches Herumgeistern wurde die Problematik für die Familie offenkundig. Der Vater hatte sich an einen von uns gewandt und um Hilfe gebeten. Wir erfuhren, daß Psychopharmaka eine Besserung des Wohlbefindens der Patientin brachten, aber wir überlegten, ob eine Familientherapie auch in Betracht käme.

Durch die Bank war die Gruppenarbeit sehr erfolgreich, sogar so sehr, daß wir uns vorgenommen haben, uns noch ein weiteres Mal im nächsten Jahr zu treffen, um dann entweder dieses Problem noch einmal aufzugreifen oder aber unsere Gedanken weiterzuentwickeln.

Barbara Popp

Ich war mit bestimmten Erwartungen hierher gekommen. Ich dachte, ich finde Klarheit über den Begriff „Depression". Und jetzt bin ich eher verwirrt.

Wir haben zu Anfang spontane Assoziationen zu dem Wort „Depression" gesammelt. Wir haben versucht, diese in verschiedene Kategorien einzuteilen: einmal als emotionales Krankheitserleben und dann als Krankheitsbild aus der Sicht des Arztes.

Anschließend haben wir wie eine Balint-Gruppe über 2 Fälle gesprochen. Ich fand das sehr interessant, da ich diese Art zu arbeiten nicht kannte. Ein Arzt berichtete über einen Dialysepatienten, der nicht damit zurecht kam, voraussichtlich bis an sein Lebensende von Maschinen und Ärzten abhängig zu sein. Schließlich wurde von einer Patientin berichtet, die sich nicht mehr aus dem Haus traute. Die Frau ihres Sohnes hatte einen Suizidversuch unternommen und wird nun seit 2 Jahren künstlich beatmet. Der Sohn ist daraufhin zu seiner Mutter zurückgekehrt und lebt bei ihr. Dies wurde von einer Ärztin vorgetragen, die seit 2 Jahren regelmäßig einmal wöchentlich zu der Patientin geht, aber nun auch nicht mehr weiter weiß.

Ein Tag war leider viel zu kurz, um dies alles so eingehend zu besprechen, wie man gerne gewollt hätte.

A. Depression

Jochen Bechtold

In unserer Gruppe haben wir gleich eingangs festgestellt, daß es eine recht große Vielfalt in der Art und Weise gibt, wie der einzelne auf das Krankheitsangebot des Patienten reagiert. Wir haben besonderes Interesse und Aufmerksamkeit auf Probleme gelenkt, die der Therapierende hat, wenn er unter dem Erwartungsdruck steht, unbedingt helfen zu müssen. Dann haben wir in einem Rollenspiel versucht, Auswege zu finden, mit denen wir diese Probleme umgehen könnten, und haben, um der Vielfältigkeit des Problems und der eigenen Vorstellung gerecht zu werden, auch noch verschiedene Therapieansätze diskutiert. Dies in erster Linie, um unsere eigene Position zu festigen und um für uns selbst Sicherheit zu finden.

B. Abhängigkeit und Sucht

(Leitung: Hj. Mattern, H. Jetter; W.-R. Weisbach, W. Herzog)

Berichte

Matthias Kretzler

Wir waren durch den Film *Abhängigkeit und Befreiung* gut in das Thema eingeführt. Darin wurde deutlich, daß Sucht Familien- und Beziehungsprobleme hervorruft. In unserer relativ kleinen Arbeitsgruppe hatten wir Berührungsängste. Das hing damit zusammen, daß wir einen Betroffenen in unserer Gruppe hatten, der 15 Jahre lang drogenabhängig war. Wir wahrten eine gewisse Distanz und ließen ihn nicht so recht an uns heran. Es wurden anfänglich Diskussionen geführt, die nur als Ausflucht dienten und unterschwellige Aggressionen verdecken sollten. Wenn Sucht eine Beziehungsstörung darstellt, so wurde sie in unserer Gruppe deutlich.

Wir haben unseren Betroffenen aufgefordert, Kritik an den Ärzten zu üben. Wie hat er die Ärzte erlebt? Dabei kam heraus, daß 80 % der Ärzte keine Zeit für ihn hatten und die Beziehung auf die „Papierebene" abschoben, d. h. ihn entweder überwiesen oder ihm Medikamente verschrieben. Nicht einmal bei 10 % der Ärzte fand er eine Gesprächsbereitschaft, die für ihn im Stadium des nichtakuten Entzugs das Motiv gewesen war, sie aufzusuchen. Er hat über 70 Ärzte besucht, so daß man durchaus von einer gewissen Erfahrung sprechen kann. Wir reagierten beleidigt und trotzig. Unsere Betroffenheit verdeckten wir dadurch, glaube ich.

Wir versuchten dann herauszuarbeiten, wie Drogenabhängige und Ärzte miteinander umgehen können. Es wurde deutlich, daß viel Unsicherheit und auch Abwehr der eigenen Betroffenheit vorhanden ist und zu der beschriebenen Aggression führt, die ihrerseits ein schlechtes Gewissen erzeugt. Deshalb werden schließlich die gewünschten Medikamente verschrieben. Ehrlichkeit, Offenheit und klare Bedingungen sind wesentliche Forderungen für den Umgang miteinander – darüber waren wir uns einig. Nach unseren Erfahrungen kann auch von einem latenten Suchtpotential bei Ärzten gesprochen werden, und aus diesem Grunde ist eine Supervision der mit Drogenproblemen befaßten Ärzte sicher zu empfehlen.

Jan Raabe

Wir waren eine recht bunt zusammengewürfelte Gruppe. Ich empfand es als an- und aufregend, daß Krankenpfleger, Medizinstudenten aus fast allen Studienabschnitten, Ärztinnen und Ärzte sowie Angehörige nichtmedizinischer Berufe offen und gemeinsam über das Gruppenthema nachdachten. Die Arbeit begannen wir damit, über eigene Abhängigkeit und Süchte nachzudenken. Die Tatsache, daß einige von uns sich als arbeitssüchtig, familiensüchtig oder konsumabhängig bezeichneten – alle mit einem amüsierten Lächeln – führte zwangsläufig zu den Fragen: Was ist Sucht überhaupt, was ist Abhängigkeit? Ist eine Abgrenzung möglich? Vorgeschlagen wurde: Bei der Abhängigkeit bestehe noch eine gewisse Freiheit, die es ermöglichte, diese Abhängigkeit in das tägliche Leben einzugliedern. Bei der Sucht jedoch sei diese Freiheit gänzlich verlorengegangen.

Wir konzentrierten uns dann auf die Probleme alkoholkranker Menschen. Mir wurde klar, wie schwierig es ist, als Arzt ein Arbeitsbündnis mit einem alkoholkranken Patienten herzustellen und aufrechtzuerhalten. Wir stellten eine gewisse Stabilität in der Situation Alkoholkranker fest: Ist der Alkohol ein schwacher Gegner, so ist auch der Mensch schwach; der Alkohol nimmt dann überhand. Wird jedoch der Alkohol zu einem starken Gegner, so wird auch der Mensch stark. Stabilität wird hier also in dem Sinne verstanden, daß es schwierig ist, diese aufzugeben und aus der Situation auszubrechen. Wir dachten uns in diese Situation hinein, entwarfen das Bild eines alkoholkranken Menschen, der sich als „Kapitän seiner Seele" durchaus in der Lage sieht, sich durch alle „Wetterlagen" zu manövrieren.

Wir versuchten dann in einem Rollenspiel die Situation eines Alkoholkranken in seiner Familie nachzuvollziehen. Ein Gruppenmitglied berichtete über einen Fall im Bekanntenkreis. Natürlich sind einem solchen Versuch Grenzen gesetzt. Dennoch war es erstaunlich, wieviel wir aus dem Rollenspiel herauslesen konnten. Ich denke, es hat recht gut geklappt. Insgesamt war diese Arbeit für uns alle nicht nur ein Gewinn, sondern auch eine schöne Abwechslung in dem stellenweise doch an eine Affendressur erinnernden Medizinstudium.

N.N.

Wir stellten fest, daß es verschiedene Süchte gibt, u. a. Konsum-, Familien-, Arbeits-, Spielsucht, so daß wir daher nicht nur von der Alkoholsucht sprachen. Wir haben systemtheoretische Ansätze für die Therapie gesucht und aus diesem Grunde einige Gedanken Gregory Batesons reflektiert. Wir haben dann die „Religion" der anonymen Alkoholiker als mögliche Therapie besprochen. Danach muß der Alkoholiker erst so tief sinken und auch fallengelassen werden, bis er bereit ist, seine Krankheit anzuerkennen. Nur aus dem Sumpf heraus ist er wohl in der Lage, sich einer Behandlung zu öffnen. Eine Form der Hilfe ist daher die Hilfe durch „Nichthilfe". In einem Rollenspiel wurde ein erkrankter Kollege vorgestellt. Wir haben nach dem Rollenspiel feststellen müssen, daß wir die Alkoholabhängigkeit kaum wahrgenommen hatten. Sie war für uns gar nicht so wichtig. Andere dynamische Prozesse in der Familie waren wichtiger. Wir bedauerten, daß die Zeit zu kurz war und wir Fragen offenlassen mußten.

C. Partnerschaft, Sexualität und Aids

(Leitung: U. Clement, T. Amon; K. Jonasch, J. Barlet; W. Heiperts)

Berichte

Konstanze Müller

Wir haben uns, im Gegensatz zu unseren Parallelgruppen, fast nur mit Aids beschäftigt. Wir haben uns zuerst anhand eines Fallbeispiels mit der Frage auseinandergesetzt, wieviele HIV-Tests ein Patient braucht, der eine Aids-Phobie hat. Wir kann man mit ihm besprechen, daß Angst vor Aids Ausdruck anderer Ängste sein kann? Wie wichtig ist überhaupt die Beratung im Zusammenhang mit einem Aids-Test? Ändert die Beratung oder der Test das Sexualverhalten? Kontrovers war, ob es immer sinnvoll ist, einen Test zu machen. Was verändert der Test, wenn er positiv ist? Kann Sexualverhalten auch ohne Test verändert werden? Unmut kam unter anderem auf, weil zuviel theoretisiert wurde. In Rollenspielen haben wir daraufhin versucht zu üben: Wie berate ich einen Patienten, der keine Beratung will? Und – natürlich das heißeste Thema – wie teile ich ein positives Testergebnis mit? Also: wie setze ich am schonendsten ein Trauma? Ansonsten haben wir leibhaftig bestätigt gesehen: Allen kann man es nicht recht machen!

Hilde Katzer

Wir hatten eine kleine Hausaufgabe bekommen: Wir sollten uns Gedanken machen über die sexuelle Tradition, d. h. über die sexuellen Vorstellungen und das sexuelle Leben unserer Eltern und Großeltern. Was wissen wir davon, und welches sind unsere Vorstellungen? Darüber haben wir berichtet und unterschiedlich Stellung bezogen. Ein weiteres Thema war die Aufklärung. Inwieweit ist sie sinnvoll, wie sollte sie betrieben werden, in welch offener Form, und wie ist sie auf das Alter des Kindes abzustimmen?

Danach besprachen wir einen Fall aus der Praxis. Eine Patientin litt an zahlreichen psychosomatischen Symptomen – Schwindel, Kopfweh usw. –, die vermutlich auf Probleme im Sexualleben zurückzuführen sind. Der sie behandelnde Arzt erzählte von seinen Schwierigkeiten, für diese Probleme offen zu sein. Ein wichtiger Schluß war, daß es nicht immer von Nutzen ist, Symptome wegzukurieren, daß man sie durchaus eine Zeitlang bestehen lassen kann, um den Patienten nicht aus dem Gleichgewicht zu bringen. Man kann warten, bis er selbst die Kraft hat, von den Symptomen abzulassen.

Im letzten Teil der Arbeitssitzung haben wir uns über Treue und Untreue unterhalten. Das sind Begriffe, die sich nun nicht direkt auf die Sexualität beziehen, die aber besonders wichtig sind, weil sie den anderen verletzen können. Was man nun unter Treue und Untreue versteht, haben die einzelnen Teilnehmer sehr unterschiedlich definiert, da kam es zu keiner Einigung. Wir kamen zu dem Ergebnis, daß jeder selbst seine Definition finden muß und seine individuelle Haltung dazu.

Christiane Werling

Ich bin diejenige, die die gespannte Atmosphäre des Schweigens am Schluß unserer Gruppensitzung am wenigsten ausgehalten hat und deswegen jetzt vortragen darf. Es ist sehr schwirig, über Partnerschaft, Sexualität und Aids zu sprechen. Diese Thematik machte allen Teilnehmern Angst. Gewisse Ausweichstrategien waren zu bemerken: Es sollte allgemein diskutiert werden, wenn ein konkreter Fall besprochen wurde; wenn man aber allgemein diskutierte, sollte ein konkreter Fall besprochen werden. So ging das hin und her. Das Thema an sich wurde somit clever vermieden. Wir haben daran gearbeitet, und es stellte sich heraus, daß bei diesem Thema mehr als bei anderen der Arzt selbst in seiner Person in Frage gestellt wird, denn er hat ja seine eigene Sexualität. Er soll die Partnerbeziehung des Patienten erfassen und therapieren und soll gleichzeitig Partner des Patienten und seines Ehepartners sein. Als Lösung wurde vorgeschlagen zu versuchen, immer „bei sich selbst" zu bleiben und dies zu üben. Wie kann man sich seines Standpunkts sicher sein? Wie kann man Übung in einem Angst erzeugenden Thema bekommen? Es wurde auch diskutiert, daß Vermeiden nicht immer negativ sein muß, daß nicht immer sofort eine Lösung gefunden werden muß, sondern daß ein Problem durchaus in der Schwebe gehalten werden kann. Dazu muß man ertragen, die Zeit für sich und für den Patienten arbeiten zu lassen. An dieser Stelle kam die Angst zur Sprache, den Ansprüchen des Patienten nicht gerecht zu werden.

Gegen Ende war eine gewisse Hilflosigkeit zu spüren, die sich in einem 5minütigen Schweigen äußerte. Ich habe nicht viel Erfahrung mit Psychosomatik. Ich habe mir Klärung versprochen und bin jetzt verwirrt. Ich habe gemerkt, daß vieles im argen liegt bei mir und bei anderen.

D. Fragen der Ethik

(Leitung: D. Ritschl, T. Henkelmann; T. Graf-Baumann,
G. Bockenheimer-Lucius)

Berichte

Martin Krahn

Wir haben 4 Fallbeispiele herangezogen. Im 1. Fall geht es um eine 45jährige Patientin, die eine extrem seltene Hautkrankheit hat und deswegen auf Kongressen herumgereicht und herumgezeigt wird. Wir spekulierten, daß dies sicherlich beschämend ist. Wir haben den Interessenkonflikt herausgearbeitet zwischen der Patientin, die hofft, auf Ärzte zu stoßen, die ihr helfen können, und den Ärzten, die etwas werden wollen – was mit Karriere, aber auch mit Forschung und Neugier zu tun hat, aber sicher auch damit, daß sie der Patientin wirklich helfen wollen. So sind wir auf den Begriff der Menschenwürde gekommen. Wie hätte man es besser machen können? Offensichtlich fehlt ein Dialog mit der Patientin. Wir denken, daß ein Dialog möglich ist, wenn gewisse Normen von beiden Seiten anerkannt werden.

Der 2. Fall handelte von einer 24jährigen Patientin, die nach einem Verkehrsunfall eine Querschnittslähmung erlitt und bereits 8 Monate im Ausland behandelt worden war. Die Behandlung, so wurde festgestellt, war unzureichend gewesen, es war zu wenig Gewicht auf die Rehabilitation gelegt worden. Die Patientin war so entnervt, daß sie nicht mehr ins Krankenhaus wollte. Aus ärztlicher Sicht aber war eine weitere Rehabilitation nur im Krankenhaus möglich. Den Interessenkonflikt haben wir so formuliert: Die Patientin hat einen Wunsch, der berücksichtigt werden muß, auch wenn die Patientin ihr weiteres Leben nicht überblickt. Wir haben einen Lösungsansatz vorgeschlagen. Man könnte ja zunächst ambulant die Rehabilitation versuchen. Auf diese Weise würde die Patientin an die Notwendigkeit einer stationären Einweisung wieder langsam herangeführt. Wir hatten das Gefühl, auf diese Weise die kurzfristige Sicht der Patientin mit einer langfristigen, die der Arzt für sie vertritt, in einen gewissen Einklang zu bringen. Der Arzt hat damit nicht über die Patientin hinweg entschieden, sondern ein akzeptables Angebot gemacht.

Der 3. Fall: Eine sehr alte Patientin mit großem Vorderwandinfarkt auf der Intensivstation. Soll eine maximale Therapie durchgeführt werden oder nicht? Die Patientin kann sich nicht äußern, der Arzt muß sofort handeln. Ein Dialog ist nicht möglich. Wir können hier nicht mehr über Autonomie diskutieren. Welches sind unsere Entscheidungshilfen? Ist das Alter der Patientin ein Argument, ihre Lebenserwartung, ihre Lebensqualität? Eine individuelle Entscheidung bleibt, die hier gefällt werden muß.

Der letzte Fall: ein Patient mit Hämophilie und HIV-positivem Befund. Wegen Blutungen ins Hüftgelenk wurde bei ihm diskutiert, ob ein künstliches Hüftgelenk eingesetzt werden sollte. Der Operateur setzt sich mit Sicherheit einem Infektionsrisiko aus. Was tun? Bei dieser Frage mußten wir wegen der Kürze der Zeit abbrechen.

Nicola Baumeister

Eine Ärztin stellte einen Fall vor, anhand dessen wir versuchten zu analysieren, wie Ethik in der Medizin definiert wird. Wir fanden: Es gibt keine medizinische Ethik, sondern nur eine Ethik in der Medizin – eine Lehre von Handlungskonzepten, denen eine Bewertung zugrunde liegt. Dabei gibt es Bedingungen, z. B. juristische oder gesellschaftliche Normen, aber auch die Gesetze der Wissenschaft, denen man sich unterordnen muß. Daneben gibt es individuelle Werte, die man selbst im Laufe seines Lebens erworben hat. Wir haben reihum gefragt, nach welchen Gesichtspunkten jeder einzelne seine Werte gefunden zu haben glaubt. Da kamen Kindheit, Erziehung, Eltern, Vorbilder zur Sprache, aber auch der Dialog, die Kommunikation, der Gedankenaustausch. Auch die Identifikation mit dem anderen setzt Wertmaßstäbe.

Der Arzt muß dem Patienten sachliche Informationen geben, z. B. ob eine diagnostische oder therapeutische Maßnahme notwendig ist. Auf der anderen Seite steht die Selbstbestimmung des Patienten, die gewahrt und gewürdigt werden muß. Allein durch die Akzentuierung der Information, die man in den Vordergrund stellt, bringt man eigene Wertmaßstäbe mit ein. Wir sind zu dem Konsens gekommen, daß man das als Arzt durchaus im Gespräch mit dem Patienten darf: keine Ethik ohne Bekenntnis. Ich glaube, daß die Patienten sogar wollen, daß man sich mit einbringt. Personen des Vertrauens, etwa die Familie, können Entscheidungshilfen an die Hand geben und sollten in den Prozeß der Entscheidungsfindung einbezogen werden. An mehreren Stellen kam zum Ausdruck, daß der interdisziplinäre Dialog zwischen Ärzten, Pflegern, Sozialarbeitern, Psychologen und Seelsorgern wichtig ist.

E. Balint-Arbeit

(Leitung: B. Luban-Plozza, H.-D. Klimm; H. Dickhaut,
V. Ziegler; U. Kleinschmidt)

Berichte

Eckehard Grünig

Es wurden 3 Patienten vorgestellt, ein 17jähriger Asthmapatient, eine 42jährige Patientin mit einem Wirbelsäulentumor und eine 18jährige Patientin mit einem Ovarialkarzinom. Es kam viel zur Sprache, wovon ich nur 5 Gedanken vorstellen möchte. Mit dem 1. hat uns Luban-Plozza begrüßt: Was glauben Sie, wieviel Arzt braucht der Patient? Der 2. steht im Mittelpunkt der Balint-Arbeit: Was ist der Patient für ein Mensch, welche Bedürfnisse hat er? 3) Die körperliche Untersuchung ist ein magisches Instrument in der Begegnung und im Verstehen von Patienten. 4) In der Balint-Arbeit kann man an das herankommen, was Luban-Plozza die Affektlogik des Patienten nennt. 5) Therapeuten und Ärzte können vom Gespräch mit anderen profitieren. Es wurden hierzu statistische Ergebnisse genannt: Nach der Besprechung eines Patienten in der Balint-Gruppe geht es dem Arzt wie dem Patienten in der Regel besser. Ärzte aus Balint-Gruppen verordnen deutlich weniger Psychopharmaka als andere. Außerdem werden sie nachts weniger häufig zu Patienten gerufen.

Axel Pfitzer

Nach Meinung der Gruppe soll ich jetzt nicht die 3 Fälle vorstellen, die wir besprochen haben, sondern erzählen, welche hauptsächlichen Eindrücke wir hatten: Für die Hälfte der Teilnehmer war es das 1. Mal, daß sie an einer Balint-Gruppe teilnahmen. Und wie ging es los? Wie mit einem Sprung vom Dreimeterbrett, sagte eine Teilnehmerin. Eine andere Teilnehmerin meinte, sie sei betroffen davon, daß und wie intensiv andere sich überhaupt Gedanken über die Probleme Dritter machen. Wie ist es mir ergangen? Für mich waren es 2 sehr verschiedene Tage: Der gestrige Tag voll mit Vorträgen, die – ehrlich gesagt – sehr abgehoben waren für meine Ohren; und dann ganz verblüffend heute das Erlebnis, daß ein

Kreis von sich völlig fremden Menschen sich soviel gegenseitiges Vertrauen schenkte, daß jeder die Courage hatte, nicht nur zuzuhören, sondern auch etwas Persönliches dazu zu sagen. Das war ein sehr eindringliches Erlebnis.

Sylvia Tomaschewski

Die Gruppe setzte sich aus Medizinstudenten, Klinikern und Hausärzten zusammen. Als positiv und anregend stellte sich der Generationsunterschied heraus. Es ist ja manchmal nicht ganz einfach, wenn Studenten und Ärzte, die schon praktizieren, zusammenkommen.

Es wurden 2 Patienten vorgestellt, wobei folgende Fragen auftauchten: Was mache ich, wenn der Patient die Therapie nicht befolgt? Wann kann ich als Arzt die Verantwortung ablehnen, und wann ist es wichtig, daß der Patient Eigenverantwortung übernimmt? In diesem Rahmen wurden auch unsere menschlichen Allmachtsphantasien diskutiert.

F. Systemorientierte (Familien)therapie

(Leitung: B. Frederich, J. Gross; I. Rücker-Embden-Jonasch,
H. A. Zappe; H. Ferner, T. Weiss)

Berichte

Martin Ohly

Als bemerkenswertes therapeutisches Prinzip wurde in unserer Gruppe empfunden, daß eine kleine Verhaltensänderung schon bewirken kann, daß der Patient eine neue Sichtweise für sein Leben gewinnt. Seine Situation wird dann neu beleuchtet oder, wie es mit dem Mythos des Sisyphos angedeutet wurde: der Stein wird ins Rollen gebracht. Deutlich wurde allerdings auch, daß man sich mit der eigentümlichen Technik des zirkulären Fragens, wie sie in der Familientherapie üblich ist, befassen muß. Anfangs standen wir diesen gruppendynamischen Prozessen noch unvorbereitet gegenüber. Als aber dann ein Neurodermitispatient sehr offen über seine Krankheit berichtete und darüber, wie er die familientherapeutische Beratung erlebt hatte, taute die Gruppe auf. Ein improvisiertes Rollenspiel entwickelte sich sehr realitätsnah, und die Interpretationsversuche waren so zahlreich, daß wir es bedauerten, uns nur so kurz getroffen zu haben.

Luka Klaus

Unsere Gruppe war bunt zusammengewürfelt hinsichtlich Alter, Vorbildung, Beruf und Erwartung. Ich fand es fraglich, ob es gelingen würde, diese Teilnehmer zu einer Gruppe zusammenzuschließen. Erstaunlicherweise ist das sehr schnell gelungen, und zwar nicht durch Reden, sondern durch Tun. Unsere Gruppenleiterin stellte uns die Aufgabe, uns zu Dreiergruppen zusammenzusetzen. Jeweils im Wechsel sollte einer von den beiden anderen beurteilt werden, und zwar aufgrund des Bildes, das man sich in dieser sehr kurzen Zeit gemacht hatte. Zum Beispiel sollten dessen Kindheit, Jugend, Elternhaus, hervorstechende Charaktereigenschaften, berufliche Entwicklung usw. erraten werden. Derjenige, der beurteilt wurde, durfte nicht sprechen; er sollte auch nicht durch Mienenspiel die Beurteilung bejahen oder verneinen. Das war nicht einfach, denn alle hätten das gerne getan. Auch die anderen hatten Schwierigkeiten, ihre Hemmungen zu überwinden und das zu sagen, was sie glaubten. Es war ungemein interessant, hinterher zu erfahren, was der einzelne während der Beurteilung empfunden hatte. Erstaunlicherweise gelang es, ein konsistentes Bild zu entwerfen, obwohl man die einzelnen Persönlichkeiten ja erst seit ganz kurzer Zeit kannte. Dieses Bild stimmte mit der Realität natürlich nur teilweise überein. Gewisse Dinge aber konnten sehr gut erkannt werden. Ohne daß man sich dessen bewußt ist, entwirft man offenbar sehr schnell ein Bild, wenn man mit einem Menschen zusammentrifft. Ich halte diese Erfahrung für wichtig, denn so kann man dieses Bild wieder zur Seite stellen, wenn man den Menschen näher kennenlernt.

Bernd Lehmann

Am Nachmittag sahen wir uns plötzlich in einer familientherapeutischen Sitzung nach dem Leitsatz: Willst Du erkennen, so lerne zu handeln. An 4 Gruppenteilnehmer, die nicht wußten, wie ihnen geschah, wandte sich unsere Leiterin: Ich begrüße Sie bei unserer Familientherapie, erzählen Sie uns, warum Sie gekommen sind. Es war faszinierend zu sehen, wie mit einem Mal aus 4 Personen, die sich gerade einen halben Tag kannten, eine Familie entstand: ein Vater, eine Mutter, ein Sohn und eine Cousine. Zwischendurch wurde die Therapie unterbrochen, und unsere Leiterin wandte sich an uns: Was möchten Sie von dieser Familie erfahren? So wurden wir zu Therapeuten. Und das Faszinierende dabei war, daß in Bruchteilen von Sekunden, blitzschnell, ein Geflecht von Beziehungen entstand. Es ließ sich überhaupt nicht vermeiden, wie im richtigen Leben.

Anschließend wurden theoretische Fragen erörtert: Wie ist es zu verstehen, wenn Wirklichkeit sich in Sekunden konstruiert? Das ist das Philosophische, die Philosophie des Konstruktivismus. Und das Praktische ist, wenn sich das Entstehen von Beziehungen nicht vermeiden läßt – auch nicht in der simpelsten, rein schulmedizinischen Situation – wie kann man Familientherapie für die Praxis, für den Allgemeinarzt, verständlich machen? Da ist bestimmt noch eine Menge Arbeit zu tun.

G. Autogenes Training

(Leitung: W. Eich, A. Wiesemann, A. Werner)

Bericht

Elisabeth Böhmer-Lammert

Die meisten von uns kannten autogenes Training kaum oder noch gar nicht. Das klingt jetzt ganz harmlos. Von dieser Gruppe wird man ja allenfalls dokumentieren können, daß sie stattgefunden hat. Aber es war alles andere als harmlos. Ich würde sogar sagen, wir haben über das Philosophische und das autogene Training gesprochen. Dann haben wir geübt, wie es die meisten wahrscheinlich kennen: Wärme, Entspannung usw. Allerdings machten wir die Erfahrung, daß es schwer ist, dies innerhalb so kurzer Zeit zu erlernen. Wir erlebten, daß sich der Erfolg einer Bemühung nicht unbedingt absichtlich einstellt, vielmehr unabsichtlich. Das kann einen tiefen Sinn haben. Ob es klappt oder nicht, ist egal – diese Vorgabe von Herrn Wiesemann hatten wir zunächst ungläubig aufgenommen. Wir erfuhren aber im Laufe unserer Sitzung, daß das Entscheidende das Tun ist. Wenn man sich konzentriert, wird sich schon irgendetwas einstellen. Das hat mich an die Vorträge denken lassen, und zwar, daß aus autogenem Training letztlich eine Art Lebenshaltung werden könnte, eben die der Gelassenheit. Daß die Gelassenheit einerseits Voraussetzung zu einem solchen Tun war, andererseits aber auch wiederum sein Ergebnis ist, gehört wohl zu den erwähnten Paradoxien.

Wie ist das nun mit unserer eigenen Motivation? Jeder hat einen neuen Anstoß bekommen in den Übungen und den Gesprächen, und das nicht nur, weil der Neckar hier so schön fließt. Die Erkenntnis „Keiner steigt zweimal in den gleichen Fluß" konnte man von hier mitnehmen.

Aus der Abschlußdiskussion

Heinrich Huebschmann: Was mich außerordentlich beeindruckt und wofür ich danken möchte, ist, daß hier Ärzte und Therapeuten zusammengekommen sind, die eine menschliche Sprache sprechen. Das ist gar nicht so selbstverständlich. Ich bin auf einem Internistenkongreß gewesen. Das ist keine menschliche Sprache, die dort gesprochen wird. Es wird in einer Fachsprache gesprochen. Ein Kardiologe sagte, Patienten mit instabiler Angina pectoris müßten antikoaguliert werden. Er wollte ausdrücken, sie müßten ein Mittel bekommen, das die Blutgerinnung herabsetzt. Wörtlich sagte er aber, die Patienten selber müßten ungerinnbar gemacht werden. Ein Patient erzählte mir, er sei beim Kardiologen gewesen und der hätte ihm den Befundbericht zu lesen gegeben. Zuvor – so sagte er mir – hätten sie gewisse Differenzen gehabt, und zwar auf politischem Gebiet. Der Kardiologe – „stellen Sie sich mal vor, Herr Doktor!" – habe ihn aufgrund des Befundberichts einen „überdrehten Linkstyp" genannt. Die Nichtmediziner müssen sich das Mißverständnis erklären lassen. Soweit zu den Somatikern. Aber auch bei den „Psychikern", das muß ich leider sagen, merkt man oft, daß sie zwar Vorträge halten, aber nicht von der Psyche. Und das ist hier nun erfreulich anders, ganz besonders heute nachmittag. Ich habe mir alles mit großer Freude angehört, und ich kann nur wünschen, daß das so weitergeht. Wir leben alle unter einem wissenschaftlichen Legitimationszwang. Davon sollten wir uns freimachen. Ich bin der Meinung, daß das, was im menschlichen Gespräch, was hier zur Sprache kommt, die eigentliche Wissenschaft ist. Mein Forschungslabor ist nämlich das Sprechzimmer. Und ich glaube – den Mut sollten wir haben, das auch zu sagen – dort kommen die eigentlichen Wahrheiten zur Sprache. Womit ich nichts gegen die Naturwissenschaften sage, die habe ich auch gelernt und lasse sie gelten, aber das eigentlich Menschliche geschieht im Wort.

Ernst Petzold: Herr Huebschmann nennt sich nicht zu unrecht „Arzt für Erinnerungsmedizin".

Boris Luban-Plozza: Wie Gadamer habe ich das Gefühl, daß wir „chronisch gesund" sind. Diese Brücken scheinen sich wirklich so zu entwikkeln, daß wir eben, wie Sie sagten, den Mut haben, die Sprache des Patienten zu sprechen und nicht nur die eigene Sprache. Die Frage, die sich wie ein roter Faden durch die Diskussion zieht, könnte sein: Was fehlt diesen Menschen? Und in diesem Sinne haben wir nun doch auf revolutionäre Weise das Subjekt eingeführt. Das erleben wir, das erleiden wir. Wir suchen tatsächlich die Nähe des Patienten und nehmen ihn in unsere Gruppen hinein – endlich, möchte ich sagen. Darum hat Pöldinger daran gedacht, sich mit Patienten und deren Familienangehörigen zusammenzusetzen. Ich glaube, keiner unter uns wird das Gesicht jener Ehefrau aus der Monte-Verità-Gruppe[1] vergessen, die ihre Kritik zu äußern wagte: „Niemand von den Ärzten hat mir gesagt, daß mein Mann krank ist." Auch in anderen Patientengruppen mußten wir uns sagen lassen: „Warum warten die Ärzte so lange, bis sie unsere Familienangehörigen informieren?" Ich glaube, in diesem Sinne stellen diese Gruppen wirklich eine Brücke zur täglichen Praxis dar.

Was die Frage nach dem Sinn betrifft, die hier im Raum stand, möchte ich sagen, daß unter uns Ärzte sind, die schwer krank waren. Gerade von diesen Ärzten können wir viel lernen. Und dann haben wir den Mut gefunden, Studenten mit einzubeziehen. Wir haben tatsächlich diesen Weg gewählt, bei welchem die Studenten die gleichen Rechte wie Pflichten in den Gruppen haben und auch bei den Vorträgen mit vorn sitzen. Darüber, wie schwierig dies war, könnte ich viel erzählen. Die Studenten sollen weiterhin so frech denken – wir, die Alten, handeln vorsichtig genug!

---

[1] Siehe S. 75

An der Brücke stand
jüngst ich in brauner Nacht.
Fernher kam Gesang;
goldener Tropfen quoll's
über die zitternde Fläche weg.
Gondeln, Lichter, Musik –
trunken schwamm's in die Dämmrung hinaus ...

Meine Seele, ein Saitenspiel,
sang sich, unsichtbar berührt,
heimlich ein Gondellied dazu,
zitternd vor bunter Seligkeit.
– Hörte jemand ihr zu?

Friedrich Nietzsche, Venedig (1888)

Epilog

Hansjakob Mattern und Helmut A. Zappe

> Was macht den Philosophen?
> Der Mut, keine Fragen auf dem Herzen zu behalten.
>
> *Arthur Schopenhauer* (1860)

Der Leser, der den Zeilen dieses Buches bis hierher gefolgt ist, dürfte sich am Ende die Frage stellen, ob denn das Versprechen eingelöst wurde, das mit dem Titel suggeriert und im Vorwort gegeben wurde, nämlich das *Philosophische* mit der *praktischen Medizin* in Verbindung zu bringen. Allzu fern sind philosophische Höhenflüge der Welt praktischer Bodenständigkeit. Mit dem Leitthema dieser Tagung sind wir daher kein geringes Wagnis eingegangen. Bis zuletzt wußten wir ja nicht, ob sich genügend Teilnehmer finden würden, die mit uns, gleich waghalsig, diese „Brücke" betreten würden – und: gibt sie es denn wirklich, besagte Brücke? Ein idealistisch veranlagter Zeitgenosse mag ihr Vorhandensein bejahen, ja ihre Notwendigkeit unbesehen beteuern, während der positivistisch Gesonnene vermutlich ihren Nutzen, wenn nicht gar ihre Existenz in Zweifel zieht. Der pragmatisch Denkende wiederum wird mit beiden Meinungen seine Schwierigkeiten haben und philosophischen Streitfragen eher aus dem Wege gehen.

Wie dem auch sei, wie wollen wir, philosophisch gestimmte Praktiker, diese Frage beantworten, wenn wir schon den Mut beweisen, sie nicht auf dem Herzen zu behalten? „... ohne Zweifel", so meint Arthur Schopenhauer (1819), „ist es das Wissen um den Tod, und neben diesem die Betrachtung des Leidens und der Noth des Lebens, was den stärksten Anstoß zum philosophischen Besinnen und zu metaphysischen Auslegungen der Welt giebt. Wenn unser Leben endlos und schmerzlos wäre, würde es vielleicht doch Keinem einfallen zu fragen, warum die Welt dasei und gerade diese Beschaffenheit habe; sondern eben auch sich Alles von selbst verstehn." Nun sind wir in der „Betrachtung des Leidens" durchaus geschult, vielleicht beruht darauf unsere philosophische Neigung. Aber das wäre es nicht allein. Wir sind nämlich alle gleichermaßen in dem Sinne Philosophen, als wir uns Gedanken über die Gewißheiten und Ungewißheiten des Lebens machen und unser Leben entsprechend ausrichten. Das Augenmaß, mit dem wir dies bewerkstelligen, entscheidet mit darüber, ob wir uns wohl fühlen oder nicht. Paßt unser Gedankengebäude nicht recht zu dem, was wir für die Wirklichkeit halten, verfallen wir mitunter schnell in Depression. Und stimmen die kausalen Bezüge nicht, gelten wir sehr bald als schizophren. Glück dürfte sein, wenn alles paßt; aber dieses Glück ist einem Menschen nur selten beschieden. Daher haben wir Ärzte zu tun, und die Zahl der Krankheiten der Seele ist Legion.

In einem weiteren ursprünglichen Sinne ist das Philosophische tatsächlich mit der Praxis verbunden, ja sie bilden unvermeidlich eine Einheit. Denn philosophische Erkenntnis bliebe ohne praktische Anwendung sinn- und zwecklos; gerade in solcher Umsetzung erfüllt sie ihre Aufgabe. Und praktisches Handeln ohne vorherige Zielsetzung erscheint uns umgekehrt ebenso unsinnig wie wertlos. Es gilt als ein Spezifikum des Menschen, daß er seine Handlungen bedenken, vorausbestimmen und im nachhinein auf ihre Folgen hin überprüfen kann. Diese Fähigkeit verpflichtet ihn allerdings auch, dies in ethischer Hinsicht verantwortlich zu tun.

Die atemberaubende Ausweitung unseres Wissens eröffnet immer neue Dimensionen unserer Möglichkeiten. Man kann nur staunen: Der genetische Code des Menschen wird schon in den Laboratorien entziffert und ist bald kein Geheimnis mehr. Es wird nicht mehr lange dauern, bis wir in der Lage sind, einem Patienten anhand seiner Genkarte mit großer Sicherheit, ja todsicher, vorauszusagen, ob er an diesem oder jenem erkranken wird. Diese Entwicklung schafft immer dringlicher das Bedürfnis nach einem vertrauten (Haus)arzt, der noch die Sprache seines Patienten spricht und das ungeheure Angebot diagnostischer und therapeutischer Möglichkeiten verantwortlich sichten und gewichten kann. Es ist gewiß nicht Mode und noch weniger eine Selbstverständlichkeit, in dieser Situation die Philosophie zu bemühen, um mit ihrer Hilfe das eigene Tun zu reflektieren und sich so eine Orientierung für den Alltag und über diesen hinaus zu verschaffen. Inwieweit letzteres mit dieser Tagung gelungen ist, soll jeder selbst entscheiden. Jedenfalls ist schon viel damit gewonnen, Fragen zu stellen, anstatt halbe Wahrheiten vorschnell aus der Hand zu geben. Und sicherlich kann eine Tagung nicht schon mit der Lösung der Probleme aufwarten, die sie zum Thema hat.

Abschließend darf an Ludolf v. Krehl und seinen Schüler Viktor v. Weizsäcker erinnert werden, die hier in Heidelberg wirkten. Beide haben erstmals als Repräsentanten etablierter klinischer Fächer auf psychosomatische Zusammenhänge bei der Krankheitsentstehung nachdrücklich hingewiesen und es zur Verantwortlichkeit des Arztes gezählt, sie zu beachten. Die von ihnen aufgegriffene Tradition anthropologisch-ganzheitlicher Sicht ist heute mehr denn je nötig und gefragt. Deshalb war gerade Heidelberg ein geeigneter Ort für diese Tagung. Der Anklang, den sie gefunden hat, scheint dem zumindest recht zu geben.

Literatur

Schopenhauer A (1819) Die Welt als Wille und Verstellung. In: Hübscher A (Hrsg) (1949) Sämtliche Werke, Bd III. Brockhaus, Wiesbaden, S 176
Schopenhauer A (1860) Aus dem handschriftlichen Nachlaß. In: Hübscher A (Hrsg) (1966–1975) Der handschriftliche Nachlaß, Bd IV/2. Kramer, Frankfurt am Main, S 13

Bilddokumentation

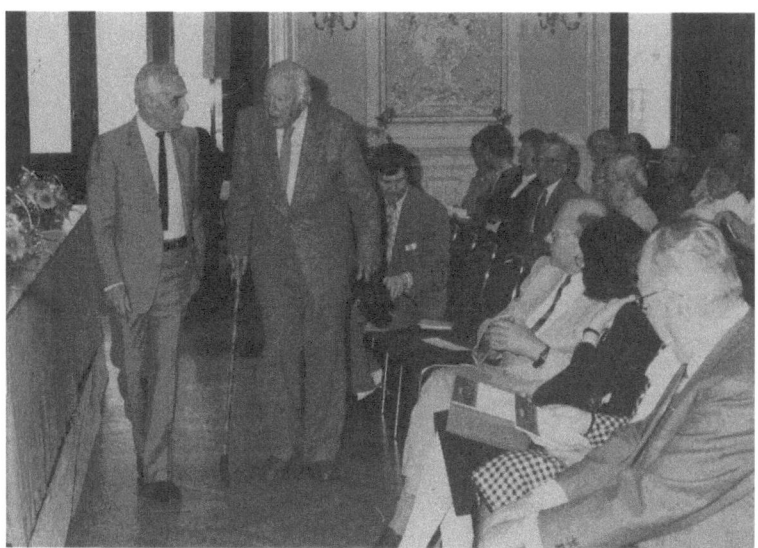

Mattern, Gadamer

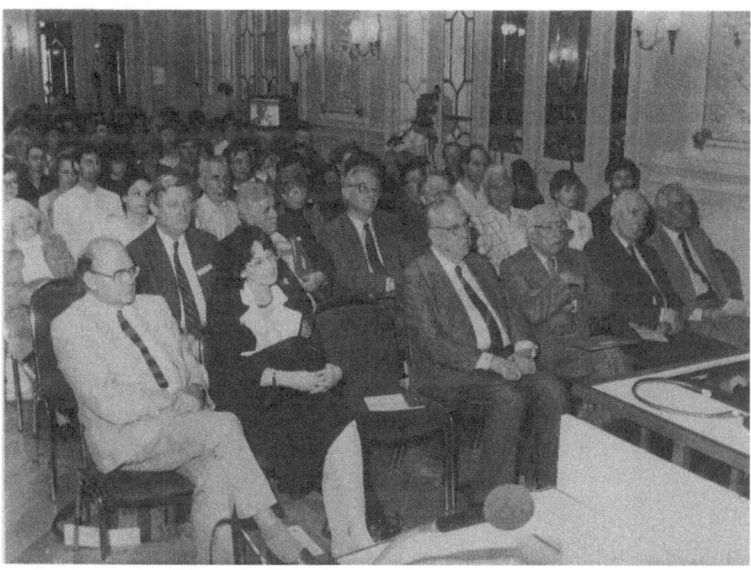

Hahn, Fischer, –, Doerr, Gadamer, Schaefer, Mattern

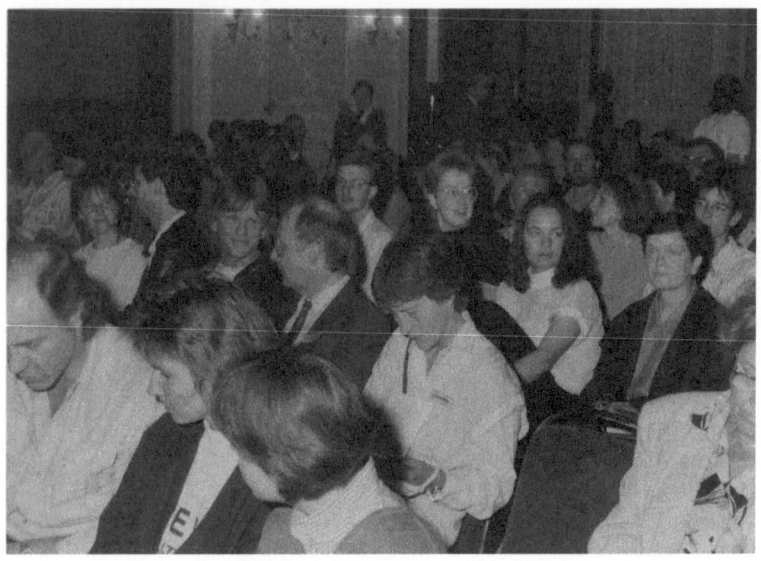

Pause!

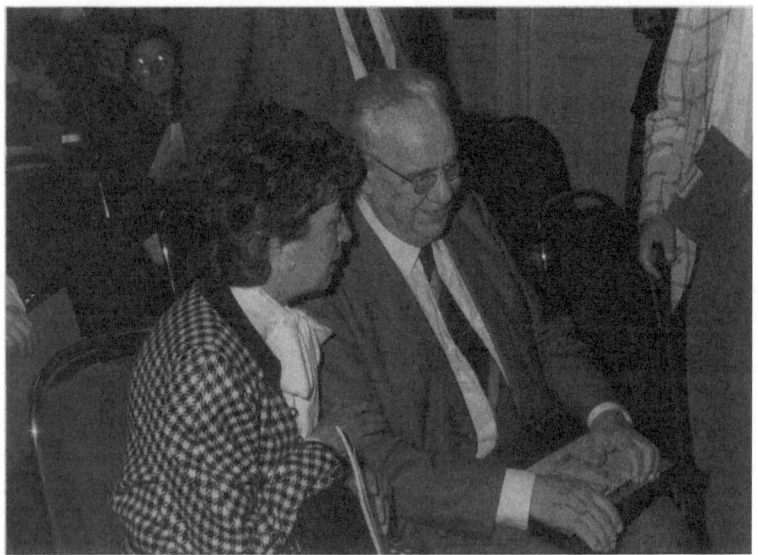

Komposch, Doerr

Bilddokumentation 239

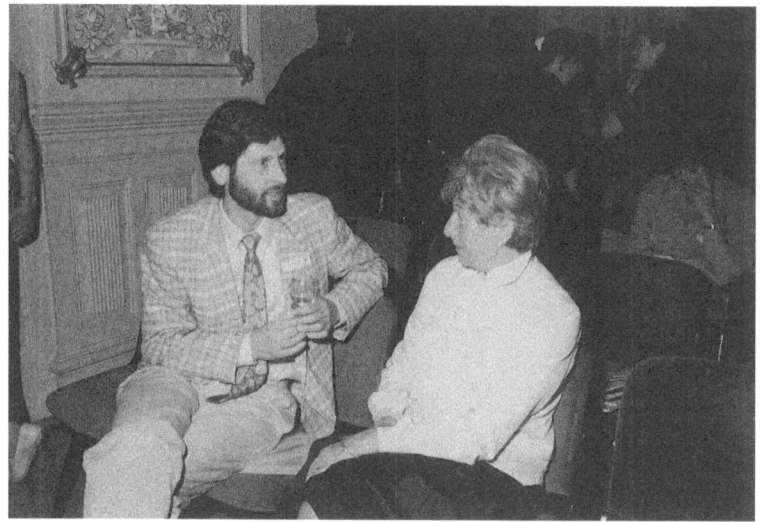

Zappe, Mattern

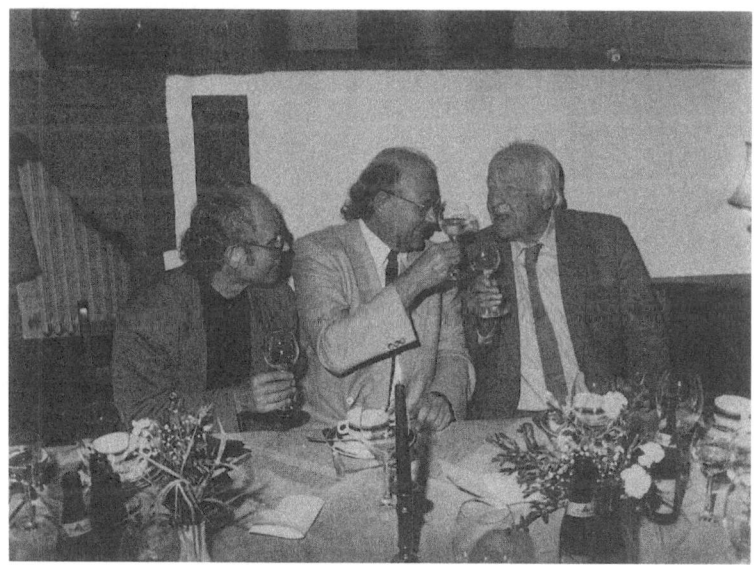

Novak, Hahn, Gadamer

E. Petzold, B. Luban-Plozza,
Hj. Mattern, G. Bergmann (Hrsg.)

Brücken von der Psychosomatik zur Allgemeinmedizin

1987. XV, 135 S. Brosch. DM 39,50
ISBN 3-540-17739-6

H. A. Zappe, Hj. Mattern, E. Petzold (Hrsg.)

Brücken von der Allgemeinmedizin zur Psychosomatik

1988. XIV, 234 S. Brosch. DM 29,–
ISBN 3-540-19246-8

G. Bergmann (Hrsg.)

Psychosomatische Grundversorgung

Mit Richtlinien und Kommentar

1989. XII, 217 S. Brosch. DM 32,–
ISBN 3-540-51181-4

Springer-Verlag
Berlin Heidelberg
New York London
Paris Tokyo
Hong Kong

Preisänderungen vorbehalten

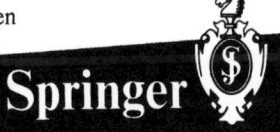

MIX
Papier aus verantwortungsvollen Quellen
Paper from responsible sources
FSC® C105338

If you have any concerns about our products,
you can contact us on
ProductSafety@springernature.com

In case Publisher is established outside the EU,
the EU authorized representative is:
**Springer Nature Customer Service Center GmbH
Europaplatz 3, 69115 Heidelberg, Germany**

Printed by Libri Plureos GmbH
in Hamburg, Germany